과연 나는 다이어트에 대해 제대로 알고 있을까?
당신의 다이어트 지식을 테스트하라!

다이어트는 대단히 힘든 일이다	(O, X)
단 음식은 허기를 달래는 데 도움이 된다	(O, X)
다이어트의 핵심은 칼로리 조절이다	(O, X)
모든 지방은 몸에 해롭다	(O, X)
마른 사람은 뚱뚱한 사람보다 더 건강하다	(O, X)
우리가 살이 찌는 이유는 대부분 패스트푸드 때문이다	(O, X)
지방은 지방으로 단백질은 근육으로 탄수화물은 에너지로 변한다	(O, X)
근육을 키우려면 웨이트트레이닝을 해야 한다	(O, X)
음식에 대한 유혹에 저항할 수 있는 가장 강력한 무기는 의지력이다	(O, X)
다이어트를 시도하지 않는 것보다 시도해보고 실패하는 것이 낫다	(O, X)
지방흡입술을 받으면 단기간에 많은 지방을 뺄 수 있다	(O, X)
카페인은 공복감을 느끼게 만든다	(O, X)

◉ 위 질문 중 어느 하나라도 'O'라고 대답했다면, 반드시 이 책을 들어라!

내 몸
다이어트설명서

YOU : ON A DIET

Copyright ⓒ 2006 Michael F. Roizen, Mehmet C. Oz
First published by Simon & Schuster, Inc., New York, NY.
All rights reserved.

Korean translation copyright ⓒ 2008 by Gimm-Young Publishers, Inc.
Korean translation rights arranged with Candice Fuhrman Literary Agency
through Eric Yang Agency.

내몸
다이어트 설명서

마이클 로이젠 · 메멧 오즈 지음 | 박용우 옮김

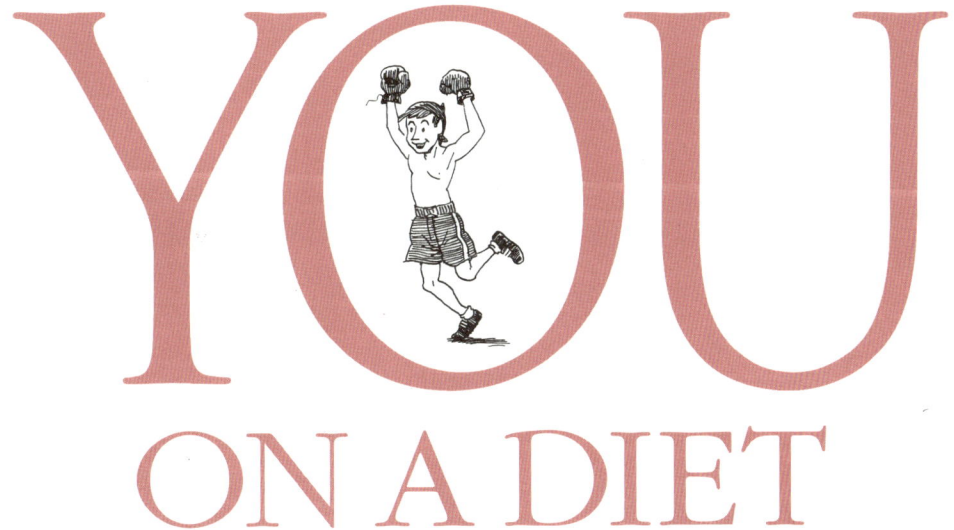

YOU ON A DIET

김영사

내몸 다이어트 설명서

저자_ 마이클 로이젠·메멧 오즈
역자_ 박용우
레시피 영양분석 및 요리자문_ 이구명·임진철

1판 1쇄 발행_ 2008. 2. 20.
1판 34쇄 발행_ 2024. 2. 1.

발행처_ 김영사
발행인_ 박강휘, 고세규

등록번호_ 제406-2003-036호
등록일자_ 1979. 5. 17.

경기도 파주시 문발로 197(문발동) 우편번호 10881
마케팅부 031) 955-3100, 편집부 031) 955-3200, 팩스 031) 955-3111

이 책의 한국어판 저작권은 에릭양 에이전시를 통한
Candice Fuhrman Agency 사와의 독점계약으로 한국어 판권을 김영사가 소유합니다.
저작권법에 의하여 한국 내에서 보호를 받는 저작물이므로 무단전재와 복제를 금합니다.

값은 뒤표지에 있습니다.
ISBN 978-89-349-2852-2 03510

홈페이지_ www.gimmyoung.com   블로그_ blog.naver.com/gybook
인스타그램_ instagram.com/gimmyoung   이메일_ bestbook@gimmyoung.com

좋은 독자가 좋은 책을 만듭니다.
김영사는 독자 여러분의 의견에 항상 귀 기울이고 있습니다.

옮긴이의 글

날씬하고 건강한 삶을 위한 온국민 다이어트 교과서

2006년 1월, 내가 《신인류 다이어트》를 출간하면서 '셋포인트'나 '렙틴 저항성'처럼 당시에 익숙하지 않던 어려운 단어를 책에 넣었던 것은 식욕과 체중조절에 대한 연구 성과는 저만치 앞서가고 있음에도 일반인의 다이어트 상식은 '무조건 적게 먹고 많이 움직이면 된다'는 초보적인 수준에 머물러 있었기 때문이다. 전문지식을 소개하고픈 욕심으로 그렇게 했던 것인데, 결과적으로 책이 너무 어렵다는 평을 들어야만 했다. 그것이 나에게는 일반인에게 전문지식을 소개할 때 눈높이를 맞추는 것이 얼마나 어려운 일인지 새삼 깨닫게 되는 계기가 되었다.

그러다가 2006년 7월 뉴욕의 한 대형서점에서 이 책을 만나게 되었다. 책장을 빼곡히 채운 다이어트 코너의 수많은 책 중에서 신간으로 소개된 이 책을 뽑아들은 나는 정신없이 책 속으로 빠져들었다.

내용은 내가 쓴 《신인류 다이어트》보다 훨씬 방대하고 어려웠다. 물론 일반인에게 익숙하지 않은 의학용어도 많이 등장하고 있었다. 그런데 얼마나 재미가 있던지 책을 놓을 수가 없었다.

이 책의 저자 로이젠 교수와 오즈 교수는 이미 《건강 나이》 시리즈와

《YOU》 시리즈를 베스트셀러 반열에 올려놓은 저명한 의사들로《내몸 다이어트 설명서 YOU: on a Diet》는《YOU》 시리즈의 최신판이었다. 그야말로 갓 태어난 따끈따끈한 책이었던 것이다.

그런데 그들은 체중조절, 식욕의 생리학, 지방대사, 신경전달물질 등 어렵고도 지루한 얘기를 적절한 비유와 삽화를 섞어 무척 재미있게 엮어놓았다. 읽는 중간에 감탄사가 저절로 흘러나올 만큼 기막히게 흥미를 끌어내고 있었다. 특히 본문에 들어 있는 유머러스한 삽화들은 난해한 개념을 머릿속에 쏙 들어오게 해주어 내게 감동(?)을 주었다.

감히 단언하건대 이 책에서 말하는 식욕의 메커니즘, 염증의 역할, 내장지방 그물막 지방이 건강에 미치는 영향 등을 제대로 이해하지 못하고 뱃살을 빼겠다고 나서는 사람은 100퍼센트 실패할 것이다.

번역을 하면서 저자들의 미국식 유머와 비유를 어떻게 우리나라 사람들의 피부에 와 닿게 옮길까를 고민하는 과정이 가장 힘들었다. 또한 이 책의 핵심 부분이라 할 수 있는 14일 다이어트 프로그램은 미국식 레시피로 구성되어 있어 레시피의 원칙을 훼손하지 않고 우리나라 사람들에게 적용할 수 있는 새로운 레시피로 개발할 필요가 있었다.

다이어트 관련 번역서적에서 늘 골치 아픈 것은 식단을 우리나라 사람들에게 맞도록 바꾸는 일이다. 하지만 대부분의 번역서가 원저자의 뜻에 맞추지 못하고 우리나라 식품영양학자들이 제시하는 일반적인 다이어트 프로그램의 범주를 벗어나지 못하고 있다. 이 부분은 미국 사우스캘리포니아 대학병원에서 임상영양사로 활동했고 지금도 교단에서 열심히 활동 중인 이구명 교수께서 맡았다. 정 교수는 내가 1991년 국내 최초의 비만클리닉을 개설할 때 함께 참여했던 인연이 있어 부탁을 드렸는데 기꺼이 원고를 작성해주셨다.

물론 이 책에는 아쉬운 점도 있다. 방대한 의학 전문지식을 일반인에게 쉽게 설명하려다 보니 세밀한 부분에서 다소 균형을 잃고 있다. 예를 들어 식욕과 관련된 여러 화학물질 중에서 NPY Neuropeptide Y, 식욕을 촉진하는 화학물질와 CART cocaine amphetamine regulatory transcript, 식욕을 억제하고 포만감을 느끼게 하는 화학물질만 강조하고 있는데, 실제로 식욕조절에 관여하는 화학물질은 이보다 더 많으며 그 내용도 훨씬 복잡하다. 염증에 대한 설명에서도 PPAR peroxisome proliferator activated receptor, 염증을 잠재워주는 선행물질과 NF-카파B 염증유발물질의 역할이 지나치게 강조된 부분도 오해의 소지가 있다.

하지만 나는 복잡한 식욕조절 기전과 염증반응을 이렇게 쉽고도 명쾌하게 설명한 책을 그동안 찾아 보지 못했다. 세세한 단어보다 큰 개념을 이해하고 넘어가는 데는 아무런 문제가 없다. 저자들이 비만 전문가가 아니다 보니 곳곳에 작은 오류가 발견되기도 했는데, 그런 부분은 내가 과감히 손을 보았다. 예를 들어 원저는 단가불포화지방산과 다가불포화지방산의 개념을 혼동해 기술했는데 번역 과정에서 이를 수정하였다.

서적은 물론 매스컴과 인터넷을 통해 앞 다퉈 쏟아져 나오는 다이어트 관련 정보 중에서 옥석을 가리기란 여간 어려운 일이 아니다. 다이어트 서적을 고를 때, 나는 나만의 선택기준을 따른다.

첫째가 글쓴이이다. 일단 MD medical doctor 타이틀이 있는지를 본다. 사실 다이어트 책은 전공분야에 관계없이 누구나 낼 수 있다. 하지만 의학적 지식을 바탕에 깔고 영양학이나 운동생리학 등 관련분야를 공부한 의사들이 보다 포괄적인 시야로 접근할 수 있다는 것이 내 생각이다. 또한 환자를 직접 다뤄본 경험이 있어야 살아있는 지식이 나온다. 상대적으로 상업적 냄새가 덜하다는 것도 또 다른 이유이다.

둘째, 출간 연도이다. 아무리 제목이나 목차가 매력적이라도 3년 이상 지난 책은 최신 경향을 다루는 데 한계가 있을 수밖에 없다.

마지막으로 저자들이 자신의 주장을 재미있게 풀어 가는지를 본다. 목차에서 관심 있는 부분을 찾아 한두 쪽만 읽어보면 저자가 객관성을 유지하면서 재미있게 풀어 갔는지 알 수 있다.

현재 시중에 나와 있는 대부분의 다이어트 관련 서적은 마치 짜깁기를 하듯 여기저기서 끌어다 편집한 것이다. 이런 책은 아무리 읽어도 저자의 주장이 가슴에 와 닿지 않는다. 또한 지나치게 객관적인 것을 지향하다 보니 마치 전공서적을 읽는 듯한 느낌이고 재미가 없다. 이런 관점에서 볼 때 《내몸 다이어트 설명서》는 이 모든 기준을 충족한다. 내가 자진해서 번역을 맡고 독자들에게 자신 있게 추천하는 이유는 그 때문이다.

이 책이 다이어트 상식을 한 단계 업그레이드시켜 허접한 다이어트 정보를 모두 쓸어낼 수 있는 계기가 되길 간절히 바란다.

온 국민이 날씬하고 건강해지길 기원하며
박 용 우

차례

옮긴이의 글 5

Prologue 다이어트, 힘들이지 않고 현명하게 13
DQ퀴즈: 당신이 알고 있는 다이어트 지식은 정확한가? 34

Chapter 1
이상적인 몸매: 우리 몸은 원래 어떤 모습이어야 할까

YOU 유익한 지침 51 ∥ 좋은 식습관이 몸에 배게 하라 51 ∥ 지나친 소식을 삼가라 52 ∥ 식사계획을 세워라 53 ∥ YOU 테스트 54 ∥ 신진대사가 왕성했던 시절을 떠올려보라 54 ∥ 배에 힘주지 말고 알몸으로 거울 앞에 서보라 55

Chapter 2
식욕의 과학: 아무리 먹어도 배고픔을 느끼는 이유

식욕: 해부학 61 ∥ 내 마음대로 조절 가능한 배고픔 67 ∥ 포만감 호르몬, 렙틴과 사랑에 빠지다 67 ∥ 배고픔 호르몬, 그렐린은 난폭한 괴물이다 69 ∥ 음식전쟁: 그렐린 대 렙틴의 대접전 71 ∥ YOU 유익한 지침 75 ∥ 식품라벨을 반드시 확인하라 75 ∥ 포화지방 대신 불포화지방을 선택하라 76 ∥ 갈증과 배고픔을 혼동하지 마라 76 ∥ 과음을 자제하라 77 ∥ 탄수화물 섭취를 줄여라 77 ∥ 건전한 섹스를 즐겨라 77 ∥ 호르몬 수치가 갑자기 증가하는 상황에 대비하라 78

Chapter 3
소화: 몸에서 이루어지는 음식의 여정

소화: 해부학 81 ∥ 몸이 영양소를 분해하는 방법 85 ∥ 위장도로의 작동방식 91 ∥ YOU 유익한 지침 99 ∥ 속도를 늦춰라 99 ∥ 섬유질 알람을 아침에 맞춰놔라 99 ∥ 그릇 크기를 줄여라 100 ∥ 천천히 먹어라 101 ∥ 고추를 먹어라 101 ∥ YOU 테스트 102 ∥ 당신의 입맛은 민감한가? 102

Chapter 4
장 점검: 뱃살에서 벌어지는 염증과의 위험한 전쟁

염증이 생긴 장: 해부학 109 ∥ 음식 주간선도로: 소장 112 ∥ 지방 주차장: 그물막 112 ∥ 신체 우체국: 간 113 ∥ 소장은 제2의 뇌이다 114 ∥ 뱃살에 저장되는 스트레스 122 ∥ 염증과의 싸움 126 ∥ 스트레스의 치명적 연쇄작용 131 ∥ YOU 유익한 지침 138 ∥ 음식끼리 맞붙게 하라 138 ∥ 주요 성분 140 ∥ 커피를 마셔라 140 ∥ 하나씩 제거해나가라 141 ∥ 과식한 후에는 무조건 움직여라 142 ∥ 해가 되는 음식을 골라내라 142

Chapter 5 지방과 건강: 지방에 당신의 운명이 달려있다

지방이 저지르는 일: 해부학 147 ‖ 동맥을 알아야 건강을 잡는다 151 ‖ 지방의 무서운 영향력 154 ‖ 비만이 초래하는 결과 168 ‖ 암발생 위험이 증가한다 168 ‖ 수면무호흡증 발생 위험이 증가한다 168 ‖ 관절질환 발병 위험이 증가한다 171 ‖ YOU 유익한 지침 172 ‖ 지방에 대해 정확하게 알아두라 172 ‖ 혈관을 깨끗이 청소하라 174 ‖ 마법약에 가장 근접한 약 175 ‖ 건강수치 읽기를 습관화 하라 176 ‖ 근력운동을 하라 177 ‖ 당분만 섭취하는 것을 피하라 178 ‖ 크롬을 섭취하라 179 ‖ 자신만의 시간을 가져라 179 ‖ YOU 테스트 180 ‖ 당신의 건강수치는 어떠한가? 180

Chapter 6 신진대사 모터: 호르몬과 비만의 관계

비밀리에 지방을 만드는 것들 185 ‖ 임무수행 중인 호르몬 188 ‖ 성호르몬이 뱃살에 미치는 영향 190 ‖ YOU 유익한 지침 193 ‖ 비만의 숨겨진 원인을 찾아라 193 ‖ PSCO를 점검하고 해결하라 193

Chapter 7 움직여라: 지방을 더 빨리 연소시키는 법

체력을 길러주고 지방을 연소시키는 근육 197 ‖ 우리가 운동을 해야 하는 진짜 이유 203 ‖ YOU 유익한 지침 207 ‖ 판타스틱한 4가지 기초운동법 207 ‖ 인생에 핑계는 없다 210 ‖ 움직이면 빠진다 210 ‖ 복근을 조여라 211 ‖ 반드시 해야 하는 운동 요약보고서 212 ‖ YOU 테스트 213 ‖ 당신의 운동능력은 어느 정도인가? 213

Chapter 8 감정의 과학: 감정과 음식의 화학작용

감정: 해부학 217 ‖ 감정과 화학물질의 관계 220 ‖ YOU 유익한 지침 224 ‖ 자신에게 유리한 음식을 섭취하라 224 ‖ 맛을 음미하라 224 ‖ 숙면을 취하라 225

Chapter 9 누구를 비난해야 할까: 실패한 다이어트의 심리학

다이어트를 회피하는 이유 231 ‖ 죄책감: "제발 저들이 알아차리지 못하길" 234 ‖ 수치심: "이런, 저들이 알아버렸어" 236 ‖ 음식을 대하는 우리들의 자세 238 ‖ 영혼의 역할 242 ‖ YOU 유익한 지침 249 ‖ 진짜 배고플 때만 먹어라 249 ‖ 선택한 것을 고수하라 251 ‖ 충족감을

대신할 수 있는 것을 찾아보라 252 | 손에 뭔가를 쥐어라 253 | 걸어라 253 | 명상에 잠겨보라 254 | 스킨십을 하라 255 ‖ YOU 테스트 256 | 왜 살을 빼고 싶은가? 256 | 성격테스트 258 | 이 테스트를 회피하지 마라 262

Chapter 10

유턴하기: 다이어트에 대한 고정관념을 180도 바꾸는 법

지금 당장 시작하라 267 ‖ YOU 유익한 지침 269 | 유턴 주문을 외워라 269 | 공략해야 할 체중범위를 알아두라 271 | 끝까지 책임져라 272 | 실패할 경우에 대비해 비상대책을 마련하라 273 | 자동화하라 274 | 당신에게 필요한 주요 원칙들 275 | 식습관 전략 277 | 신체활동 전략 278 | 아무도 상상하지 못했던 전략 279 | 측정 전략 279 | 약물치료 전략 280

Chapter 11

운동프로그램: 뱃살관리를 위한 신체전략

내몸 다이어트 운동프로그램 284 | 매일 해야 한다 284 | 일주일에 세번 해야 한다 284 ‖ 20분 완성 워크아웃 286 ‖ 심혈관 강화운동 307 ‖ 하체운동 308 ‖ 가슴운동 310 ‖ 등운동 311 ‖ 복부운동 312

Chapter 12

내몸 다이어트 식단: 뱃살관리 식사 계획

있는 그대로의 삶을 살아라 317 ‖ 2주안에 허리둘레 5센티미터 줄이기 318 ‖ 시작하기 전에 319 | 외부환경을 바꿔 내부환경을 바꾼다 321 | 지피지기면 백전백승 322 | 내몸이 알아서 하게 만든다 322 | 실수할 때마다 자책하지 않는다 323 | 내몸을 편안하게 한다 324 | 칼로리 계산하지 말고 배부르게 먹는다 324 ‖ 내몸 다이어트 식단 327 ‖ 14일 다이어트 프로그램 333 | 식단예시 첫번째 : 서양식 식단 343 | 식단예시 두번째 : 한국식 식단 349

부록 의학적인 해결책 357

색인 412

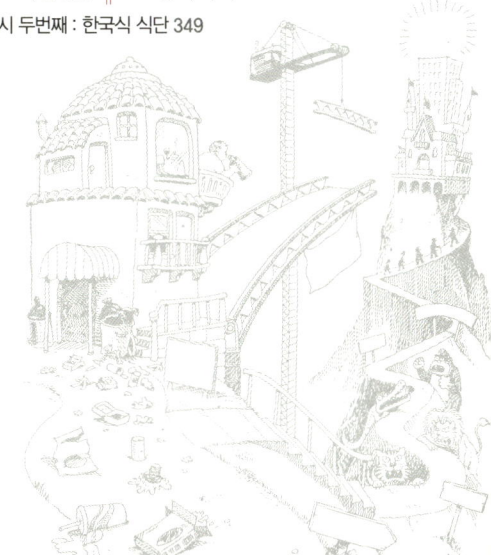

PROLOGUE

다이어트, 힘들이지 않고 현명하게

YOU on a Diet

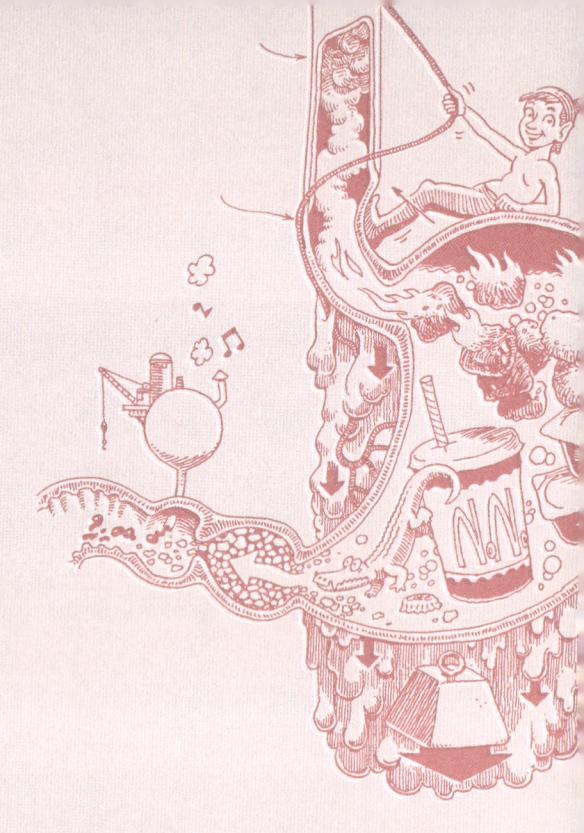

　　세간에 유행하고 있는 다이어트 방법들을 살펴보라. 대부분 "지금보다 더 적게 먹으면 살이 빠질 것이다"라는 지극히 상식적인 해결책만 내놓고 있다. 입을 지퍼로 채웠다고 생각하고 꽉 다문 채 며칠만 지내면 체중은 틀림없이 줄어든다. 온몸이 땀에 흠뻑 젖었으면서도 사우나실에서 꼼짝하지 않고 참고 있는 스모선수처럼 땀을 흘려보라. 피골이 상접해진 몸을 두루마리 휴지로 둘둘 말 수 있게 될지도 모른다. 하지만 그동안 유행했던 다이어트 방법들이 정말 효과가 있었다면 '구글지도 Google Earth'에 점으로 나타날 만큼 덩치 큰 사람들이 주위에 없어야 한다. 정말 효과가 있다면 대부분의 다이어트 방법이 실패로 돌아가거나 그저 유행으로 끝나버리지 않아야 한다. 정말 효과가 있다면 이 책에서 제시하는 몇 가지 간단한 지침을 따를 필요도 없이 먹고 싶은 대로 마음껏 먹으며 살면 된다.

하지만 뚱뚱한 사람들은 자꾸 늘어나고 있다. 이쯤되면 생각을 바꿔야 하지 않을까? 우리가 그동안 알고 있던 다이어트 방법들이 대부분 잘못되었기 때문이라고….

실제로 요즘 유행하는 다이어트 방법들은 콘칩, 미트볼 스파게티, 아이스크림 그리고 케이크 같은 후식을 어떻게 다루어야 하는지에 대해 맹목적인 지침만 내리고 있을 뿐이다. 그것은 당신과 음식 간의 평생에 걸친 투쟁이다. 하지만 그 시나리오에서 투쟁의 결과는 항상 정해져 있다. 승부는 당신에게 결코 유리하지 않다. 살과의 전쟁에서는 힘으로, 땀으로, 혹은 끊임없이 다이어트를 시도하는 노력만으로 이길 수 없다. 살과의 전쟁은 품위 있고 현명하게 해야 한다. 그리고 건강식을 선택하는 습관이 마치 개그맨의 재치 있는 입담처럼 자동적으로 이루어지도록 해야 이길 수 있다.

다이어트를 할 때, 의지력이라는 무기를 가지고 지방을 없애려 노력하는 것은 물속에 들어가 숨을 참고 있는 것과 다르지 않다. 당신은 수분간 참을 수 있겠지만 아무리 정신력으로 버티려 해도 어느 순간 몸 당신의 생물학적 힘은 공기를 찾아 당신을 강제로 물 밖으로 내몰아 가쁜 숨을 몰아쉬게 할 것이다. 다이어트도 마찬가지다. 아무리 먹지 않으려고 애를 써도 몸 속 깊숙이 숨어 있는 힘은 꼭 다문 당신의 입을 열게 만들기 때문에 의지력만으로 살과의 전쟁에서 승리한다는 것은 불가능하다. 따라서 당신의 불어난 허리와 싸우려 하기보다 당신 몸이 지방과 싸워 이길 수 있게 만들어야 한다.

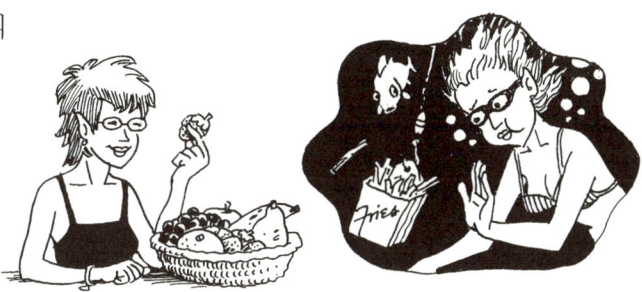

우리의 다이어트 과정은 불어난 우리 몸을 과학자와 똑같은 시각으로

바라보는 데서 시작한다. 밑바닥에 깔린 생물학적 문제를 찾아내 그 해결책을 찾는다는 얘기다. 왜냐고? 학자들은 이제 지방이 쌓이고 체중이 늘어나는 원인에 대해 생물학적인 미스터리를 풀어내기 시작했다. 그러니 이 시기를 살아가는 우리야말로 행운아들이 아닌가! 학계에서 의학 역사상 처음으로 음식, 식욕, 포만감 등에 관한 의학적인 근거를 속속 밝혀내고 있으니 이제 지방과의 전쟁에서 진짜 무기를 가지고 싸울 수 있을 것이다. 우리는 이러한 지식을 단순하고 쉽게 실천할 수 있도록 만든 여러 가지 행동지침과 도구를 제공해 당신이 허리둘레를 줄이고 잘록해진 허리를 평생 유지하게 해줄 것이다. 실제로 우리 프로그램은 위험한 요요현상 빠진 체중이 금방 다시 늘어나는 것이 생기지 않도록 도와준다. 또한 우리 프로그램은 당신의 몸을 리셋reset 해 평생 감량 체중을 유지할 수 있도록 해준다.

    과거 수십 년 동안 많은 사람이 체중 문제를 두 가지, 즉 칼로리 계산과 의지력으로 해결하려 노력해왔다. 어떤 사람은 자신의 체중이 늘어난 것에 대해 치즈가 듬뿍 들어간 오븐 스파게티를 너무 많이 먹었기 때문이라고 말하기도 하지만, 문제의 본질을 알려면 우리 몸이 환경 변화에 어떻게 작동하는지 그 실마리를 찾아 풀어내야 한다. 사고방식에서 정말로 위험한 것은 우리가 알고 있는 것을 당연시하며 더 이상 의문을 품지 않는 것이다. 우리 몸이 매일 지방이 쌓이는 쪽으로 가속페달을 밟고 자꾸만 쿠키와 케이크 쪽으로 달려가 충돌을 하려 하는데 브레이크가 작동하지 않는 잘못된 시스템을 당신은 정확히 이해하고 있는가? 당연히 그렇지 않을 것이다. 우리가 이 책을 쓴 이유가 바로 여기에 있다. 당신이 그 시스템을 제대로 이해할 수 있도록 해주고 싶은 것이다. 무엇보다 이 책은 당신이 힘들이지 않고 현명하게 다이어트를 할 수 있도록 도와줄 것이다.

우리의 프로그램대로 따라하기만 하면 2주 이내에 허리둘레가 2인치 정도 줄어들고 그 후에도 계속 줄어들 것을 기대해도 좋다. 최종 목표는 우리 모두가 지향하는 방향이며 우리는 당신이 선택한 그 길이 진정으로 올바른 방향일 거라고 믿는다. 우리의 길은 다음과 같다.

첫째, 우리 몸이 어떻게 작용하도록 설계되어 있으며 우리 프로그램이 그러한 기능과 맞물려 어떻게 돌아가는지 설명할 것이다. 또한 우리는 인체의 생물학적 이상형, 즉 우리 몸이 원래 어떻게 생겼으며 어떻게 기능했는지에 대해서도 설명해줄 것이다. 아울러 자가평가도구를 이용해 당신 몸의 이상형에 대한 견적도 내어볼 생각이다. 일단 지금 당신이 어디로 가고 있는지 알게 되면 이상형 몸매라는 목표에 어떻게 도달할 수 있는지 더 좋은 아이디어를 갖게 되지 않겠는가?

둘째, 우리는 식욕의 생리학을 탐구한 다음 지방조직의 과학 세계로 뛰어 들어갈 것이다. 우리는 지방을 어떻게 저장하고 연료로 이용하는지 살펴볼 것이며 지방과 어떻게 싸워야 하는지 언급할 계획이다. 여기에서 당신은 부엌 찬장에 처박아 놓은 음식부터 값비싼 사기그릇에 담겨 나오는 음식까지 다양한 종류의 음식을 조금씩 맛보는 것과 마찬가지로 여러 가지 지식을 얻게 될 것이다. 또한 당신은 당신의 몸이 놀라운 시스템으로 돌아가고 있다는 사실을 깨닫게 될 것이고 현명한 영양학적 선택과 신체활동을 통해 당신의 몸이 올바른 방향으로 나아가도록 키를 돌리게 될 것이다.

셋째, 우리가 과식이나 폭식을 하게 만든 당신의 감정과 체내 화학물질을 조절할 수 있는 전략을 보여줌으로써 허리둘레 관리를 효과적으로 할 수 있게 해줄 것이다. 과식을 했을 때 우리 대부분은 우리가 무엇을 생각하고 있었는지보다 무엇을 먹고 있었는지에 주안점을 둔다. 하지만 당신은 왜 당신 뇌의 각종 호르몬과 감정이 혼자서 피자 두 판을 해치우도록 했는지에 대해 과학적이고 생화학적인 이유를 설명하지 않고는 체중에 대한 얘기를 할 수 없다.

넷째, 구체적인 행동지침으로써 YOU 다이어트와 운동프로그램을 제시할 것이다.

당신이 이 책을 읽고 복잡하게 얽힌 당신의 몸에 대해 보다 잘 이해하게 되면 당신은 식습관과 신체활동 계획을 새롭게 짜게 될 것이다. 당신의 몸에게 현명하게 먹고 운동하는 방법을 알려주면 당신의 몸은 일부러 근력운동을 하지 않더라도 기초 근육이 적절한 힘을 갖게 되어 탄력 있는 몸매를 유지할 수 있다. 이를 위해 우리는 식단, 운동, 신체활동에 대한 14일간의 프로그램을 제시하고 있으며 그것을 실천하면 당신은 더 날씬해지고 더 건강해질 수 있다(이 책의 부록에서 우리는 체중감량의 의학적 치료방법에 대해 언급하고 있다. 특히 체중계 눈금이 더 이상 줄지 않고 평행선을 긋는 경우나 비만으로 인한 질병이 있는 사람들에게 도움이 될 것이다).

최근에 사람들의 입에 오르내리는 각종 다이어트 정보를 살펴보라. 개중에는 제대로 된 과학적 근거가 있는 방법인지 알기 어려운 것도 있고 무엇을 어떻게 해야 하는지 일일이 기억하기 어려운 방법도 있다. 이것은 매우 중요한 문제이다. 다이어트 프로그램 자체도 중요하지만 그것을 어떻게 익혀서 내 생활습관의 한 부분으로 녹아들도록 할 것인가가 더 중요하기 때문이다. 이 책을 읽어가는 동안 당신은 당신 몸에 대해 배우는 동시에 몸을 개선시키는 여러 가지 방법을 자연스럽게 익히게 될 것이다.

그런 목적으로 아래의 5가지 중요한 요소가 등장한다.

유레카!

아인슈타인이 갑자기 $E=mc^2$라는 공식을 깨달았듯 당신은 다이어트에 대해, 지방에 대해, 자신의 몸에 대해 그동안의 잘못된 선입견을 몰아내는 깊은 통찰력을 얻게 될 것이다. 책에서 간혹 '유레카!'라는 낱말을 보게 될 텐데 이것은 우리가 다이어트에 대한 오해와 잘못된 상식에서 벗어나 새로운 것을 깨달은 순간을 의미한다.

당신의 몸

1장에서 7장까지 우리는 내 몸의 생물학을 탐구하게 된다. 각 장을 통해 내 몸 안에서 실제로 벌어지는 것에 대한 간략한 수업이 이루어지는 것이다. 당신은 수술복과 장갑을 착용하고 우리 옆에 서서 동맥을 쥐어 짜보고 소장과 대장이 어떻게 연결되어 있는지 따라가 보며 위장을 직접 꺼내 살펴보는 것 같은 느낌으로 이 부분을 읽기 바란다. 지방조직에 이르면 내 몸이 지방조직을 어떻게 조절하고 있으며 또한 지방조직은 내 몸을 어떻게 다루고 있는지 보게 된다. 당신은 내 몸 안에서 어떤 일들이 벌어지는지 이해함으로써 체형을 날씬하고 건강하게 바꾸는 데 필요한 지식을 쌓아가게 될 것이다.

YOU 테스트

쌍방향 대화식의 퀴즈와 측정도구를 이용해 당신 자신의 이상체중이나 식사 성향 같은 지극히 중요한 통계의 기준치를 얻게 될 것이다. 또한 테스트를 통해 비만에 영향을 미치는 숨어 있는 인자들을 찾아낼 수도 있다 102쪽 입맛 테스트. 34쪽에 있는 지방에 대한 진실게임에 먼저 도전해보는 것도 좋다.

YOU 유익한 지침

우리는 당신 몸의 생물학을 탐구하면서 생활습관에서 잘못된 선택을 하거나 실타래처럼 얽힌 유전자로 인해 몸 안에서 얼마나 나쁜 일이 벌어질 수 있는지 보여주고 난 후에, 곧바로 당신 몸을 올바른 방향으로 돌리는 데 도움이 되는 행동지침을 제공해줄 것이다. 각 장의 끝에서 우리는 지금보다 건강하게 생활하고 먹고 활동하기 위한 지적인 전략을 세워주고 있다.

YOU 다이어트와 운동 프로그램

10장부터 12장까지는 특별하고도 단순한 전략, 식단, 신체활동 프로그램을 상세히 소개하고 있다. 이를 통해 당신 몸은 남은 인생을 이상적으로 살아갈 수 있게 될 것이다. 14일간의 YOU 다이어트 실제로는 7일 프로그램을 두 번 하게 되니 얼마나 쉬운가! 와 기구가 필요 없는 YOU 운동이 전부다. 무엇보다 좋은 것은 시간을 오래 들이지 않고 오늘부터라도 생활습관이 되도록 할 수 있을 만큼 쉽다는 데 있다.

자 그렇다면 어디서부터 시작해야 할까? 여기서 우리의 첫 번째 "유레카!"가 나온다! 당신 몸은 본래 최적의 체중을 유지하기를 원한다. 문제는 당신이 그렇게 하지 않고 있을 뿐이다.

그렇다. 유전자를 어떻게 타고 났는지와 상관없이 몸 속의 거의 모든 조직이나 장기, 대사 과정은 이상적인 체중과 체형에서 정상적인 작동을 하고 싶어 한다. 따라서 이 책을 통해 당신이 알게 될 몇 가지 법칙을 따르다 보면 좌절하거나 포기하지 않고 건강한 몸, 날씬한 체형을 얻을 수 있다.

우아하게 다이어트하라

다이어트를 하는 사람은 대부분 치즈와 크림 범벅이 된 커스터드파이를 먹고 싶은 충동을 의지력으로 억누른다. "내 뇌는 빵조각보다 더 강하다"라고 스스로에게 주문을 거는 태도로 꾹꾹 참는다.

하지만 정신력만으로 몸의 욕구를 이겨내는 것은 자그마한 요로결석으로 인한 통증보다 더 고통스러운 일이다. 따라서 그보다는 배고픔, 포만감, 지방 비축, 지방 연소에 관여하는 내 몸의 시스템과 작동을 배워 내 몸이 마치 자동조종장치에 의해 움직이는 자동차처럼 궁극적 목적지인 건강하고 날씬한 몸매를 향해 알아서 조정해가도

> **토막상식**
>
> ✻✻✻운동 없이 체중감량을 하면 근육과 지방 모두 빠진다. 하지만 다시 체중이 늘어날 때는 지방만 늘게 된다. 근육 체중을 늘리는 것보다 지방 체중을 늘리는 것이 훨씬 더 쉬운 일이다. 이것은 요요현상이 왜 그토록 비극적인 결과를 초래하는지 설명해준다. 당신이 계속해서 체중감소와 증가를 되풀이하게 되면 근육 손실을 피할 수 없고 거기에 비례해서 지방은 점점 더 늘게 된다.

록 해야 한다 앞부분을 건너뛰려는 사람들에게 한마디 하겠다. 성질 급한 당신은 이미 10장 이후를 훔쳐 봤을 것이다. 하지만 당신 몸의 미묘함을 알아가는 것이야말로 건강하고 날씬한 몸매를 얻고 유지하는 첫걸음이다.

우리 몸은 어떻게 사고思考하는가

몸이 건강하고 날씬해지는 것은 과학이다. 그것은 요술이나 비법에서 복잡한 데이터로의 도약이며 연금술에서 화학으로의 도약이기도 하다. 내 몸에서 어떤 일이 벌어지고 있는지 추측하던 것에서 내 몸이 실제로 어떻게 돌아가고 있는지 설명하는 방향으로 진화했다는 얘기다.

1,000칼로리가 넘는 케이크 덩어리가 내 팔뚝 살로 붙기까지 칼로리와 지방의 여정을 이해하는 유일한 방법은 호르몬, 혈액, 장기, 근육 등의 생리학을 통해 소화과정, 지방저장, 근육운동 등을 살펴보는 것뿐이다. 생리학의 매력과 생물학의 재미에 푹 빠져들었을 때 당신은 비로소 어떤 행동을 취해야 할지, 그리고 왜 그렇게 해야 하는지를 알게 된다. 당신이 원하는 건강하고 날씬한 몸매로 리셋을 시작할 수 있게 되는 것이다. 마구 울어대는 아이를 달래려 하거나 멈춰선 컴퓨터를 가동시키려 할 때와 마찬가지로 무엇이 잘못된 것인지 알지 못한다면 그 상황을 해결할 수 없다. '왜'를 알면 '어떻게'가 훨씬 수월해진다. 원인을 알면 해결책이 보인다는 의미다.

현실을 직시하자. 우리는 당신이 습관적으로 도넛을 가지러 가는 밤 10시 반까지 당신 옆에 계속 있을 수 없다. 따라서 당신은 설탕 범벅인

도막상식

✻✻✻ 남자들에게 L-카르니틴 보충제를 하루 3그램 투여하면 근육이 탄수화물을 사용하는 것을 도와준다고 알려져 있다. L-카르니틴은 남녀 모두의 혈관 기능을 개선시키는 데도 효과를 보인다.

도넛이 당신 몸에서 어떻게 반응하는지에 대해 확실한 지식으로 무장하고 있어야 그 자그마한 빵과 맞설 수 있다.

다이어트에 대한 잘못된 믿음

우리는 무언가 한 가지가 우리에게 도움이 될 때, 그것이 많아지면 더 좋을 것이라고 믿는 경향이 있다. 예를 들어 하루 섭취량에서 200칼로리를 줄일 계획을 세워 놓고 400칼로리를 줄이면 사이즈가 두 배만큼 줄어들 거라 생각한다. 마찬가지로 체중감량을 위해 걷기를 시작했을 때, 마라톤을 한다면 핵무기로 초토화시키듯 지방을 없앨 수 있다고 생각한다. 물론 둘 다 사실이 아니다. 더 나쁜 것은 그처럼 잘못된 다이어트 상식이 실제로 건강을 해칠 수도 있다는 점이다.

예를 들어 섭취량을 확 줄여버리면 내 몸의 대사가 뚝 떨어져 몸은 지방을 축적하는 방향으로 간다. 당신이 알고 있는 다이어트 상식의 대부분은 사실이 아니며 오히려 체중감소와 증가가 반복되는 악순환을 거듭하면서 더 비만해질 수도 있다.

보기에 따라서 우리는 시계추의 양 극단에 살고 있다고 해도 과언이 아니다. 한쪽에서는 엄격하고 지루한 저칼로리 다이어트에 매달려 모든 방법을 오로지 한 방향으로만 진행하려 하는가 하면, 다른 한쪽에서는 크림치즈를 듬뿍 바른 베이글이나 피칸파이를 맘껏 먹으면서 또 다른 방향으로만 나아가려 한다. 우리는 시계추처럼 양 끝에서 한 방향으로만 달리려는 것을 멈추고 밸런스를 맞추어 추의 중심 위치에 서 있어야 한다.

대부분의 이른바 '유행 다이어트'가 실패하는 이유 중 하나로 다이어트에 매달리는 사람들의 정신적, 행동의학적 결점을 지적하지 않을 수 없다. 우리는 다이어트 방법이 제시하는 희망, 즉 'A를 하면 언제나 B를 얻게 된다'는 단순하면서도 위안을 주는 메시지를 애써 믿고 싶어 한다. 하지만 A 통곡류를 많이 먹는 것가 반드시 B 〈보그〉지의 표지모델로 나오는 것를 가져다주는 것은 아니기 때문에 우리는 분노하고 좌절하며 결국은 자포자기의 심정으로 크림이 듬뿍 얹힌 케이크에 손을 대게 된다.

불행히도 당신의 몸과 지방조직은 단순한 1차방정식의 관계가 아니다. 당신의 몸을 오케스트라라고 생각해보라. 모든 장기, 근육, 세포, 체액, 호르몬, 각종 화학물질은 각자 고유한 소리를 내는 다른 악기들이다. 당신이 이들을 어떻게 사용하는가에 따라 전혀 다른 결과가 나오게 된다. 이들은 독자적으로 작동하지만 함께 조화를 이룰 때라야 인체 생물학의 장엄한 교향곡을 감상할 수 있다. 당신은 생물학적 오케스트라의 지휘자로서 이 악기들이 어떻게 상호 작용하고 결과적으로 무엇이 될지 조정해야만 한다.

실패에 대한 두려움에서 벗어나는 법

우리는 당신이 몸에 좋은 음식을 섭취하는 것에 대해 일부러 '생각하지 않고' 먹길 원하지만, 처음에는 그것이 도대체 뭘 어떻게 하란 말인지 난감해할 수도 있다는 것을 잘 알고 있다. 당신이 축구공 크기 만한 모짜렐라 피자를 주문하였을 때 그 후의 결과를 생각하지 않는다면, 결국 뱃살 문제뿐 아니라 LDL 나쁜 콜레스테롤을 올리고 HDL 좋은 콜레스테롤을 낮추며 동맥혈관이 만성염증 상태가 되고 혈관의 노화를 촉진하여 기억력 장애, 심장질환, 피부주름 같은 심각한 문제로 한층 더 다가서는 상태가 된다. 우리는 당신이 올바른 선택을 내려 당신의 몸을 좋은 방향으로 이

끌어가길 원한다.

물론 초기에는 당신의 습관, 입맛, 행동 등을 재훈련시키는 데 약간의 노력과 어려움이 따를 것이다. 하지만 이 프로그램은 잠자리에 들기 전에 샤워를 하는 것과 마찬가지로 평생의 생활습관으로 자리 잡아야 한다.

당신이 훈련 교관의 지휘에 무조건 따라야 한다고 생각하는 이상한 사람이 아니라면 현재 나와 있는 전통적인 다이어트 방법, 즉 의지력, 칼로리 계산, 음식의 양 등을 강조하는 방법은 장기간 해결책을 제공해주지 못한다는 것을 쉽게 알 수 있을 것이다.

대신 이 프로그램을 따르게 되면 당신은 훈련을 통해 얼마나 많이 먹어야 하는지 생각할 필요가 없고, 다이어트를 하고 있다는 생각이나 실패에 대한 두려움을 가질 필요도 없다. 그저 골라온 닭가슴살 포장을 계산대 위에 올려놓기만 하면 된다.

허리둘레 관리에 집중하라

많은 사람이 강박적으로 체중에 집착한다. 하지만 이제 당신의 생각을 바꿀 때가 왔다. 그동안의 임상연구들을 통해 이제는 체중이 아니라 허리둘레가 비만과 관련된 사망률을 반영하는 가장 중요한 지표라는 사실이 밝혀졌다. 물론 이 프로그램을 통해 체중도 줄어들겠지만 이제 당신은 체중계 눈금이 아니라 허리둘레에 관심을 기울여야 한다. 뱃살이야말로 가장 위험한 지방이기 때문이다.

우리는 다이어트뿐 아니라 운동을 통해서도 허리둘레를 줄이고 건강한 허리 사이즈를 유지하도록 도와줄 것이다. '운동'하면 흔히 땀을 폭포수처럼 흘려야 하거나 음란전화 목소리처럼 숨을 헐떡거려야 한다고 생각하지만 우리 프로그램에서는 그렇지 않다. 실제로 그렇게까지 할 필요는 없다. 하지만 당신의 몸을 다트판처럼 생각할 필요는 있다. 중심을 향해 다트를 던지듯 신체활동에 초점을 맞추면 된다. 그러면 단순한 걷기나 기초 근육훈련 정도로도 허리 사이즈를 유지할 수 있다. 단순 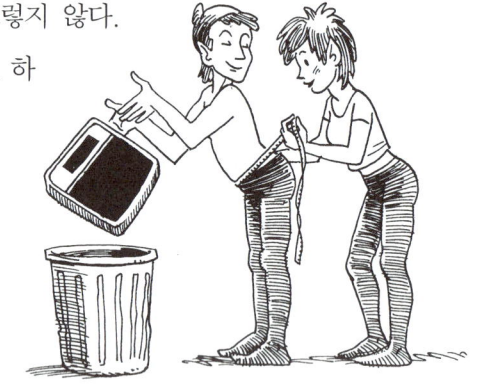 한 동작을 배우는 것만으로도 기초 근육을 키울 수 있으며 뱃살을 집어 넣을 수 있고, 자세를 교정할 수 있으며 옷맵시가 나도록 체형을 만들 수 있다는 얘기다.

당신 스스로에게 초점을 맞춰라

당신이 링컨 같은 대통령처럼 보이든 어셔 같은 음악가로 보이든 아니면 샤라포바 같은 테니스선수로 보이든 그것은 중요하지 않다. 분명한 것은 우리의 체형이 서로 다르다는 점이다. 우리는 유전자나 대사율이 다르며 다른 생체화학 반응을 보인다. 하지만 인간이라는 동일한 종의 개념에서 볼 때 우리는 성장과 발달을 통해 적정 수준의 체중과 체지방에 도달해 이를 유지하도록 생물학적으로 프로그램화 되어 있다. 우리 몸은 단순히 그렇게 하도록 설계되어 있다는 얘기다. 우리는 당신 몸이라는 공장에 중요한 모든 제동장치 도구를 제공해 공장 세팅을 새롭게 하도록 도와줄 것이다. 공장이 예전처럼 정상 가동되면 이상적인 허리 사이즈와 체형을 유지할 수 있게 된다.

> YOU 테스트

줄자를 집어 들어라

어떤 사람은 허리에 살이 붙은 이후부터 겁이 나서 한번도 체중계에 올라가본 적이 없다고 말한다. 괜찮다. 우리 프로그램에서는 체중이 얼마나 나가는지는 크게 중요하지 않다. 당신에게 필요한 것은 줄자다. 당신의 배꼽 부위에서 바닥과 평행하게 허리둘레를 줄자로 측정하고 그 수치를 기록해보라.

허리둘레: _____

최적의 건강을 유지하기 위한 적정 허리둘레는 여성의 경우 80센티미터 미만이다. 90센티미터를 넘으면 건강의 적신호로 보고 적극적으로 허리둘레를 줄여야 한다. 남성의 경우는 적정 허리둘레가 90센티미터 미만이다. 100센티미터를 넘으면 여러 가지 질병 발생 위험이 크게 증가한다.

우리는 이 책에서 체중보다 허리둘레를 강조하고 있지만, 많은 사람이 체중계의 유혹에서 벗어나지 못할 것이라는 사실도 잘 안다. 체중을 얘기할 때는 한 가지 특정 수치만 생각해서는 안 된다. "나는 무조건 48킬로그램을 만들 거야." 우리 각자의 이상체중은 다르며 체형이나 나이, 신체활동 정도에 따라 범위가 주어져 있을 뿐이다. 1장~7장에서 더 자세히 다룰 것이다.

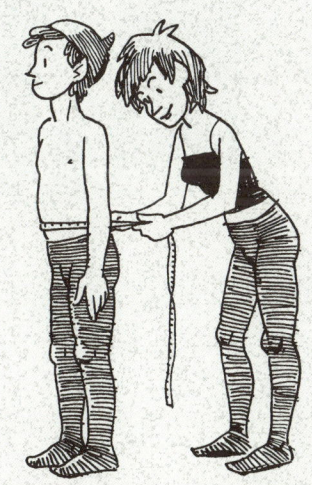

이것은 개인적인 도전이지만 그렇다고 혼자서 외롭게 할 필요는 없다. 인생은 팀워크이다. 당신은 스포츠팀, 수술집도팀, 식당이나 사무실 직원, 힙합클럽 같은 팀의 일원이다. 물론 끝까지 함께 가야 할 팀인 가족도 있다. 가장 성공적인 팀을 보면 소속된 사람들이 모두 각기 다른 역할을 충실히 하고 있음을 알 수 있다.

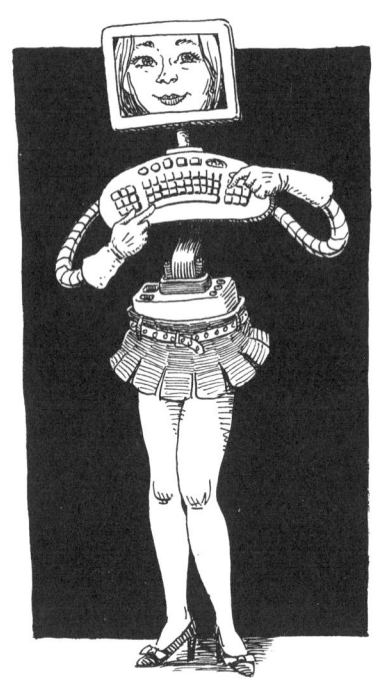

체중조절을 할 때 대다수의 사람은 과도한 체중을 줄이고 습관을 바꿔야 하는 책임은 전적으로 자신에게 있다고 믿고 있다. 더 절망적인 사실은 주위 환경이 우리를 살찌는 쪽으로 내몰고 있다는 것이다. 음식의 일회 분량은 자꾸 커지고, 패밀리레스토랑이나 차에 탄 채로 주문이 가능한 패스트푸드점이 점차 늘고 있다.

당신이 체중을 줄이려고 한다는 것은 대부분의 사람들과 역방향으로 가겠다는 의미다. 주위 사람들은 인스턴트 음식을 집으로 가져오거나 아이스크림을 먹으러 가자고 하거나 오이를 베어 먹으면서 참고 있는데 삼겹살을 사주겠다고 한다.

이 게임은 경기장을 가득 메운 스테이크를 사랑하는 적들과 당신 혼자와의 싸움이라는 생각에서 벗어나야 한다. 물론 당신은 허리둘레 관리팀에서 쿼터백이 되어야 하지만 당신을 방어해줄 수 있는 팀 구성원 없이 혼자 승리를 얻어낼 수는 없다. 당신이 잘했을 때는 손바닥도 마주쳐 주고 그렇지 않을 때는 등을 가볍게 쳐주면서 격려도 해주는 사람들이 있어야 한다. 출발선에 선 지금 주치의가 있어야 하고 영양사나 트레이너의 도움을 받는 것도 좋다. 가까이에서 응원과 격려를 해주며 콘칩을 먹지 못하게 빼앗아 버릴 수 있는 가족이나 친구가 있다면 금상첨화다.

하지만 주위에 의지해야 할 사람만 있는 것은 곤란하다. 이번 기회에 당신이 필요로 하는 만큼 당신을 필요로 하는 파트너를 찾아야 한다. 결국 최고의 만족은 숟가락으로 퍼먹는 케이크크림의 맛에서 오는 것이 아니라, 지식을 나누고 서로 격려하며 다른 사람의 허리둘레도 줄어들도록 도움을 주는 데서 온다.

보다 과학적인 다이어트 시스템

지방에 대한 고전적인 심리학적 견해는 이렇다. 당신이 날씬하다면 당신은 뚱뚱한 사람은 무언가 잘못 하는 것이 있어 뚱뚱해졌다고 믿는다.

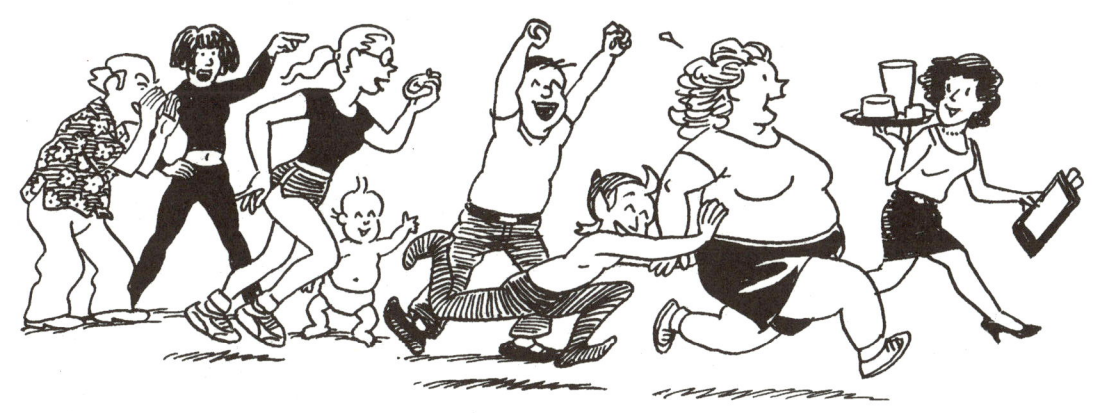

하지만 당신이 뚱뚱하다면 당신은 주변 환경이나 유전적인 측면을 탓한다. 이제 우리는 그러한 비난이나 책임 떠넘기기를 없애고 의학적 시각으로 접근해갈 것이다. 괜한 죄책감이나 자책을 하던 과거의 다이어트 시스템에서 벗어나 과학에 근거한 시스템으로 옮겨간다는 얘기다.

물론 모든 사람이 할리우드의 유명배우 같은 몸매의 소유자가 될 수는 없다. 그러나 골격 구조, 근육량, 유전자 등 여러 가지를 고려해 건강한 체중, 허리둘레, 체형을 만들 수는 있다. 임상적으로 비만이라는 판정을 받았어도 건강상 아무 문제가 없는 사람이 있는가 하면, 비쩍 말랐어도 낙하산 없는 스카이다이버보다 조기사망 위험이 더 높을 수도 있다. 우리의 목표는 당신의 허리 군살과 과체중으로 인한 건강위험을 없애고 이제까지 잘못 해온 다이어트와 관련된 자책감을 없애는 데 있다.

현명한 다이어트에 배고픔은 없다

우리는 당신이 과거에 다이어트를 했을 때 어떤 걸 느꼈는지 정확히 알고 있다. 바로 배고픔이다. 실제로 배고픔을 해결할 수 있는 유일한 방법은 바지 사이즈가 늘어날 정도로 먹는 것이다. 끼니를 거르지 않고 먹어가면서 현명하게 다이어트를 하면 결코 배고픔이 생기지 않을 것이며, 먹을까 말까로 고민하는 상태에 놓이지도 않을 것이다. 당신의 배고픔 신호그리고 몸 속 화학물질를 미리 막아 주면 충동적인 행동으로 지방이 배에 급행으로 쌓이는 것을 피할 수 있게 된다.

부작용 없이 뱃살 관리하기

당신이 얼마나 동기부여가 되어 있는지, 얼마나 열심히 하고자 하는지, 에바 롱고리아_{미국의 인기 드라마 〈위기의 주부들〉에 나오는 여배우}의 몸매에 얼마나 자극을 받았는지는 그다지 중요하지 않다. 이 프로그램을 따라 하는 도중 어느 순간, 배구공 크기 만한 머핀이 당신의 위 속으로 찾아 들어오게 될 것이다. 괜찮다. 다시 말하지만 괜찮다. 당신의 눈이나 몸 또는 호기심 많은 손가락이 먹음직스러운 음식을 애써 외면하기란 쉽지 않은 일이다. 이제 다이어트를 하면 '부작용_{원치 않는 부정적인 결과}'이 생길 수 있다는 과거의 잘못된 개념에서 벗어나야 한다. 그 대신 제대로 된 다이어트 프로그램은 올바른 '작용_{그 결과로 매일의 삶 속에 한 부분으로 자리 잡은 행동이나 감정}'을 보여준다는 사실을 깨달아야 한다. 이미 탐닉해왔던 음식에 중독되어 버린 경우 여기서 벗어나기란 담배를 끊는 것만큼이나 힘들다. 따라서 허리둘레 관리 프로그램에서는 비상대책을 준비해두어야 한다. 프로그램 과정에서 실수할 수 있음을 인정해주고 다시 원래의 길로 되돌아올 수 있게 해주어야 한다. 우리는 당신의 허리둘레 관리에 유해한 음식을 먹는 실수를 했더라도 바로 U_{YOU}-턴 할 수 있는 방법을 제시해줄 것이다. 따라서 당신의 다이어트 여정에서의 단순 사고는 아우토반에서 100대가 부딪혀 찌그러져 있는 대형사고로 이어지진 않을 것이다.

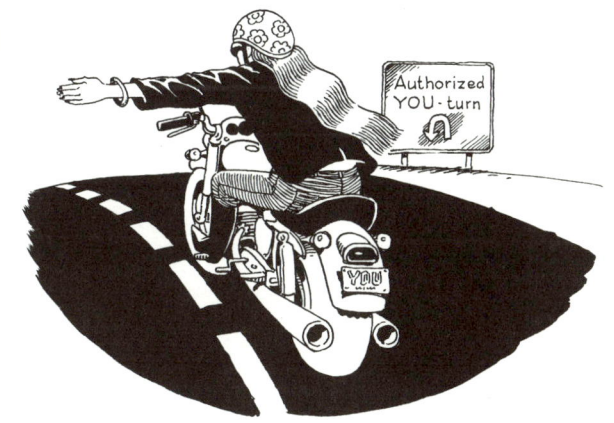

다이어트, 즐겨야 성공한다

다이어트가 리모콘을 누르는 것처럼 매 순간 기분에 따라 손쉽게 수많은 선택사항 중 하나를 고를 수 있는 것이라면 얼마나 좋을까? 연구 결과, 일정한 프로그램을 오래 유지하지 않는 방법일수록 성공할 가능성이 컸다. 당신은 이 프로그램을 가족과 함께할 수 있으며, 음식에 대한 갈망에 압도당한다는 느낌도 갖지 않을 것이다. 당신은 할 수 있으며 분명 결과를 얻게 된다.

제대로 먹는다는 것이 절대 유쾌하지 않은 느낌으로 다가와서는 안 된다. 그것은 몸이 강해지는 느낌이어야 하고 활력이 넘치는 느낌이어야 하며, 더 건강해지고 개운해지는 느낌이어야 한다. 그것은 맨 앞줄에서 열광하는 록 팬들보다 더 재미있는 느낌이어야 한다. 수저를 들 때마다 강박적으로 음식의 양이나 칼로리를 계산하지 않아야 하며 생각 없이 그냥 먹어야 한다. 물론 우리에게는 과식하거나 유해한 음식에 손을 댄 것에 대해 나름대로 이유가 있다 스트레스, 권태감, 위로, 특별할인가의 닭튀김. 군이 변명할 필요는 없다. 우리의 목표는 당신이 여기에 소개된 음식으로 식탁을 완전히 바꾸거나 얽매이게 하는 데 있지 않다. 당신은 즐거워야 한다. 허리둘레가 줄어들었기 때문에 입가에 미소가 번져야 하고, 콜레스테롤 수치가 정상으로 돌아왔기 때문에 크게 웃어야 한다. 당신은 우리의 설명을 들은 후에 마음과 위장의 연결고리가 어떻게 작동하는지, 즉 뇌와 위장관 분비물질이 마음이 생각한 것을 어떻게 조절하는지 그리고 당신의 몸이라는 오케스트라를 어떻게 지휘해야 하는지 이해하게 될 것이다.

이제 시작할 때가 되었으니 당신은 틀림없이 질문을 던질 것이다. 무얼 해야 하죠? 어떻게 해야 하죠? 자, 우리는 당신에게 당신 몸이 변화하는 데 필요한 모든 것을 제공할 것이다. 이것이 평생 당신 안에 자리 잡도록 해야 한다. 이 책은 평생을 위한 허리둘레 관리 프로그램이다.

가장 바람직한 것은 실천을 통해 이것이 자동적인 행동으로 나올 수 있도록 생활 속에 스며들게 하는 것이다. 그러면 당신은 평생 건강을 유지할 것이며 당신이 그렇게도 가지려고 애썼던 것을 얻게 될 것이다.

그것은 바로 완벽한 몸매이다!

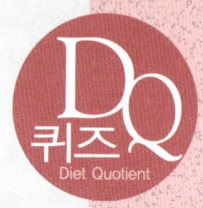

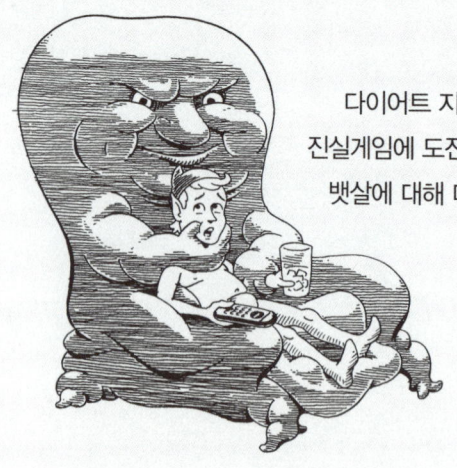

다이어트 지식 수준을 알아보기 위해 지방에 대한 진실게임에 도전해보라. 이전에 잘 알지 못했던 신체와 뱃살에 대해 더 많이 배우게 될 것이다.

1. 비만 인구가 증가하는 계기가 된 첫 번째 역사적인 사건은 무엇일까?
   A___ 농업의 발달
   B___ 커피에 휘핑크림을 얹기 시작
   C___ 책상에 앉아서 일하는 사무직 증가
   D___ 패스트푸드의 등장

2. 대부분의 다이어트 방법이 실패하는 이유는 무엇일까?
   A___ 특별한 방법을 요구하므로 오랫동안 지속하기가 어렵다.
   B___ 너무 복잡해서 따라하려면 골치가 아프다.
   C___ 토막 낸 당근이나 셀러리 줄기를 너무 많이 먹게 된다.
   D___ 모짜렐라 생각이 머릿속에서 떠나지 않는다.

3. 다음 중 체중감량을 원하는 사람들에게 가장 권하고 싶은 전략은?
   A___ 매주 한번씩 체중을 잰다.
   B___ 하루에 두세 끼를 조금씩 먹는다.
   C___ 매일 견과류를 섭취한다.
   D___ 설사약으로 만든 스무디!

4. 허리둘레 증가는 각종 건강문제를 불러일으킨다. 그것을 결정하는 가장 중요한 숫자는?
   A___ 브래지어 사이즈
   B___ 혈압 수치
   C___ 콜레스테롤 수치
   D___ 맥박 수치

당신이 알고 있는 다이어트 지식은 정확한가?

5. 그렐린ghrelin이란?
   A____ 해리포터에 나오는 등장인물의 이름
   B____ 음식을 먹고 싶게 만드는 호르몬
   C____ 뱃살에 있는 지방세포의 이름
   D____ 뇌에서 분비되어 기분을 좋게 만들어주는 화학물질

6. 렙틴leptin이란?
   A____ '럭키 참스' 시리얼 박스에 있는
        남자아이의 이름
   B____ 지방을 연소시키는 데 도움을
        주는 근육 생성 단백질
   C____ 과일에 들어 있으면서
        식이섬유와 함께 유익한
        작용을 하는 영양소
   D____ 지방세포에서 분비되어 배가 부르다는 신호를 뇌에 알리는 화학물질

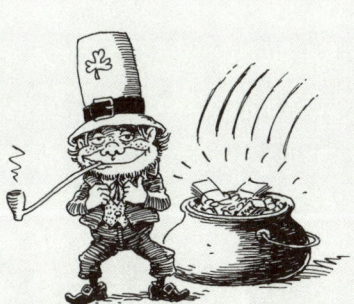

7. 다음 향신료 중 체중감량에 도움을 주는 것은?
   A____ 시나몬
   B____ 타임
   C____ 오레가노
   D____ 데이비드 베컴과 결혼했던 사람, 포쉬?

8. 다음 중 _____ 안에 들어가야 할 정확한 문장은?
   과당프룩토스은 _____
   A____ 많은 음식에서 총칼로리를 낮추기 위해 사용된다.
   B____ 당신 몸을 속여서 배고픔이 더 오래 가게 만든다.
   C____ 음식에서 유해한 트랜스지방의 양을 더 늘려놓는다.
   D____ 확실히 내가 먹는 시리얼 맛을 좋게 만드는 녀석이다.

9. 극도의 스트레스를 받고 있는 동안 당신 몸이 가장 원하는 것은 무엇일까?
   A___ 음식 생각이 아예 안 나는 것
   B___ 음식에 대한 탐닉
   C___ 우두둑 깨물어 먹는 음식 찾기
   D___ 닥치는 대로 부숴놓고 미지근한 물로 목욕하기

10. 다음 중 식욕을 다스리는 데 가장 추천할만한 것은?
    A___ 통곡물 식품
    B___ 과일
    C___ 다이어트 소다
    D___ 걸스카우트 쿠키

11. 다음 중 장기간의 허리둘레 관리 전략에서 가장 위험이 덜한 것은?
    A___ 1000칼로리 다이어트
    B___ 모든 지방을 제거하기 위해 수시로 장세척을 하는 것
    C___ 마라톤을 하는 것
    D___ 비디오게임을 하는 것

12. 다음 중 우리 몸 속의 대사과정에서 가장 중요한 역할을 하는 장기는?
    A___ 심장
    B___ 위
    C___ 간
    D___ 신장

13. 젊은 여성의 10~20퍼센트에서 체중 증가의 원인으로 작용하는 것은?
    A___ 만성골반통증
    B___ 갑상선기능항진증
    C___ 다낭성난소증후군(PCOS)
    D___ 난 벌써 애가 여섯인데, 이젠 좀 휴식을 취해야 하지 않겠수?

14. 다음 중 어떤 것이 포만감을 가장 오래 유지하게 해줄까?

    A____ 지방

    B____ 식이섬유

    C____ 과당

    D____ 감자튀김

15. 허리둘레를 최적 수준으로 유지하려면 적어도 하루에 얼마나 걸어야 할까?

    A____ 30분

    B____ 2시간

    C____ 시간 여유가 있을 때 언제나

    D____ 냉장고로 왔다 갔다 하는 시간만 빼고는 아무
    시간이나

16. 지방흡입술의 주목적은 무엇일까?

    A____ 체중을 줄이는 데 도움을 얻기 위해

    B____ 신체의 특정 부위의 군살을 해결하기 위해

    C____ 할리우드 의사들의 수입에 도움을 주기 위해

    F____ 성공한 리얼 TV 프로그램의 시즌 2를
    보장해주기 위해

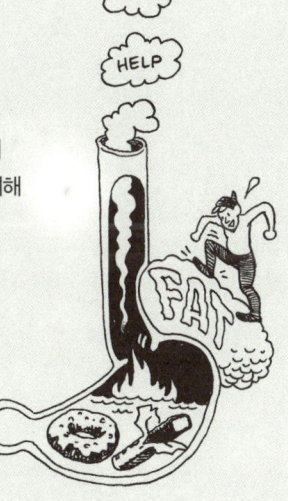

17. 그물막 omentum 이란?

    A____ 철자가 잘못된 단어

    B____ 지방이 쌓이게 자극을 주는 뇌의
    한 부분

    C____ 배고픔을 조절하는 화학물질

    D____ 지방을 비축하는 조직

18. 건강유지를 위한 여성의 적정 허리둘레는 얼마일까?

    A____ 가급적 작을수록 좋다.

    B____ 32.5인치(82센티미터) 이하

    C____ 35인치(88센티미터) 미만

    D____ 그 작은 검정 드레스만 입을 수 있으면 되요, 여보.

19. 뇌와 함께 체중 증가에 중요한 역할을 하는 또 다른 장기는?
    A___ 위
    B___ 심장
    C___ 소장
    D___ 차마 입으로 말할 수 없는 그곳

20. CCK란?
    A___ 이전의 소비에트연방
    B___ 혈당 수치에 관여하여 인슐린을 조절하는 호르몬
    C___ CCK(Colonic Creations by Katherine), 캐서린이 만든 장세척의 약자
    D___ 콜레시스토키닌(cholecystokinin), 뇌에 와플을 그만 먹도록 신호를 보내는 화학물질

21. 다음 중 체중이 증가하는 데 가장 크게 영향을 주는 것은?
    A___ 의지력이 아주 낮은 수준으로 떨어져 있는 기간
    B___ 극도의 스트레스를 받는 짧은 기간
    C___ 낮은 강도의 스트레스를 지속적으로 오래 받는 기간
    D___ 고칼로리의 디저트 접시를 받는 기간

22. 십이지장 치환술 Duodenal switch 이란?
    A___ 체중감량을 위한 수술법
    B___ 장 이식술
    C___ 시애틀 출신의 록밴드
    D___ 장청소로 독소를 제거해준다는 해독 프로그램

23. 다음 중 체중감량에 도움이 될 수 있는 약물은?
    A___ 아스피린
    B___ 베타-차단제(고혈압 치료제)
    C___ 스타틴(고지혈증 치료제)
    D___ 항우울제

24. 허리둘레를 줄이는 데 가장 도움이 되는 운동은?

    A___ 크런치(상복부 복근운동)
    B___ 달리기 같은 유산소운동
    C___ 웨이트트레이닝 같은
          근력강화운동
    D___ 매주 화요일마다 바에서
          추는 살사 댄스

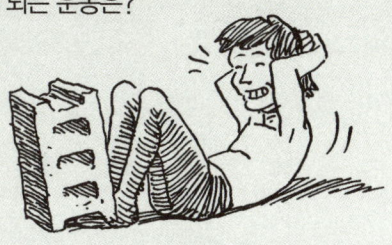

25. 체중감량에서 최악의 부작용은 무엇일까?

    A___ 초콜릿 금단증상
    B___ 근육통과 관절통
    C___ 요요현상
    D___ 옷을 새로 맞춰 입는 데 들어가는 천문학적인 비용

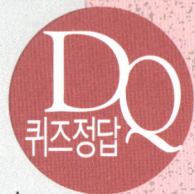

1 —— **A** 농업이 발달하면서 우리는 필요하지 않지만 원하는 음식을 먹을 수 있게 되었으며, 그것은 음식을 탐닉하는 토대를 제공했다.

2 —— **A** 대부분의 다이어트는 당신의 생각과 식습관이 자동적으로 이루어지도록 리셋시키지 못한다. 따라서 결국 이전 습관으로 돌아가면서 다이어트에 실패하게 된다.

3 —— **C** 한 줌 분량의 견과류를 섭취하면 배고픔을 달래고 포만감을 오래 유지시키는 데 도움이 된다. 끼니를 거르게 되면 충분한 칼로리를 얻을 수 없어서 몸이 지방을 비축하려는 기아상태 모드로 바뀌게 되므로 바람직하지 않다.

4 —— **B** 혈압 수치가 과체중으로 인한 건강 위험의 가장 중요한 지표다.

5 —— **B** 그렐린은 당신이 무언가 음식을 먹어야 한다는 신호를 보내는 호르몬이다.

6 —— **D** 렙틴은 포만감을 유지시킨다.

7 —— **A** 시나몬은 인슐린 감수성을 증가시켜 뇌에서 포만감을 강화하는 데 도움이 된다(또한 콜레스테롤과 혈당 수치를 낮추는 데도 도움이 된다).

8 —— **B** 과당, 특히 액상과당은 당신의 배고픔 신호를 끄지 못한다. 따라서 포만감을 느끼지 못하고 더 먹게 된다.

9 —— **A** 극도의 스트레스(이를테면 교통사고, 혹은 과격한 운동)를 받게 되면 배고픔 신호가 꺼진다. 하지만 만성 스트레스는 기분을 좋게 해주는 탄수화물 섭취 욕구를 불러일으킨다.

10 —— **A** 통곡물 식품은 식이섬유가 많다.

11 —— **D** 비디오게임을 하는 것도 도움이 된다. 손을 부지런히 움직여야 하므로 그 시간에는 무언가를 먹을 수 없기 때문이다. 마라톤을 하는 것은 관절에 부담을 줄 수 있으므로 모든 사람에게 권할 수는 없다. 1000칼로리 다이어트는 위험 수준의 저칼로리로 오래 해서는 안 된다. 장세척도 여기서 설명해야 하나?

12 —— **C** 간은 대부분의 대사과정에 관여한다.

13 — **C** 다낭성난소증후군(PCOS)은 50세 미만 여성의 약 10퍼센트에서 관찰되며 체중 증가의 원인이 된다. 안드로겐이라는 남성호르몬 분비가 과다해지면서 여러 증상을 보인다.

14 — **B** 식이섬유가 포만감을 오래 유지시킨다. 오트밀 한 컵을 아침에 먹으면 점심에 과식을 피할 수 있다.

15 — **A** 매일 적어도 30분 이상 걷는다.

16 — **B** 지방흡입술은 많은 양의 지방을 제거하는 체중감량 목적이 아니라 국소부위 군살을 제거하는 미용 목적으로 하는 수술이다.

17 — **D** 위장관 옆에 위치하며 내장지방을 축적하여 간 등 주변 장기에 나쁜 영향을 준다.

18 — **B** 32.5인치(82센티미터) 이하가 이상적이며 37인치(94센티미터) 이상이 되면 비만 관련 질병 발생 위험이 크게 증가한다.

19 — **C** 소장에는 1억 개의 신경이 있어 뇌와 유사한 해부학적 구조를 가지고 있다.

20 — **D** CCK는 위장관에서 포만감 신호를 뇌에 직접 혹은 간접적으로 보내는 화학물질이다.

21 — **C** 만성 스트레스는 지방이 더 많이 쌓이게 한다.

22 — **A** 십이지장 치환술은 고도비만 환자의 수술요법 가운데 하나다.

23 — **D** 항우울제의 일종인 부프로피온(Bupropion)은 음식 섭취 욕구를 조절해주고 약 7퍼센트 체중감량 효과가 있다. 하지만 다른 항우울제 중에는 오히려 체중 증가와 관련된 것들도 있다.

24 — **C** 근력운동으로 근육을 조금만 더 붙여도 당신 몸은 지방을 더 많이 연소하게 될 것이다.

25 — **C** 요요현상은 무리하게 체중을 감량한 뒤 더 많이 체중이 늘어나는 결과를 초래하기 때문에 생리적 영향뿐 아니라 정신적으로 영향을 미친다.

당신의 점수

각 문항마다 1점씩 매긴다.

20점 이상
축하한다. 당신은 의사 수준의 높은 전문지식을 가지고 있다.

11 ~ 19점
당신은 평균 수준이다. 하지만 평균 수준의 보통사람이 과체중이라면 이것은 옳지 않다. 이 책을 끝까지 읽어보는 것이 좋겠다.

10점 이하
걱정하지 않아도 된다. 당신은 이제 지방의 생물학과 해부학을 공부하는 과정에 들어가게 될 것이다. 당신 몸을 변화시키는 최고의 길로 들어서게 되는 것이다!

CHAPTER 1

이상적인 몸매

우리 몸은 원래

어떤 모습이어야 할까

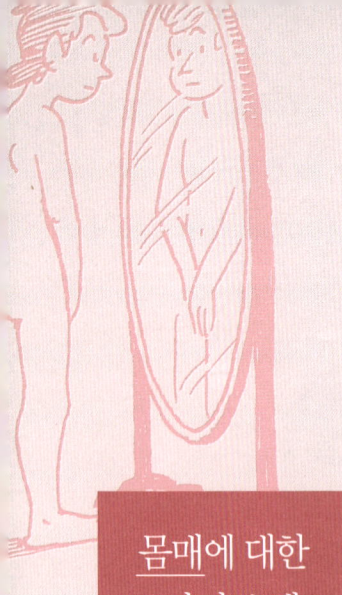

몸매에 대한 3가지 오해

1 우리 몸에는 지방이 전혀 필요 없다.
2 우리가 살이 찌는 건 대부분 패스트푸드 때문이다.
3 다이어트는 대단히 힘든 일이다.

진료실을 찾는 비만 환자들이 가장 많이 하는 질문은 "사워크림을 더 먹어도 되나요?"가 아니라 "왜 내 체중은 꿈쩍도 하지 않는 건가요?"이다. 당신도 그 이유가 궁금한가? 한마디로 말해 그 이유는 생물학적인 것에 있다. 우리 몸은 구조적으로 어느 정도의 지방을 비축해두도록 되어 있는 것이다.

우리 몸은 살이 빠지는 것보다 찌는 것이 더 쉬운 시스템으로 이루어져 있다. 과거에는 그러한 시스템이 인간에게 이점으로 작용했지만, 오늘날에는 그 반대의 현상이 나타나고 있다. 우리 스스로 체중감량을 돕는 시스템을 망가뜨리고 살이 찌는 데 도움을 주는 시스템을 더욱 강화하면서, 우리 몸이 점점 지방 저장기계로 바뀌고 있는 것이다.

이 책의 목적 중 하나는 우리 몸을 리셋reset 해 자연과 더불어 살던 과거의 방식대로 체내 시스템이 작동하도록 만드는 것이다.

우리의 조상들은 살을 찌우고 지방을 저장함으로써 주기적으로 찾아오는 기근에서 살아남을 수 있었다. 그런 방식이 우리 몸 속 유전자에 남아 우리가 의지력만으로는 극복하기 어려운 체질 지방을 저장하고 살을 찌우는 경향 을 갖게 된 것이다.

그러면 바위같이 단단했던 우리 몸이 스펀지처럼 물렁하게 변해 버린 과정을 살펴보기 위해 원시 조상들의 몸 안을 살펴보자.

우리 조상들은 근육질의 강하고 날씬한 몸매를 유지하고 있었으며, 콧김을 뿜어대며 다가오는 포유동물을 단번에 사로잡을 수 있을 정도로 날렵했다. 그런데 진화하는 과정에서 가뭄과 나쁜 시력 때문에 수렵과 채집에 어려움을 겪게 되자 인류는 자연스레 생존하는 데 유리한 방향으로 시스템과 행동을 발전시키게 되었다.

그들은 수확하는 법과 먹는 법을 배웠다. 당시 그들의 주식은 과일, 견과류, 채소, 덩이줄기 감자, 야생동물 고기였는데 이들 대부분은 저칼로리 음식이었다. 그들은 과일을 통해 당분을 섭취했으며 어쩌다 '구석기 시대의 설탕범벅 빵'이라고 할 수 있는 벌집을 발견하면 기뻐 어쩔 줄 몰라 했다.

그들과 우리의 차이점은 그들이 단것을 손에 넣는 경우가 매우 드물었다는 것이다. 더욱이 그들은 음식을 찾기 위해 걷기, 사냥감에게 살금살금 다가가기, 사냥감 쫓아가기 등 많은 활동을 해야만 했다. 그것은 냉장고에서 푸딩팩을 찾기 위해 단순히 우유통을 옆으로 미는 것과는 전적으로 다르다. 원시인에게 음식을 찾는 일은 엄청난 노동이었고, 그들은 수

렵과 채집이라는 육체적 활동을 통해 상당량의 칼로리를 소비했다.

특히 소금과 설탕이 부족했던 우리의 조상들은 대부분 곡물과 채소, 고기를 있는 그대로 먹었고 이것이 인체에 긍정적인 영향을 미쳤다. 고기는 신체 성장과 뇌 발달을 촉진시키는 단백질, 비타민, 미네랄, 지방산 등을 제공했다. 곡물과 채소는 성장 및 발달, 신체활동에 필요한 포도당, 단순당, 복합당질 같은 영양소를 제공했다.

무엇보다 이러한 음식은 신선했다. 슈퍼볼 파티에 내놓을 음식을 미리 마련하거나 밤 11시에 설탕을 뒤집어쓴 오트밀을 몰래 꺼내먹는 걸 가능하게 하는 통조림 혹은 냉장기술이 없었기 때문이다.

* 유전 대 환경의 헤비급전 *

사람들이 흔히 하는 것처럼 잘못된 생활습관과 의지력 부족으로 뚱뚱해지는 것이라고 말하기는 쉽다. 하지만 그것이 사실이라면 25킬로그램 이상 감량한 사람들 중 95퍼센트 이상이 2년 후에 다시 살이 찌는 이유는 어떻게 설명할 수 있을까? 그들은 25킬로그램을 감량할 정도로 대단한 의지력을 갖고 있었지만, 결국 실패했다.

수많은 연구 결과를 보면 비만에는 키와 마찬가지로 유전적 요인이 작용한다는 것을 알 수 있다. 비만의 원인 중 유전적 요인이 차지하는 비율은 50퍼센트가 넘는다.

현대인의 과제인 체중관리 게임에서는 환경과 유전이라는 두 선수가 맞붙게 된다. 따라서 설사 유전자가 의자 두 개를 차지하도록 당신의 운명을 결정지었을지라도 그것 때문에 체중관리를 포기해서는 안 된다.

당신이 이 책의 지시대로 올바른 생활습관을 기르고 체질을 변화시킨다면 건강을 유지하는 동시에 당뇨병, 고혈압, 혈관의 만성염증처럼 비만으로 인한 각종 질병에 걸릴 확률을 현저하게 낮출 수 있을 것이다.

전체 비만 인구 중에서 슈퍼모델이 되어 무대를 누비는 것이 유전적으로 불가능한 사람은 10퍼센트에 불과하다. 비만 유전자를 지닌 사람의 문제는 체중 자체가 아니라 비만으로 인한 질병에 걸릴 위험이 그렇지 않은 사람보다 높다는 데 있다.

비만과 관련된 유전적 문제 중 하나가 렙틴 결핍 현상이다(렙틴은 포만감을 조절하는 호르몬으로 2장에서 자세히 살펴볼 것이다). 렙틴을 생산하지 못하는 사람이나 렙틴을 원활히 분비하지 못하는 사람은 대개 병적으로 비만해지며 이것은 유전적 문제라고 할 수 있다.

하지만 이처럼 비정상적인 유전자를 지닌 사람은 극소수에 불과하다. 당신의 상태가 10킬로그램이나 15킬로그램 혹은 25킬로그램을 감량해야 할 정도라면 당신의 문제는 십중팔구 유전자 문제가 아니다. 대부분의 의사는 당신의 체중이 표준체중보다 50킬로그램을 초과할 경우에만 유전자 이상에 대한 검사를 고려한다.

그러나 '렙틴'은 유전자와 비만과의 관련성에 대한 과학적 실례 중 빙산의 일각일 뿐이다. 비만과의 싸움을 계속하는 동안 우리는 많은 제약회사가 체중증가의 원인을 유전적 요인에 두고 있다는 사실을 더 많이 발견하게 될 것이다. 이들은 체중증가에 기여한다고 여겨지는 유전적 생화학 문제를 공략하는 약을 개발하고 있다.

결국 당신의 체중관리는 당신의 손에 달려 있다. 문제는 유전자가 당신에게 긍정적으로 작용하도록 환경과 생활습관을 개선해야 한다는 것이다.

토막상식

❋❋❋ 비만인 사람과 날씬한 사람은 지방세포 수가 아니라 지방세포의 크기에서 차이가 있다. 뚱뚱해진다고 해서 지방세포가 더 많아지는 것은 아니다. 지방세포 수는 사춘기 때와 똑같다. 다만 각 지방세포 안의 지방 덩어리가 지방 축적량에 비례해 커질 뿐이다. 근육도 마찬가지다. 즉 근육세포가 더 많아지는 것이 아니라 근육세포가 커지는 것이다.

또 다른 차이는 우리 조상들이 즐겨 먹던 고기는 오늘날 우리가 먹고 있는 고기와 질적으로 다르다는 것이다. 그들은 저지방 고단백의 고기를 먹었던 반면 우리는 지방질이 풍부하고 맛이 좋은 고기를 만들어내기 위해 곡물로 기른 육류를 먹는다. 실제로 야생동물은 지방이 4퍼센트에 불과하지만 상업적으로 사육된 쇠고기에는 그 9배의 지방이 들어 있다.

앳킨스 다이어트 Atkins diet, 황제 다이어트 같은 단백질 위주의 다이어트를 뒷받침하는 이론은 단백질이 전체 음식 섭취량을 줄여줌에 따라 칼로리 섭취도 줄여준다는 것이다. 문제는 베이컨처럼 포화지방이 많은 단백질을 섭취하는 것은 닭고기나 생선의 단백질처럼 몸에 나쁜 지방이 적고 더욱 건강한 형태의 단백질을 섭취하는 것과 다르다는 점이다.

★ **결론**: 우리 조상들은 직접 수확하거나 잡은 것을 먹었고 항상 정상 체중을 유지했다.
★ **교훈**: 우리 조상들은 오늘날 우리가 실행하는 다이어트 방식은 꿈꿔본 적이 없다. 그래도 그들의 몸은 날렵하고 단단했다. 반면 우리는 어떠한가? 우리는 다이어트에 대해 엄청난 강박관념을 안고 있으면서도 입에서는 끊임없이 요거트를 요구한다.

그렇다고 몸무게가 늘어나는 책임을 모두 패스트푸드와 와플콘의 등장에 돌려서는 안 된다. 우리의 몰락은 맥도날드가 생겨난 시기보다 훨씬 이전인 만 년 전쯤으로 거슬러 올라간다. 그 시기에 인류는 최초로 농사를 짓기 시작했다.

　농업은 인류가 진보를 거듭할 수 있도록 해준 원동력이지만, 우리는 그에 대한 대가를 톡톡히 치러야만 했다. 농업으로 지속적인 식량공급원을 확보하게 되면서 인간은 유목생활에 종지부를 찍고 공동체를 이뤄 함께 살게 되었다. 덕분에 호랑이 사냥 같은 위험한 일을 할 필요가 없어졌고 위생과 면역성이 강화되면서 평균수명이 늘어났으며, 기근에도 끄떡없이 견딜 수 있는 내성을 기르게 되었다.

　반면 농업을 통해 정제 탄수화물과 빈번하게 사용된 토양으로 영양분이 줄어든 농작물을 섭취하면서 감염성 질환이 증가하게 되었다. 더불어 키가 작아졌으며 치아가 썩게 되었다. 채소와 육류 위주의 식단은 농사를 지어 수확한 곡물로 바뀌었으며, 이러한 변화로 더 이상 뇌 발달에 필요한 다양한 단백질과 미량영양소를 섭취할 수 없게 되었다.

　농경사회의 시작으로 그때까지의 삶과 먹는 방식을 완전히 바꿔놓을 사회학적 변화가 촉발된 것이다. 인위적으로 먹을 것을 생산하게 되면서 인간은 반드시 필요하지 않더라도 원하는 것이 있으면 무엇이든 생산하게 되었다. 나아가 신체를 보완하거나 미각에 맞는 음식이 아니라 혀를 즐겁게 하고 주머니 사정만을 고려한 음식을 만들기 시작했다.

　그렇다고 원시인처럼 살라는 얘기는 아니다. 당신을 청바지 광고판에 등장할 수 있도록 돕거나 감옥창살 틈으로 탈옥할 수 있을 정도로 날씬하게 만들려는 것도 아니다. 우리는 자유로운 의지와 다양한 유혹, 수없이 많은 음식에 대한 선택권이 어우러진 세상에 살고 있다.

토막상식

❖❖❖ 라마단 기간에 이슬람교도들은 해가 저문 후에만 음식을 먹는다. 결과적으로 그들은 필요한 모든 칼로리를 밤에 한꺼번에 섭취하게 된다. 그렇다면 그들의 체중은 감소할까? 대답은 "No"다. 야간에 근무하는 사람들을 관찰한 의사들이 제시한 증거들은 일일권장량인 2,000칼로리를 한 끼 식사로 섭취한 사람이 세 끼에 나눠 같은 양의 칼로리를 섭취한 사람보다 체중이 더 많이 증가한다는 사실을 보여준다. 이것은 일회 타이머가 기아모드(starvation mode)를 작동시켜 우리 몸으로 하여금 지방을 연소시키기보다는 축적하도록 만들기 때문이다.

따라서 설사 우리 몸이 올바른 음식 섭취를 원할지라도 적절한 체중과 올바른 식습관을 유지하고자 하는 생물학적 본능은 스트레스나 유혹에 굴복하게 마련이다. 그 결과 생물학적 문제에서부터 심리적인 반작용에 이르기까지 비만의 다양한 원인만큼이나 무수히 많은 다이어트 방식이 등장하게 되었다.

앞으로 우리는 당신의 몸이 올바른 방향으로 작동할 수 있도록 신체를 리셋하는 법을 알려줄 것이다. 이 과정이 제대로 이루어진다면 당신은 스트레스를 해소하거나 자극을 충족시키기 위해서가 아니라 만족과 에너지 소비를 위해 음식을 섭취하게 될 것이다. 체지방관리란 평생 브로콜리만 먹어야 한다는 것이 아니라 우리 조상들의 음식 섭취 방법 중 일부를 당신 몸에게 가르치는 것을 의미한다. 그것도 자연스럽게 몸에 스며들도록 말이다.

> YOU 유익한 지침

좋은 식습관이 몸에 배게 하라

체중관리 프로젝트의 효과, 그것도 단기간이 아니라 평생 지속되는 효과를 보려면 우리의 조상들처럼 올바른 식습관이 자동적으로 이루어져야 한다. 미국의학협회지JAMA는 이와 관련하여 흥미로운 연구 보고서를 싣고 있다.

그 연구를 진행한 연구진은 사람들을 두 그룹으로 나눠 서로 다른 조건을 제공했다. 첫 번째 그룹에게는 통곡물과 과일, 채소, 견과류, 올리브유 등 전형적인 지중해 식단에서 흔히 볼 수 있는 몸에 좋은 음식을 지정해주었다. 두 번째 그룹에게는 섭취해야 할 특정 음식의 목록이 아니라 하루에 섭취해야 할 지방, 탄수화물, 단백질의 양을 알려주었다.

첫 번째 그룹이 지정받은 음식을 간편하게 먹는 동안, 두 번째 그룹은 음식 준비와 영양분배에 상당히 신경을 써야 했다. 이때 두 그룹 모두 섭취해야 할 음식의 양에 대해서는 어떠한 지시도 받지 않았기 때문에 배고픔의 정도가 그들의 섭취량을 결정했.

결과적으로 두 그룹에는 어떤 일이 일어났을까?

흥미롭게도 섭취량에 신경 쓰지 않은 첫 번째 그룹이 더 적은 열량을 섭취했고 더불어 체중이 줄어들었다. 유레카! 몸에 좋은 음식을 섭취한 그룹은 자연스럽게 포만감을 유지시켜주는 음식을 섭취한 결과 몸이 자동적으로 적절한 몸무게를 유지할 수 있도록 작동한 것이다.

- 첫 번째 그룹이 두 번째 그룹보다 훨씬 많은 섬유질을 섭취했다32그램:17그램
- 첫 번째 그룹이 올리브유나 생선, 견과류특히 호두에 함유된 몸에 좋은 오메가-3지방산을 더 많이 섭취했다. 오메가-3지방산은 포만감을 느끼게 하는 화학물질의 수치를 증가시킨다.
- 첫 번째 그룹이 두 번째 그룹보다 과일과 채소 소비량이 두 배 이상 많았다.

마찬가지로 우리가 YOU 다이어트에서 추천한 몸에 좋은 음식을 섭취한 그룹은 살이 찌지 않았고, 그들의 몸은 자동적으로 정상적인 체중을 유지하는 방향으로 작동했다. 즉, 그들의 몸이 배고픔과 포만감을 관장하는 화학물질을 조절하게 된 것이다이에 관해서는 2장에서 좀더 살펴볼 것이다

지나친 소식을 삼가라

우리 조상들이 먹을 것이 없어서 오랫동안 굶주릴 때, 몸은 불가피한 굶주림을 예측하고 지방을 저장함으로써 구명기구 역할을 톡톡히 해냈다. 오늘날에도 우리 몸은 똑같은 방식으로 작동한다.

유레카! 당신이 오랫동안 음식을 섭취하지 않거나 지나치게 적게 먹는 방식으로 다이어트를 하면 뇌는 기아 상태로 인식해 몸에 SOS를 보내고 결국 몸은 지방을 저장하는 방향

으로 작동한다. 극단적인 단식이나 지나치게 소식을 하는 사람이 예상했던 체중감량에 실패하는 이유가 바로 여기에 있다.

선천적인 보호 메커니즘이 작동하는 우리 몸은 비정상적인 배고픔이 계속될 때 지방을 저장하게 되어 있다. 그러므로 체중을 줄이고 싶다면 몸이 기아모드로 전환되는 것을 필사적으로 막아야 한다. 그 유일한 방법은 몸에 좋은 음식을 자주 먹는 것이다.

식사계획을 세워라

매일 언제, 무엇을 먹을 것인지 알아야 한다. 그러면 식사를 걸렀을 때 나타나는 배고픔과 그 다음에 벌어지는 폭식이라는 극단적인 상황에서 벗어날 수 있을 것이다. 우리의 14일 다이어트 프로그램은 식사계획을 어떻게 세워야 하는지를 보여줌으로써 체중을 늘리는 데 일조했던 과식과 소식의 불규칙한 식습관에서 벗어나게 해줄 것이다.

● YOU 테스트

신진대사가 왕성했던 시절을 떠올려보라

어떤 사람은 자신이 통뼈에 살이 찌는 체질이라고 말한다. 또 어떤 사람은 가족 모두 식욕이 왕성하다고 말한다.

성인이 된 이후에 체중이 늘었을 경우 자신의 이상적인 몸매에 대해 비교적 정확한 청사진을 얻고 싶다면 여성은 열여덟 살 때를, 남성은 스물한 살 때의 모습을 생각해보면 된다. 그때가 신진대사가 가장 원활한 시기이자 일주일에 60시간 이상 사무실 의자에 엉덩이를 붙이고 앉아 있지 않았던 시기이기 때문이다.

사람들은 대부분 스물한 살과 예순 살 사이에 살이 붙는데, 열여덟 살이나 스물한 살 때의 몸매를 떠올려봄으로써 과학적이지는 않지만 자신의 신체공장 환경에 대해 긍정적인 아이디어를 얻을 수 있다. 그 모습이 완벽한 것은 아닐지라도 최소한 당신이 원하는 이상적인 몸매에 대해 간략한 스케치는 될 수 있다.

먼저 열여덟 살 때의 허리 사이즈를 기억해보라. 보다 중요한 것은 당신의 전체적인 체형을 생각해내는 일이다. 더불어 부모님의 신체 사이즈를 알아보거나 그들이 열여덟 살 때 찍은 사진을 찾아보라. 부모의 체형은 당신이 지녀야 할 정상적인 몸매에 대해 훌륭한 밑그림을 그려줄 것이다

배에 힘을 주지 말고 알몸으로 거울 앞에 서보라

우리가 이런 일을 요구하는 것은 당신을 옆집에 사는 관음증 환자의 눈요깃거리로 만들려는 것이 아니라, 다음의 두 가지 이유 때문이다.

첫째, 우리가 강조하는 것은 '건강한 체중'이라는 것을 당신이 깨닫도록 하기 위해서이다. 우리가 원하는 것은 패션잡지에 등장하는 모델의 체중도 아니고 훅 불면 날아갈 듯 가벼운 체중도 아니다. 우리가 원하는 것은 당신의 건강한 체중이다. 이것은 모든 여성이 일류모델처럼 조각 같은 몸매를 가질 수 없고, 모든 남성이 액션배우처럼 근육질 몸매를 가질 수 없다는 사실을 당신이 자연스럽게 받아들이는 것으로부터 시작된다.

당신이 꿈꾸는 몸매는 당신의 몸이 원하는 몸매와 정확히 일치하지 않을 확률이 높다. 그렇다고 세 겹, 네 겹으로 겹치는 뱃살을 순순히 받아들이라는 얘기는 아니다. 우리가 진정으로 바라는 것은 당신이 육체적, 감정적으로 이상적인 건강상태에 더욱 가까이 다가서는 것이다.

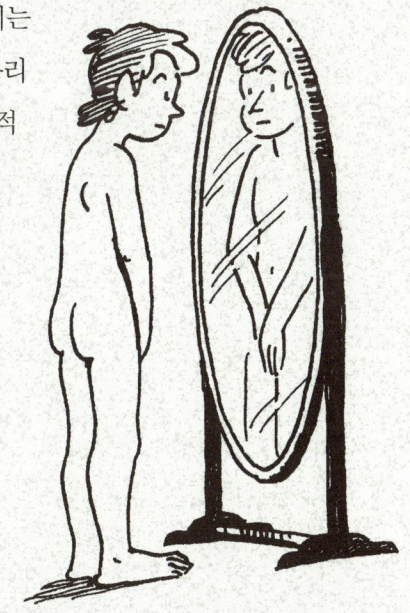

둘째, 우리는 당신이 자신의 몸을 자세히 바라보기를 원한다. 옆과 앞에서 보이는 당신의 체형을 그려보라. 배우자나 친한 친구에게 당신이 그린 것을 보여주고 실제 모습과 어느 정도 비슷한지 정직하게 말해줄 것을 부탁하라 이때는 벌거벗고 있을 필요가 없다. 이것은 당신이 자신의 몸매에 대해 정확한 이미지를 갖고 있는지 확

인하는 과정이다 섭식장애가 있는 사람은 자신의 몸매에 대해 왜곡된 이미지를 갖고 있는데 이것은 건강한 체중을 회복하는 데 큰 걸림돌로 작용한다.

아마도 당신은 이 기회를 통해 자신의 몸매에 대해 어느 정도 정확하게 인식할 수 있게 될 것이다. 그리고 그것은 우리 프로그램의 순조로운 출발점이다.

CHAPTER 2

식욕의 과학

아무리 먹어도 배고픔을 느끼는 이유

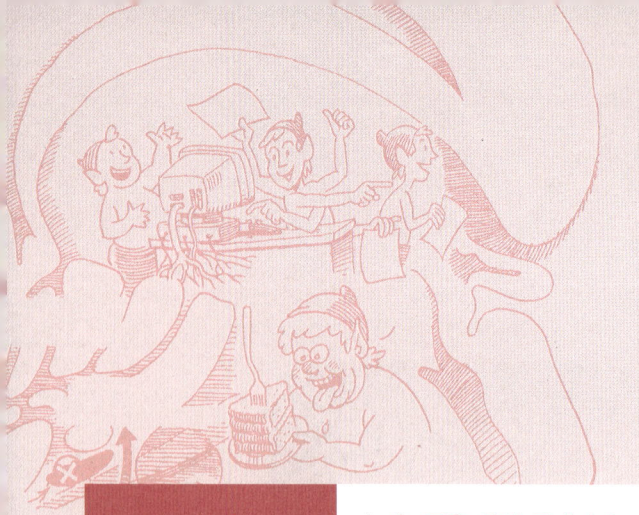

식욕에 대한 3가지 오해

1 배고픔은 위의 문제이다.
2 다이어트 전쟁에서 가장 강력한 무기는 의지력이다.
3 저지방 음식은 살로 가지 않는다.

'지방'은 우리의 일상생활에서 이어폰을 꽂고 MP3를 듣는 사람만큼이나 흔히 볼 수 있다. 두툼한 갈빗살에 붙은 지방, 땅콩쿠키로 위장해 숨어 있는 지방, 헐렁한 잠옷 뒤에 감춰진 허벅지살 그리고 허리띠 위로 튀어나와 축 처진 뱃살 등 우리는 도처에서 다양한 형태의 지방을 볼 수 있다.

멀리서 찾을 필요도 없이 실오라기 하나 걸치지 않고 6초간 거울 앞에 서 있을 용기만 있다면 우리 대부분은 살에 달라붙은 채 늘어져 가볍게 출렁이는 지방을 쉽게 발견할 수 있다. 이 모든 것이 우리가 지방을 알아야 한다는 것을 보여주고 있지만, 유감스럽게도 우리는 지방에 대해 무지한 상태이다.

물론 우리는 지방이 어떤 모습을 하고 있고 어떠한 느낌이며 손에 쥔 스테이크용 나이프만큼 우리의 건강을 위협한다는 것을 알고 있다. 그러나 지방이 생물학적으로 어떻게 작용하는지를 아는 사람은 거의 없다.

환상적인 맛으로 기억되는 생크림케이크가 혐오스런 허벅지살로 변하는 과정이나, 당신이 당근 몇 조각에 벌벌 떨고 있을 동안 젓가락처럼 마른 당신의 친구가 수퍼수프림 불고기피자 한 판을 보란 듯이 먹어치울 수 있는 이유에 대해 당신이 아는 것은 거의 없다는 얘기다.

이번 장에서부터 7장까지 우리는 음식의 이동경로를 꼼꼼히 살펴볼 것이다. 당신의 몸이 음식을 달라고 아우성치는 순간부터 섭취한 음식이 엉덩이에 무사히 안착하는 순간까지, 나아가 그 모든 것을 망각하는 순간까지를 다룰 것이다.

그러면 어디서부터 시작하는 것이 좋을까? 물론 식욕이다. 식욕에는 두 가지가 있는데, 하나는 당신에게 배고픔을 주는 생리적 신호 진짜 배고픔이고, 다른 하나는 음식에 손이 가도록 유혹하는 감정적 신호 가짜 배고픔이다.

이번 장에서는 생리적 신호에 대해 알아볼 것이다. 배고픔과 포만감 신호를 이해하고 조절할 수 있다면 건강한 식습관을 갖는 데 큰 도움이 되기 때문이다 심리적, 감정적 요인은 3장에서 살펴본다.

일단 이러한 작용기전이 혀끝에서 느껴지는 입맛보다 더 강력하게 당신의 식습관을 통제할 수 있다는 사실을 알게 되면, 당신은 더욱 쉽게 건강 체중을 유지하며 살아가는 데 필요한 생활습관을 들이고 체질도 어렵지 않게 개선할 수 있다.

우선 당신은 몸이 섭취한 음식을 효율적으로 처리하고 있는지를 알려주는 지표를 알아야 한다. 그것은 체중을 조절하는 것은 한 움큼의 사탕이 아니라 당신 자신이라는 것, 당신이 체중관리라는 험난한 항해에서 무리하지 않고도 선장이 될 수 있다는 것, 당신이 궁극적으로 체질개선에 성공하면 건강하게 장수할 수 있다는 것을 알려준다. 그 지표는 바로 '충족감'이다.

이제 당신은 다이어트에 대해 전혀 생각하지 않게 될 것이고 더불어 당신의 눈과 혀, 과도한 식욕이 당신을 장악하지 않도록 몸을 리셋할 수 있을 것이다. 유레카! 당신의 뇌와 몸 속에서 분비되는 화학물질이 당신을 이끌면서, 즉 당신이 신체의 다양한 신호를 제대로 조정해주면서 몸은 원래의 방식대로 정상적으로 작동할 것이다.

그 결과 당신은 더 이상 배고파 죽을 것 같은 느낌을 절대 경험하지 못할 것이고, 허리띠를 풀어야 할 정도로 폭식하는 일도 없을 것이며 그 양극단 사이를 오가는 일도 없을 것이다. 단지 약간의 허기를 느낄 것이고 이때 음식을 먹게 되면 충족감을 느낀 채로 적당한 수준에서 멈추게 될 것이다.

✻ 지방에 대한 가혹한 비난 ✻

몸에 붙어 있는 지방을 좋아하는 사람은 아무도 없다. 특히 비만인 사람은 더욱 그럴 것이다. 심각한 합병증을 초래할 수 있는 지방이 사실은 유익한 존재라는 것을 알고 있는가? 지방은 산타가 12월의 혹독한 추위에 맞서 자신의 임무를 완수하도록 도울 뿐 아니라, 우리 몸의 세포기능을 유지하고 체온을 빼앗기지 않도록 해준다.

우리 몸 전체에 존재하는 대부분의 지방은 에너지 저장고의 역할을 한다. 문제는 그 저장고가 넘쳐난다는 데 있다. 우리는 수많은 지방 드럼통을 몸에 지닌 채 두 손 놓고 앉아 이들이 저절로 연소되기를 기다리고 있는 것이다.

흥미로운 것은 이와 다른 종류의 지방도 존재한다는 사실이다. 갈색지방으로 불리는 이 지방은 주로 목 뒤와 동맥 주변에 존재하며 당신이 섭취한 초콜릿의 양과는 아무런 관계가 없다. 이 지방은 주로 혹독한 추위에 실외에서 일하는 노동자들에게 생성되며, 그들을 강추위로부터 보호할 뿐 아니라 주요 장기의 단열재 역할을 한다. 성인이 되면서 갈색지방은 거의 없어지지만, 아기의 경우 총지방의 3분의 1이 갈색지방으로 구성되어 있어 주로 체온 유지에 사용된다.

그렇다면 보통지방과 갈색지방의 차이점은 무엇일까? 유레카! 그것은 바로 갈색지방이 살아 숨쉬는 지방이라는 것이다. 갈색지방은 다른 장기와 마찬가지로 신경세포와 렙틴 수용체를 가지고 있다. 렙틴 수치가 증가하면 갈색지방에서 에너지를 소비해 지방을 연소시킨다. 이는 렙틴 수치가 적절한 수준을 유지하면 갈색지방을 즉시 분해하라는 신호를 보낸다는 사실을 보여준다. 또한 이것은 지방의 본성이 착하다는 것을 보여주는 상징이기도 하다. 물론 이것은 적당량을 유지할 때의 얘기다.

식욕 : 해부학

어쩌면 당신은 우리가 XXXL사이즈 셔츠 안에 감춰진 지방과 식욕과의 관련성에 대한 것으로 말문을 열 것이라고 생각했을지도 모른다. 그러나 식욕을 제대로 이해하기 위해서는 훨씬 더 위쪽으로 방향을 잡아야 한다.

우리 뇌에는 신체를 관장하는 중앙지휘본부라 할 수 있는 시상하부가 존재한다. 이 시상하부가 관장하는 주요 생물학적 기능은 체온과 신진대사 그리고 성욕이다. 뇌의 중심에 위치한 시상하부는 음식에서부터 갈증

토막상식

❖❖❖ 나이가 들수록 시상하부의 렙틴 수용체 수치가 줄어든다. 그에 따라 포만감 신호를 더디게 느껴 체중 증가 가능성이 커진다.

심지어 섹스까지 욕망과 관련된 모든 행동을 조절하는 일을 담당한다 그림 2.1.

위에서 밥을 달라고 꼬르륵거리거나 정전기를 일으키듯 허리 아래에 짜릿한 느낌이 있을 때, 당신에게 김밥 한 줄이나 섹스가 필요하다는 신호를 보내는 주체는 위나 아랫도리가 아니라 뇌다 우리가 아는 어떤 사람은 자기 아내와의 규칙적이고 건강한 섹스를 통해 식욕조절에 도움을 받았다. 성욕이 충족되었을 때 식욕이 사라졌기 때문이다.

시상하부에는 우리의 식욕을 통제하는 포만중추가 있다. 나란히 놓여 있는 이 포만중추는 정반대의 기능을 담당하는 두 개의 대표적인 화학물질에 의해 조절된다 그림 2.2.

★ CART는 식욕을 누르고 포만감이 생기게 하는 화학물질이다 C는 코카인, A는 암페타민을 의미하며 이들이 CART의 활성화를 촉진시킨다. CART는 시상하부 주변에 신호를 보내 신진대사를 촉진시키고 식욕을 억제하며 인슐린 분비를 증가시켜 에너지가 지방으로 축적되지 않고 근육세포에서 이용되도록 해준다.

★ NPY는 식욕을 촉진하는 화학물질이다. 이것은 시상하부에서 CART와 정반대의 기능을 수행한다. 즉 신진대사를 떨어뜨리고 식욕을 증가시킨다.

이 두 가지 화학물질을 축구나 바둑처럼 공격 및 수비와 관련된 게임에 대입해 생각해보자. 공격하는 측은 점수를 따내기 위해 앞으로 나아가며 공격하려 하고, 수비하는 측은 자신의 영역을 지키기 위해 필사적으로 방어한다.

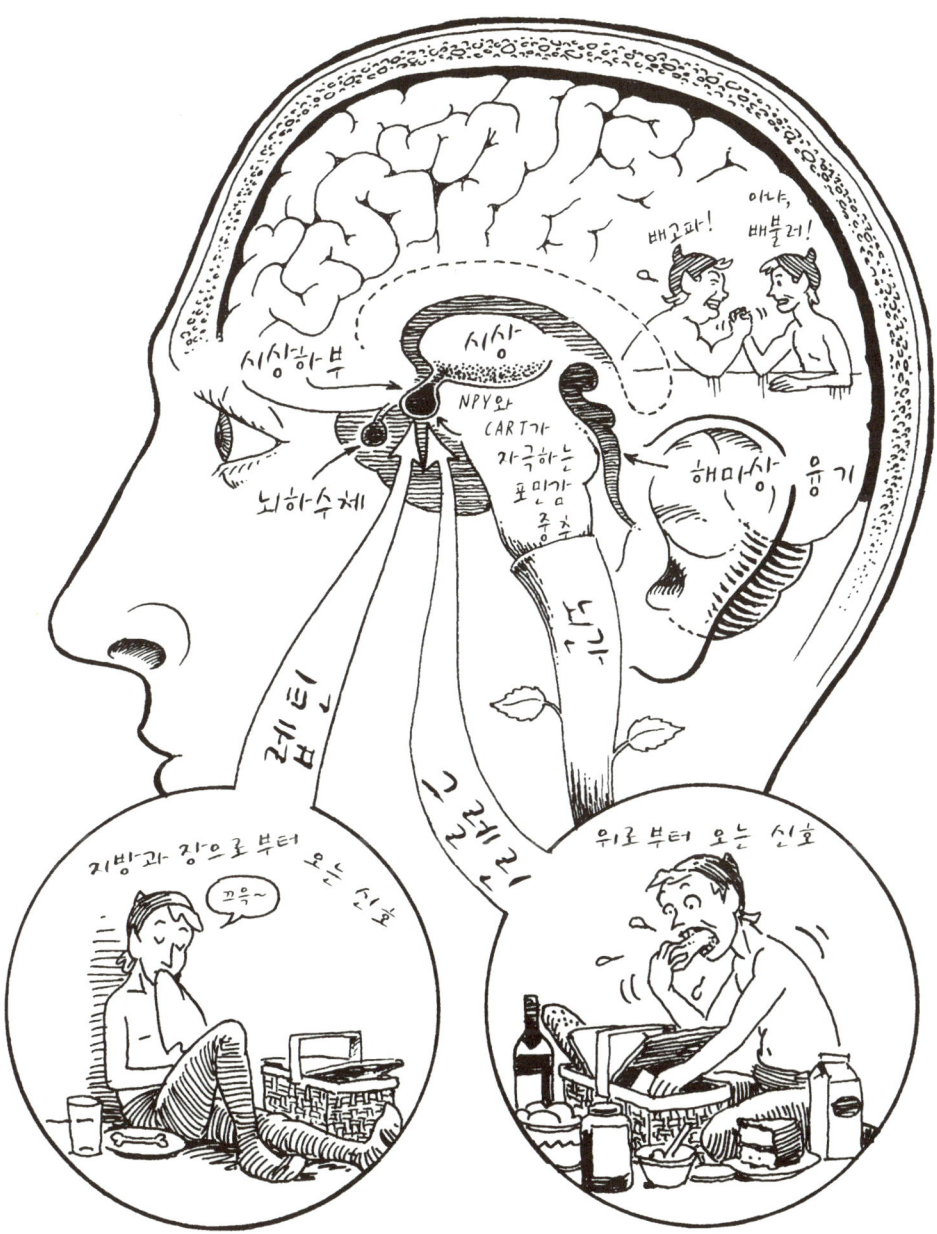

[그림 2.1] 음식전쟁

배고픔과 포만감을 조절하는 화학물질은 시상하부에서 분비된다. 렙틴은 포만중추로 신호를 보내 포만감과 충족감을 느끼게 한다. 반면 그렐린은 음식 앞에서 침을 흘리며 배불리 먹고 싶은 욕구를 불러일으킨다.

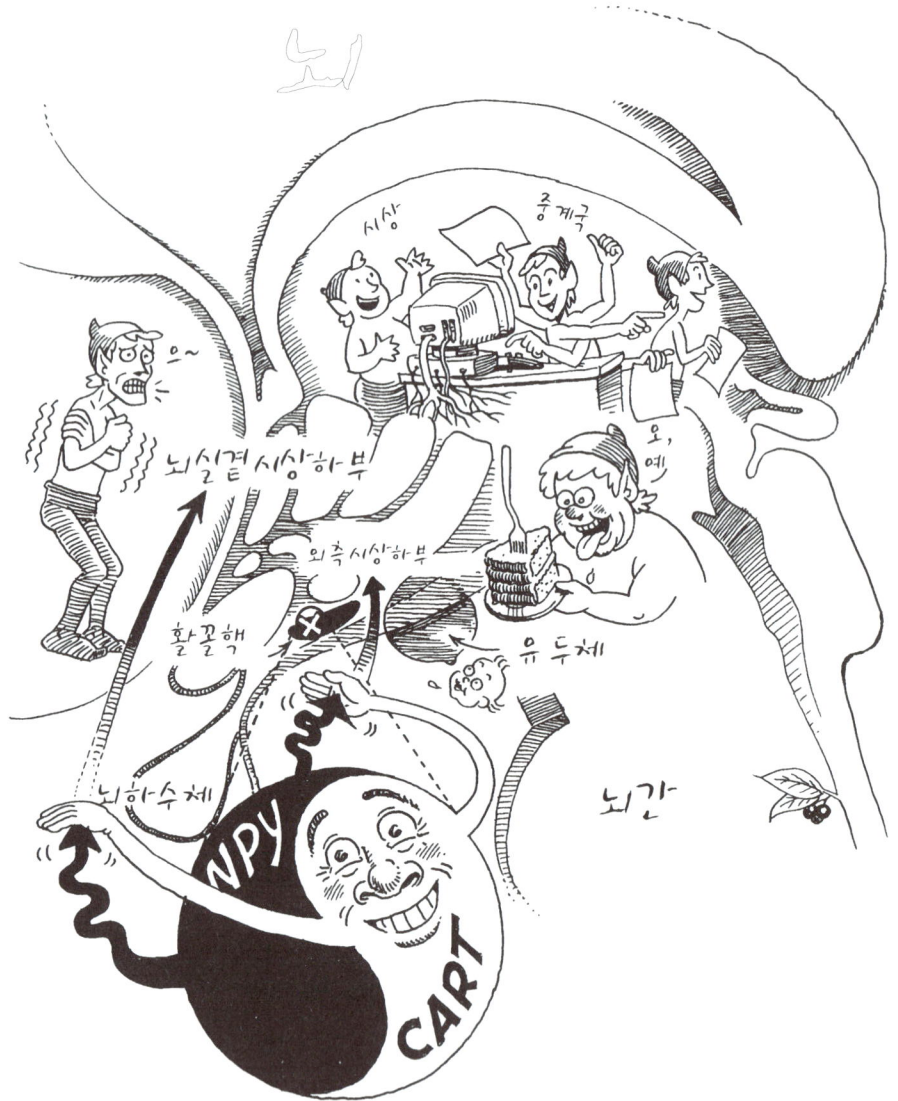

[그림 2.2] 화학반응

시상하부의 아랫부분에는 NPY와 CART를 수용하고 있는 작은 신경핵이 있다. 그곳에서 NPY와 CART는 배고픔에 대한 뇌의 생화학 통제권을 사수하기 위해 치열한 교전을 벌이면서 시상하부의 다른 신경핵으로 신속하게 신호를 전달한다. NPY는 우리가 배고픔을 느낄 때 체온을 떨어뜨리고 신진대사를 저하시킨다. 반대로 CART는 체온과 신진대사를 올린다. 근처에 유두처럼 생긴 돌기는 기억과 감정을 관장하는 대뇌변연계의 일부로 좋아하는 음식에 대한 욕구를 생성시킨다. 시상은 우리 몸의 중계국으로 섭식중추의 욕망에 따라 뇌 전체로 명령을 신속하게 전달하는 일을 담당한다.

식욕촉진 화학물질은 공격을 가한다. 가능한 한 많은 점수를 따내고자 우리 몸에 끊임없이 신호를 보낸다. 먹고 또 먹어라. 치킨도 먹고 피자도 먹고 족발도 먹어라. 이처럼 그들이 보내는 생물학적 메시지는 먹어둬야 기아를 예방할 수 있다는 내용을 담고 있다. 반면 포만감 촉진 화학물질은 골키퍼나 자식을 지키려는 부모처럼 수비를 담당한다. 그들은 뇌에 이미 배가 부른 상태이니 더 이상 음식을 섭취하지 말라고 메시지를 보낸다.

그러면 이러한 중추가 작동하는 방식을 어떻게 알 수 있을까? 서로 반대되는 상황을 만들어 관찰하면 된다. 즉, 섭식체계를 가동시켰다가 완전히 중단했을 경우에 발생하는 일을 관찰하는 것이다.

우리는 실험용 쥐를 통해 섭식중추를 파괴당한 쥐는 영구적으로 먹이를 먹지 않는다는 사실을 알게 되었다. 결국 그 쥐는 과도한 식욕부진으로 모든 에너지와 영양분을 상실한 채 바짝 마른 상태로 죽고 말았다. 반면 섭식중추를 과도하게 자극받은 쥐는 입에서 먹을 것을 떼지 않았고, 자신과 다른 쥐들의 몸통까지 뜯어먹다가 끔찍한 최후를 맞게 되었다. 그들의 사인은 당뇨병, 고혈압, 관절염 같은 비만 관련 질병이었다.

섭식체계가 정상적으로 작동하면 공격수와 수비수는 상호보완적으로 움직인다. 즉, 배가 고프면 음식을 먹고 배가 부르면 음식에서 손을 뗀다. 하지만 안타깝게도 대부분의 사람은 그처럼 정상적인 섭식체계를 방해하는 수많은 장애물에 둘러싸여 있다.

물론 그런 장애물은 얼마든지 극복할 수 있다. 우리 몸은 원래 건강 체중을 유지하려는 성질을 갖고 있다. 같은 의미로 우리 몸은 필요 이상으로 비대해지는 걸 원치 않는다. 지나치게 과도한 지방을 원치 않는다는 얘기다.

이것은 동물실험에서도 확인된 사실이다. 강제로 먹이를 먹여 비만해진 쥐들에게 자유롭게 먹이를 먹도록 놔두자 이들은 본래의 체중 수준으로 돌아왔다. 쥐들은 체중에 대한 생각 없이 본능적으로 필요한 양만 먹었다. 기아에 허덕이고 있던 쥐들에게도 같은 일이 일어났다. 그 쥐들에게 다시 먹이를 주었을 때 그들은 게걸스럽게 먹어치우지 않았다. 그리고 그들 역시 원래의 체중을 회복했다.

우리는 수년간의 연구를 통해 실험용 쥐에게 일어난 일이 같은 상황에 처한 사람에게도 일어날 수 있다는 사실을 알게 되었다. 사람이 생물학적으로만 자극을 받는다면 분명 쥐에게 일어났던 일이 그대로 일어난다. 그러나 쥐는 사람과 달리 집이나 직장에서 스트레스를 받지 않는다. 효과적인 체중관리에서 식습관의 감정적인 부분을 통제하는 일이 중요한 이유가 바로 여기에 있다. 이에 대해서는 3장에서 다룰 것이다.

유레카! 몸과 뇌가 식습관을 조절하도록 내버려두면 당신은 자연스럽게 정상체중을 회복할 수 있다. 우리는 단지 무

토막상식

❋❋❋ 코카인 중독자가 살이 찌지 않는 이유는 CART(cocaine amphetamine regulatory transcript) 때문이다. 코카인과 암페타민은 CART를 자극해 뇌가 식욕을 억제하고 신진대사를 촉진하도록 해준다. CART가 효과적인 체중감량 치료제의 근간이 될 수 있을지는 아직 미지수지만, 학자들은 이러한 약물이 위험한 부작용 없이 장기적으로 처방이 가능한지 알아보기 위해 식욕에 미치는 신경학적 영향을 연구하고 있다.
한편 마리화나는 렙틴을 능가하는 고유한 수용체를 가지고 있다. 마리화나 골초들이 단것을 좋아하는 이유가 바로 여기에 있다. 그런데 마리화나의 이런 작용이 체중감량을 위한 약물개발 영역에서 유망주로 떠오르고 있다. 마리화나에 들어 있는 성분이 렙틴을 만들어내는 유전자 활동을 억제하는 기전을 알아낸다면, 반대로 렙틴 분비를 높은 수준으로 유지해 포만감이 오래가게 하는 방법도 찾을 수 있기 때문이다. 실제로 이것이 임상실험에서 좋은 결과를 보이면서 초기의 비만 치료제에 이어 호르몬 분비 자체에 영향을 주어 식욕을 조절하는 스마트한 차세대 비만 치료제의 시대가 왔음을 보여주고 있다.

자비한 공격수에 맞서 싸울 수비수를 훈련시키면 된다. 그러면 의지력의 유무와 상관없이 당신은 언제든 힘겨운 다이어트 게임에서 승리할 수 있다.

하지만 축구나 낱말 맞히기 게임처럼 우리 몸에서 벌어지는 전투에서 이 원칙이 항상 지켜지는 것은 아니다. 우리 몸에서 수비수와 공격수가 맞붙었을 때 공격수가 훨씬 공격적이고 저돌적으로 행동하기 때문이다. 초콜릿 아이스크림을 옆 사람에게 양보하는 것보다 스푼 가득 한 입 떠먹는 일이 훨씬 쉽지 않은가?

내 마음대로 조절 가능한 배고픔

테이프로 입을 막을지라도 식욕까지 억제할 수는 없다. 우리 몸은 뇌에서 분비되는 물질간의 커뮤니케이션을 통해 자연스럽게 섭식을 조절하기 때문이다. 물론 배고픔이나 포만감과 관련하여 아직까지 발견되지 않은 호르몬은 많이 있지만, 감독이 수비수와 공격수에게 지령을 내리듯 배고픔과 포만감을 관장하는 두 종류의 호르몬에 대해서는 충분히 입증되었다.

포만감 호르몬, 렙틴과 사랑에 빠지다

스모선수에게 여분의 지방은 우승의 밑거름이 될 수 있음에도 지방은 억울한 비난을 많이 받고 있다. 지방은 범죄의 용의자로 간주되기 일쑤고 누명을 쓰는 일도 비일비재하다. 사실 지방은 우리에게 먹는 일을 그만두라고 지시하는 화학물질을 혈관으로 분비한다. 즉, 지방은 자동으로 조절되는 것이다.

문제는 우리가 몸의 조절시스템을 무시한 채 배가 고프지 않은 상태인데도 계속 음식을 먹는다는 데 있다. 우리 몸은 배가 불러 더 이상 음식이 들어올 필요가 없는 때를 알고 있고, 이때 식욕을 느끼지 않도록 해준다.

그렇다면 지방은 어떻게 식욕을 억제하는 것일까? 체중감량 과정에서 가장 중요한 화학물질 중 하나인 렙틴이 바로 그 열쇠이다. 저장된 지방으로부터 분비되는 단백질인 렙틴이 제대로 활동해준다면 당신은 지방과의 전쟁에서 천하무적이 될 수 있다. 그리스어 'leptos 빼빼마른'라는 단어에서 유래한 렙틴은 배고픔의 신호를 차단하고 CART를 자극함으로써 더 많은 칼로리를 소모하게 한다.

하지만 우리 몸이 언제나 100퍼센트 기능하는 것은 아니며, 렙틴 역시 늘 정상적인 반응을 보이는 것은 아니다. 우리가 실험용 쥐에게 렙틴을 투여했을 때는 예상대로 쥐의 식욕이 감소했다. 그런데 임상실험에서 사람들에게 렙틴을 투여하자, 처음에는 예상대로 살이 빠졌지만 나중에는 이상한 일이 벌어졌다. 렙틴 수치가 높아졌음에도 몸이 거기에 반응하지 않고 더 이상 체중이 줄지 않았던 것이다.

이것은 우리 몸이 지방 드럼통이 꽉 찼다는 렙틴의 메시지에 둔감할 수 있다는 사실을 보여준다. 이는 렙틴이 수비수 포만감 촉진물질에게 골 초콜릿이 들어오려고 하니 단단히 골문을 지키라고 말하면, 뇌의 쾌락중추가 "이봐, 세 개 정도 더 먹는 건 아무 문제가 안 돼"라고 유혹하는 방식으로 이뤄진다. 즉, 쾌락중추의 자극이 배가 부르다는 렙틴의 메시지를 압도하는 것이다. 이를 '렙틴 저항성'이라고 부른다.

또한 세포들이 렙틴이 보내는 메시지를 받아들이지 않을 때도 렙틴 저항성이 발생한다. 비만한 사람은 대부분 렙틴 수치가 높은 것을 볼 때, 그들이 겪는 렙틴 저항성은 여기에 속한다고 볼 수 있다. 즉, 그들의 세포가 렙틴이 보내는 메시지를 받아들이지 않아 몸이 적절한 반응을 보이지 않는 것이다.

그렇다고 렙틴이 이 화학전에서 항상 패배할 운명에 놓여 있는 것은 아니다. 유레카! 렙틴이 정상적으로 작동하게 함으로써 뇌가 음식을 지금보다 더 적게 요구하도록 만들면 된다. 렙틴 저항성을 줄이는 데는 하루 30분 걷기와 약간의 근육운동이 큰 도움이 된다. 체중이 줄어들면 우리 몸의 세포가 렙틴에 더욱 민감해지면서 렙틴의 메시지에 잘 반응하게 된다.

> **토막상식**
>
> **역기로 뇌를 훈련시킬 수 있다**
>
> ❋❋❋ NPY는 스트레스 호르몬으로 장기간 심한 스트레스를 받으면 분비량이 늘어난다. 만성적으로 스트레스에 시달리는 사람이 비만해지는 이유가 여기에 있다. 남성의 성호르몬인 테스토스테론은 NPY의 분비를 촉진시키는 것으로 보이는 반면, 여성의 성호르몬인 에스트로겐은 여성주기에 따라 다양한 영향을 미치는 것으로 보인다.

배고픔 호르몬, 그렐린은 난폭한 괴물이다

위와 장이 하는 일은 단순히 음식을 받아들이고 지진으로 착각할 정도의 트림을 하는 것뿐일까? 그렇지 않다. 당신의 위가 비었을 때, 거기에서는 그렐린이라는 약간 공격적인 화학물질이 분비된다. 위가 꼬르륵 소리를 내며 요동칠 때, 그 공격을 진두지휘하는 것이 바로 그렐린이다.

이 호르몬은 즉시 핫도그를 위장관으로 보내라고 필사적으로 메시지를 보낸다. 그렐린이 NPY 분비를 촉진시켜 당신의 식욕을 자극하는 것이다. 유레카! 당신이 굶는 다이어트를 할 경우 상황은 더욱 심각해지는데, 그것은 그렐린 분비가 늘어나면서 더 많이 먹으라는 신호를 끊임없이 보내기 때문이다.

결국 당신의 의지는 아무런 힘도 발휘하지 못하고 당신은 부엌으로 달려가 라면 몇 봉지를 한꺼번에 해치우고 만다.

한편 그렐린은 성장호르몬 분비를 촉진시켜 식욕을 자극하기도 한다. 다시 말해 그렐린 수치가 증가하면 성장호르몬 수치도 함께 증가하는데 문제는 성장호르몬이 당신을 위로 성장하게 할 뿐 아니라 옆으로도 성장하게 한다는 사실이다.

위는 30분마다 그렐린을 분비하면서 뇌에 미묘한 심리적 자극을 전달한다. 이것은 잠재의식적인 생물학적 메시지라고 할 수 있는데 그로 인해 당신은 고구마케이크에 대한 생각을 떨쳐낼 수 없게 된다. 당신이 정말로 배고프거나 다이어트 중일 경우, 그러한 메시지는 더 짧은 간격 약 20분 간격으로 보내지고 강도 또한 증가한다. 즉, 당신의 몸이 음식을 간절히 원한다는 메시지가 더 자주 매우 강하게 전달되는 것이다.

처음에 당신은 의지력을 발휘해 그런 메시지를 어느 정도 무시할 수 있지만 시간이 지날수록 의지력은 약해지는 반면 유혹은 강해진다. 이것이 설탕 범벅의 쿠키가 언제나 의지력과의 싸움에서 트로피를 거머쥐는 이유이자 굶기 다이어트가 실패하는 이유다. 유레카! 우리가 인체의 생물학적 특성에 맞서 싸우는 것은 불가능하다. 당신이 먹어야만 심술궂은 화학물질 분비가 줄어들기 때문이다. 당신의 위가 채워져야 그렐린 수치가 감소하고 식욕도 줄게 된다. 그러므로 당신이 그러한 생물학적 반응에 대항해서 싸울 경우, 연전연패할 수밖에 없다.

하지만 당신이 몸을 리셋해서 난폭한 그렐린이 지나치게 난동을 부리지 않도록 자제시킨다면,

토막상식

❈❈❈ 학자들이 그렐린의 효과를 알아낸 것은 순전히 우연의 산물이었다. 위 우회술(고도비만 환자에게 칼로리 흡수를 억제하기 위해 시행하는 위 절제·접합 수술)을 시행하면서 의사들은 위에서 그렐린이 분비되는 부분을 절제했다. 그리고 수술을 받은 환자의 식사량이 감소한 것은 작아진 위 때문만이 아니라 그렐린 분비가 감소했기 때문이라는 것을 알게 되었다. 즉 먹으라고 깜박이던 신호등이 꺼지면서 포만중추가 제 몫을 다하게 된 것이다.

위는 언제나 포만감을 느낄 것이고 당신은 평생 정상체중을 유지할 수 있을 것이다.

음식전쟁: 그렐린 대 렙틴의 대접전

그러면 다시 공격과 수비의 문제로 돌아가보자. 정상적인 상태는 NPY와 CART의 작용에 영향을 미치는 그렐린과 렙틴 수치가 공평하게 주고받는 관계를 맺게 하는 것이다. 즉 한쪽이 "난 치즈를 듬뿍 뿌린 페페로니피자 한 판을 먹을 거야"라고 말하면 다른 한쪽이 "그만 됐어. 네 위는 벌써 꽉 찼다고"라고 말하는 관계 말이다.

음식과의 싸움은 의지와 삼겹살과의 싸움이 아니다. 그것은 뇌에서 분비되는 화학물질간의 전쟁이다. NPY는 악당이다. 이 악당은 뷔페에 가서 배가 터질 정도로 먹게 만들고 밤늦게 냉장고로 달려가게 하거나 패스트푸드에 손을 대게 만든다. 반면 CART는 포만감과 충족감을 유지하게 하고 단것에는 눈도 돌리지 않게 한다.

이 두 물질이 하나의 주차공간을 두고 피터지게 싸우는 모습을 상상해 보라. 결국 이 싸움에서 누가 이기느냐에 따라 먹느냐 먹지 않느냐가 결정된다 그림 2.3. 동시에 도착한 이 두 물질은 그 자리를 차지하길 원한다. 분명 더 많은 NPY가 그 자리를 차지하거나 아니면 더 많은 CART가 그 공간을 차지하게 될 것이다. 그래서 배고픔 아니면 포만감을 관장하는 호르몬을 분비시키라고 뇌에 빨간신호 계속 먹어라나 파란신호 그만 먹어라를 보낼 것이다.

물론 이 두 물질이 손발을 맞춰 일하게 할 수도 있다. 그렐린은 한 시간에 두 번씩 배가 고프다는 신호를 보내는 단기 근무자다. 반면, 렙틴은 장

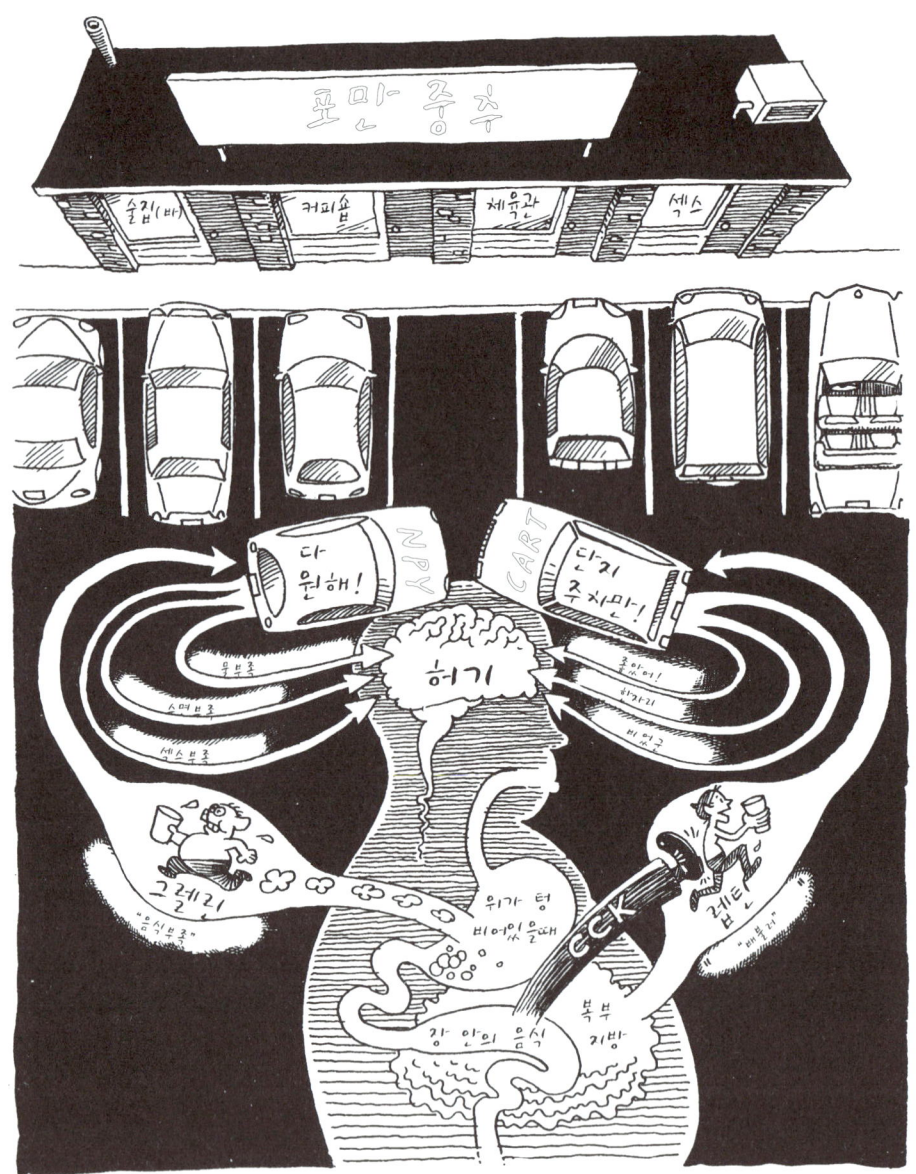

[그림 2.3] 곤란한 상황

포만중추는 NPY에 의해 작동이 억제되거나 CART에 의해 작동이 촉진된다. 둘 중 수용체 공간을 먼저 차지하는 물질이 더 먹게 하거나 그만 먹게 한다. 또한 이 두 단백질은 수분, 수면, 섹스가 부족할 경우에도 큰 영향을 받는다. 위에서 분비되어 NPY를 자극해 배고픔을 느끼게 만드는 그렐린과 지방에서 분비되지만 식후에 장에서 분비되는 CCK라는 물질에 의해 분비가 더욱 활성화되는 렙틴도 여기에 영향을 받는다.

기 근무자라고 할 수 있다. 그러므로 당신이 렙틴 수치를 높게 유지할 수 있다면 배고픔과 식욕을 제어하는 엄청난 능력을 발휘할 수 있을 것이다. 렙틴이 그렐린을 앞질러 분마다 손에 닿는 것은 닥치는 대로 먹고 싶어 하는 욕구를 억제해준다면 얼마나 멋지겠는가!

당신이 렙틴 수치에 영향을 미치는 요인과 렙틴의 효과를 제대로 파악한다면 뇌의 CART가 배고픔을 능숙하게 달래줄 것이다.

우리에게는 동맥이나 뇌에서 일어나는 화학반응에 대한 통제력이 거의 없다고 생각할지도 모르지만, 사실 우리가 뇌의 포만중추를 조절하는 일은 충분히 가능하다. 그것은 우리가 섭취하는 음식이나 생활습관을 바꿈으로써 콜레스테롤이나 혈압 수치를 떨어뜨릴 수 있는 것과 마찬가지다. 그 문제해결의 열쇠는 적절한 음식 선택에 있다.

우리 몸 안으로 들어온 음식은 약과 같다. 그것은 인체의 모든 화학작용이 제대로 일어나도록 기능하는 이질적인 물질이다. 음식이 우리 몸에 들어온 순간부터 여러 가지 화학반응이 일어나고 다양한 메시지가 전송되면서 어떤 기능은 작동을 시작하고 또 어떤 기능은 작동을 멈춘다. 몸이 내부에서 다양한 명령을 내리는 동안 당신은 섭취한 음식을 통해 그 명령의 톤과 방향을 결정할 수 있다. 견과류 같은 적절한 음식을 먹으면 호르몬은 포만감을 느끼게 해준다. 반면 설탕 범벅인 나쁜 음식을 먹으면 호르몬은 제멋대로 날뛰다가 당신에게 비극적인 최후를 안겨준다. 즉, 당신은 울며 겨자 먹기로 벨트에 구멍 하나를 더 뚫어야 하는 것이다.

우리 몸의 최대 적은 과당이다. 과당은 수많은 가공식품에서 단맛을 내는 원료로 사용되는 액상과당의 형태로 들어온다. 유레카! 우리가 건강한 음식을 통해 칼로리를 섭취했을 경우 NPY의 분비가 억제되거나 CART의 분비가 촉진되면서 식욕은 저하된다. 하지만 뇌는 탄산음료나 샐러드드레싱에 들어 있는 액상과당에서 얻는 과당을 제대로 된 음식으로 간주하지 않는다. 수천 가지의 액상과당 함유 음식을 과잉으로 섭취해도 뇌는 이를 NPY 억제물질로 받아들이지 못하기 때문에 몸은 당신이 계속 먹기를 원한다 저지방 음식이 오히려 칼로리를 늘리고 식욕을 자극하는 극단적인 결과를 낳는 이유도 여기에 있다.

  1960년대에 미국인 일인당 액상과당 섭취는 제로였지만, 지금은 일인당 섭취가 30킬로그램에 이른다 이는 액상과당으로 매년 12만 8,000칼로리를 얻는다는 의미다. 액상과당에 들어 있는 과당은 배고픔 신호를 통제하지 못하기 때문에 체중 증가에 크게 기여한다. 과당이 포함된 음식은 배고픔을 달래지도, 식욕을 억제하지도 못한다. 오히려 이들 음식은 대체로 고칼로리라 체중 증가에 완벽하게 기여한다. 따라서 당신은 과당이 들어 있는 고칼로리 비스킷을 두 봉지나 먹은 후에도 여전히 배고프다는 신호를 받게 되는 것이다.

> **YOU 유익한 지침**

식품라벨을 반드시 확인하라

당신은 주식시세표나 별자리를 읽는 것만큼 적극적으로 식품라벨을 읽어야 한다. 라벨에 표기된 다섯 가지 주요 성분 중 다음 중 하나라도 포함되어 있다면 그 음식을 선택해서는 안된다.

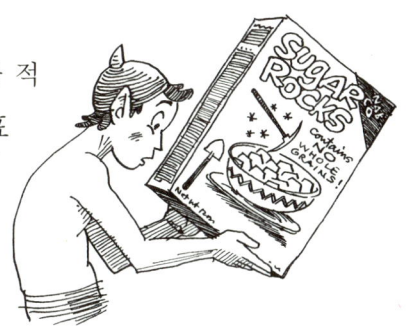

- 설탕, 정백당, 맥아당 등의 단순당
- 강화밀가루, 표백밀가루, 정제밀가루 영양분이 제거된 밀가루라는 의미다
- 액상과당

이런 것을 먹는 것은 휴대전화를 물속에 집어넣는 것과 같다. 이런 물질은 체내의 호르몬 분비에 일대 혼란을 일으키고 몸에 잘못된 메시지를 전달한다.

오늘날 설탕의 일인당 평균소비량은 70킬로그램에 이른다. 1700년대 평균소비량인 3.5킬로그램에 비해 무려 20배나 증가한 것이다. 약간 과체중인 사람이 당을 섭취했을 경우 그중 5퍼센트는 간과 근육에 비축되고, 60퍼센트는 에너지원으로 대사에 사용되며 남은 35퍼센트는 지방의 형태로 비축된다. 우리가 소비하는 전체 당의 50퍼센트가 어디서 들어왔는지 생각해보라. 무지방식품이라고 하는 샐러드드레싱이나 탄산음료 같은 액상과당이 바로 그들의 은신처다.

포화지방 대신 불포화지방을 선택하라

똑같은 칼로리일지라도 포화지방이 상대적으로 많이 함유된 음식은 저지방 음식보다 렙틴 분비량이 적다. 이는 소시지 같은 고지방 육류, 제과류, 전유, 유제품 등에 함유된 포화지방 섭취를 줄일 경우 배고픔은 줄이면서 포만감은 증가시킬 수 있다는 것을 의미한다.

갈증과 배고픔을 혼동하지 마라

포만중추가 다른 것에 관심을 갖고 있기 때문에 음식을 먹는 경우도 있다. 이때 식욕중추가 진정으로 원하는 것은 위를 채우는 것이 아니라 갈증을 달래는 것이다. 갈증은 위에서 분비되는 호르몬이나 음식 섭취에 따른 화학반응으로 발생한다. 음식을 섭취하면 혈액 농도가 진해지고 이때 우리 몸은 혈액을 묽게 할 필요성을 느끼게 된다.

음식에 대한 호르몬 작용을 진정시키는 좋은 방법은 갈증을 달래기 위해 탄산음료나 술처럼 텅 빈 칼로리 _{칼로리만 있고 영양소는 없는 것} 음료를 마시지 않는 것이다. 갈증중추는 당신이 마시는 것이 0칼로리의 물이든 430칼로리의 카페바닐라 푸라푸치노든 상관하지 않기 때문이다. **유레카!** 허기가 느껴질 때 우선 한두 잔의 물을 마셔보라. 그러면 당신의 몸이 진정으로 원하는 것이 무엇인지 알 수 있다.

과음을 자제하라

체중감량을 할 때는 과도한 음주를 삼가야 한다. 술 자체의 칼로리도 문제지만 술로 인해 나중에 얻게 되는 칼로리가 더 큰 문제이기 때문이다. 술은 당신의 자제심을 무너뜨려 손에 닿는 것은 무엇이든 먹어치울 수 있을 것처럼 느끼게 만든다. 하루 한 잔의 술은 동맥보호 효과가 있지만 동시에 렙틴 분비를 억제하므로 살이 찌는 것을 감수해야 할 것이다.

탄수화물 섭취를 줄여라

고탄수화물 다이어트식은 NPY 분비를 증가시켜 당신을 배고프게 만든다. 따라서 탄수화물 섭취는 총섭취량의 50퍼센트나 그 이하로 제한해야 하며 통곡물 및 채소 같은 복합당질의 형태로 섭취해야 한다.

건전한 섹스를 즐겨라

체중관리 프로젝트에서 당신이 충족감을 유지할 수 있는 방법 중 하나는 배우자와의 안전하고 건강한 섹스를 즐기는 것이다. 성욕과 식욕은 NPY에 의해 조절되는데 만족스런 섹스를 했을 경우 음식 섭취를 자제할 수 있다는 사실이 입증되었다. 성욕중추를 만족시킬 경우 식욕중추도 충족감을 느끼기 때문이다.

호르몬 수치가 갑자기 증가하는 상황에 대비하라

당신이 호르몬 수치를 항상 완벽하게 조절할 수 있는 것은 아니다. 그렐린이 렙틴을 눌러버릴 정도로 분비량이 늘어나면 하루 종일 벌레 한 마리도 먹지 못한 사자보다 더 격렬한 배고픔을 느끼게 된다. 참기 힘든 식욕을 달랠 수 있는 비상식량 목록을 작성해놓자. 8가지 채소를 혼합한 V8주스, 견과류, 먹기 편하게 잘라 놓은 과일 및 채소가 안성맞춤이다.

CHAPTER

3

소화

몸에서 이루어지는

음식의 여정

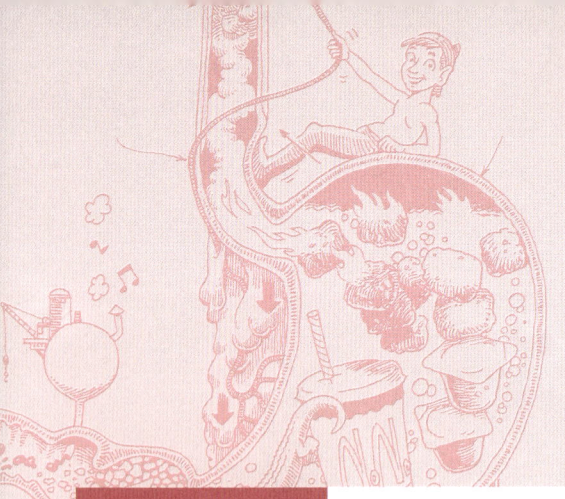

소화에 대한 3가지 오해

1 지방은 지방으로 단백질은 근육으로 탄수화물은 에너지로 변한다.
2 배가 부른 것은 그만 먹으라는 신호다.
3 단것은 허기를 달래는 데 도움이 된다.

뇌가 먹으라고 명령하면 먹어야 한다. 게걸스럽게 먹을 때도 있을 것이고 깨작거릴 때도 있을 것이다. 일단 먹고 나면 먹은 것이 항문을 통해 똬리를 틀며 나올 때까지는 빅맥에 대한 욕망을 잊을 수 있다.

이 입과 항문 사이에서 놀라운 소화시스템이 작동하고 있다는 사실을 알고 있는가? 이 시스템은 음식을 연소시킬지, 지방으로 저장할지 아니면 골칫거리 문제아보다 더 빨리 처리해야 할지를 결정한다.

2장에서 우리는 당신이 정기적으로 음식을 입으로 나르는 생화학적 이유를 살펴보았다. 이제는 입으로 들어간 음식에게 생물학적으로 어떤 일이 일어나는지 살펴볼 차례이다. 이번 장에서 우리는 소화기관 초반부에서 일어나는 일을 살펴볼 것이고, 4장에서는 그 밖의 소화기관과 음식의 상호작용으로 발생하는 영향을 알아볼 것이다.

소화 : 해부학

위장관 도로를 달리는 모든 음식은 생리적 톨게이트인 입을 거쳐야 한다. 영양분이 풍부한 음식이 그 톨게이트를 통과해 생명유지에 필요한 에너지와 체력, 힘을 주는 것이다. 이때 맛은 있지만 건강에 해로운 음식을 먹을 경우, 당신은 그것이 일으킨 폐해로 인해 나중에 큰 대가를 지불하게 된다.

음식과 음식에 들어 있는 모든 영양소 그리고 독소는 위장관 도로를 지나는 동안 여러 장기나 기관에 잠깐 머물기도 하고, 구불구불한 도로를 느리게 혹은 빠르게 달린다. 동시에 다른 영양소와 합류하기도 하고 심지어 영양법 위반 혐의로 장 순찰관에게 연행되기도 한다 그림 3.1.

도로를 달리는 동안 모든 음식은 세 갈래 길을 만나는데 그곳에서 음식은,

★ 에너지로 사용되기 위해 분해되어 혈액과 간으로 흡수되거나
★ 분해되어 지방으로 저장되거나
★ 폐기물로 가공되어 변기로 방출된다.

모든 위장관 도로여행은 다음과 같이 이뤄진다. 우리 몸은 소량의 음식이 톨게이트에 도달하기 전부터 음식이 들어올 것을 알려주는 레이더건 radar gun, 속도측정기 을 갖고 있다. 이 기계는 시각 혹은 후각 같은 생리적 감각이나 갈비를 먹을 생각만으로도 침이 고이는 것에 의해 전력을 공급받는다. 이러한 감각적 정보에 대한 반응으로 입

토막상식

❋❋❋ 사람은 양파처럼 생긴 맛봉오리를 만 개 정도 갖고 있다. 새 맛봉오리는 3~10일 주기로 재생되는데 나이가 들수록 재생 속도가 느려지기 때문에 노인이 갖고 있는 맛봉오리는 오천 개에 불과하다.

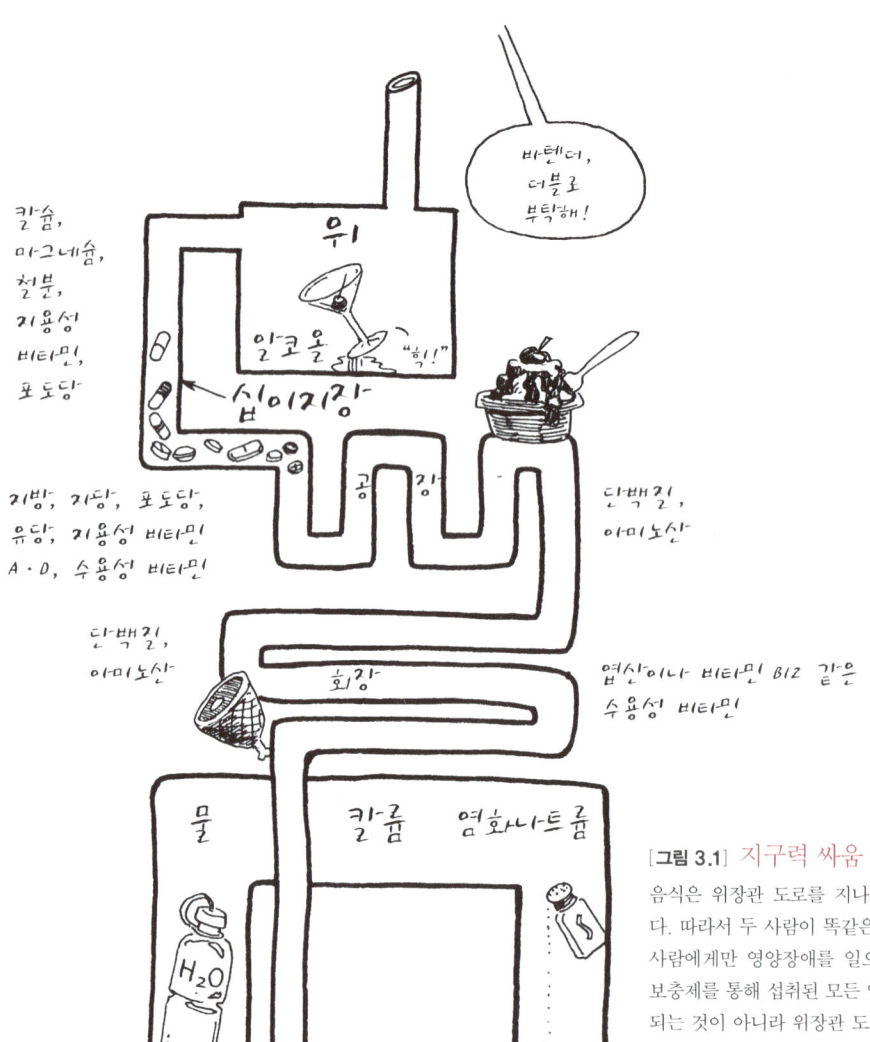

[그림 3.1] 지구력 싸움

음식은 위장관 도로를 지나면서 여러 곳에 정차한다. 따라서 두 사람이 똑같은 음식을 먹을지라도 한 사람에게만 영양장애를 일으킬 수도 있다. 음식과 보충제를 통해 섭취된 모든 영양소가 한곳에서 흡수되는 것이 아니라 위장관 도로 전체에 걸쳐 여러 곳에 분산 흡수되기 때문이다. 다음은 영양소가 흡수되는 휴게소이다.

★위: 알코올
★십이지장(위와 연결되는 소장의 앞부분): 칼슘, 마그네슘, 철분, 지용성비타민 A·D, 포도당
★공장(소장의 가운데 부분): 지방, 자당(설탕), 유당, 포도당, 단백질, 아미노산, 지용성비타민 A·D, 엽산 같은 수용성 비타민
★회장(대장으로 연결되는 소장의 끝부분): 단백질, 아미노산, 엽산이나 비타민 B12 같은 수용성 비타민
★대장: 수분, 칼륨, 염화나트륨(소금)

안의 분비샘에서 음식의 분해를 돕는 효소가 분비되기 시작한다. 그러면 위는 재빨리 위액을 분비해 소화를 돕겠다는 환영인사를 보낸다.

이 소화게임에서 결코 평가 절하할 수 없는 존재가 혀이다. 과거에 우리 조상들은 살아남기 위해 혀와 코에 의존해야 했다. 혀에서 맛있다고 느껴지면 안전한 음식이었고 공룡 똥 같은 맛이 느껴지면 그 음식 안에는 독성분이 들어 있을 확률이 높았던 것이다.

> **토막상식**
>
> ❋❋❋ 젊은 의사들이 비타민 B12 주사를 놓던 나이든 의사들에게 가짜약과 별반 다를 게 없는 주사를 놓는다고 비난하던 때가 우리 몸에 더 좋았던 시절인지도 모른다. 오늘날 미국인의 40퍼센트 정도가 비타민 B12 결핍에 시달리고 있다는 사실을 아는가!

혀는 여전히 그런 역할을 하지만 그 방식이 약간 달라졌다. 우리 몸은 감각을 사용해 정보를 입수하기 때문에 우리는 주로 혀를 통해 음식에 대한 정보를 얻는다. 우리가 입수한 정보는 뇌에 메시지를 보내고, 뇌는 세 갈래 길에 계속 먹거나 그만 먹으라는 메시지를 보낸다. 그 메시지는 보통 다섯 가지 맛 단맛, 신맛, 짠맛, 쓴맛, 그리고 소등심살 같은 특정 음식이 갖고 있는 고유한 맛 으로 작성되지만 우리가 맡은 냄새로 작성되기도 한다. 그림 3.2.

우리가 특정 음식에 대해 '맛을 느끼는 것' 중 75퍼센트가 실제로는 그 음식에서 풍기는 냄새 때문이라고 말하는 연구자도 있다. 이러한 작동이 늘어나는 뱃살과 연관이 있다는 사실을 알고 있는가? 당신이 몸에 좋지 않은 음식을 즐겨 먹으면 먹을수록 습관적으로 그 음식을 먹을 확률은 높아진다. 하지만 그보다 더 유혹적이고 부지불식간에 역할을 수행하는 것은 바로 미각과 맛봉오리 혀에서 미각을 담당하는 수용체 유전자이다. 미각과 맛봉오리의 생리적 특질로 인해 건강에 유익한 음식보다 해로운 음식에 더 손이 가게 될 수도 있다는 얘기다.

다른 동물과 달리 인간은 효율적으로 완벽하게 조화를 이루는 어금니 때문에 먹는 일에 거의 에너지를 소모하지 않는다. 그림 3.3. 우리가 갈빗살에서 칼로리를 최대한 얻어낼 수 있는 것은 어금니의 힘찬 분쇄동작 덕

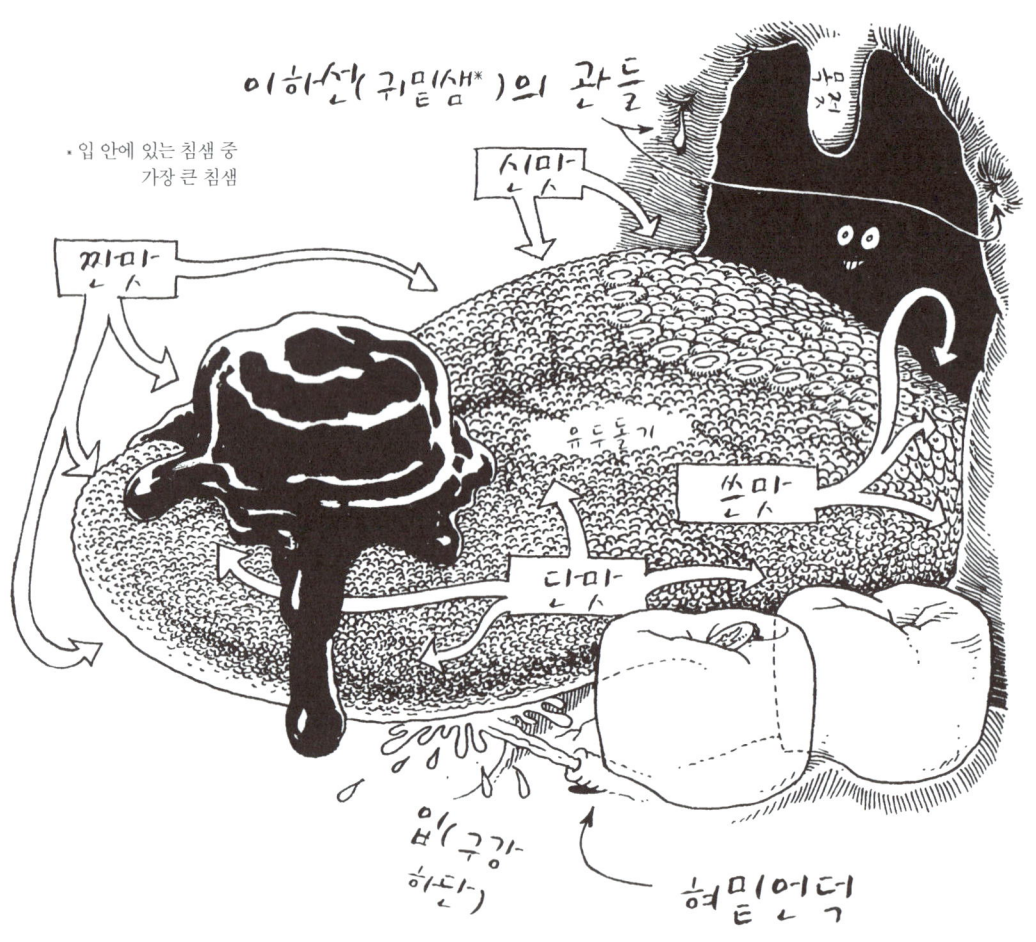

[그림 3.2] 맛 검사자

우리 몸에서 가장 힘센 근육인 혀에는 음식에 들어 있는 물질을 감지하는 돌기가 있고, 그것으로 음식 맛을 알아낸 다음 음식이 지속적인 관심을 받을만한 가치가 있는지를 알려준다.

분이다. 반면 다른 동물은 먹는 일에 많은 열량을 소모하는데, 그 이유는 그들의 이가 음식을 효율적으로 분쇄하지 못하기 때문이다.

한편, 입을 통과한 음식은 입과 위장관계를 연결해주는 식도 진입로를 향해 속력을 높인다. 음식이 진입로를 지나면 상당히 휘어진 곳에서 솜씨 좋게 급회전을 해야 위로 들어갈 수 있다. 위와 식도의 접합 부분인 그 모퉁이는 위액이 식도로 역류해서 가슴이 방화의 희생양이 되는 일을 막아준다 복부에 지방이 쌓이면 그 부분이 쉽게 열리게 되고 결과적으로 위산이 역류해서 속이 쓰리게 된다. 94쪽의 위식도 역류질환을 보라

도막상식

❊❊❊ 견과류는 생각보다 칼로리가 높지 않다. 견과류 껍질과 견과류를 씹는 정도가 소화에 영향을 미쳐 전체 열량의 5~15퍼센트가 장으로 흡수되지 않기 때문이다. 한 가지 덧붙이자면 장에서 칼로리를 느리게 방출할수록 우리의 포만감은 오래간다.

일단 음식이 위로 진입하면 본격적인 소화가 시작되는데, 음식은 몸이 소장으로 가라고 지시할 때까지 위에 머물러 있게 된다. 소장은 대부분의 영양분을 흡수한 다음 혈류에 태워 흡수된 영양분의 다음 기착지인 간으로 보내거나 배설을 위해 대장으로 보낸다.

몸이 영양소를 분해하는 방법

몸에서 에너지로 사용되지 않은 칼로리는 지방으로 저장되거나 변으로 빠져나간다. 유레카! 그렇다고 모든 칼로리가 몸에서 똑같은 취급을 받는 것은 아니다. 예를 들어 단백질과 수분을 많이 함유하고 있는 섬유질은 포만감에 큰 공헌을 하지만, 단순당은 포만감에 거의 기여하지 못한다 지방은 단백질이나 섬유질과 비슷하게 포만감에 영향을 미치는데 저지방 다이어트식을 하는 사람이 항상 배고픔을 느끼는 이유가 바로 여기에 있다.

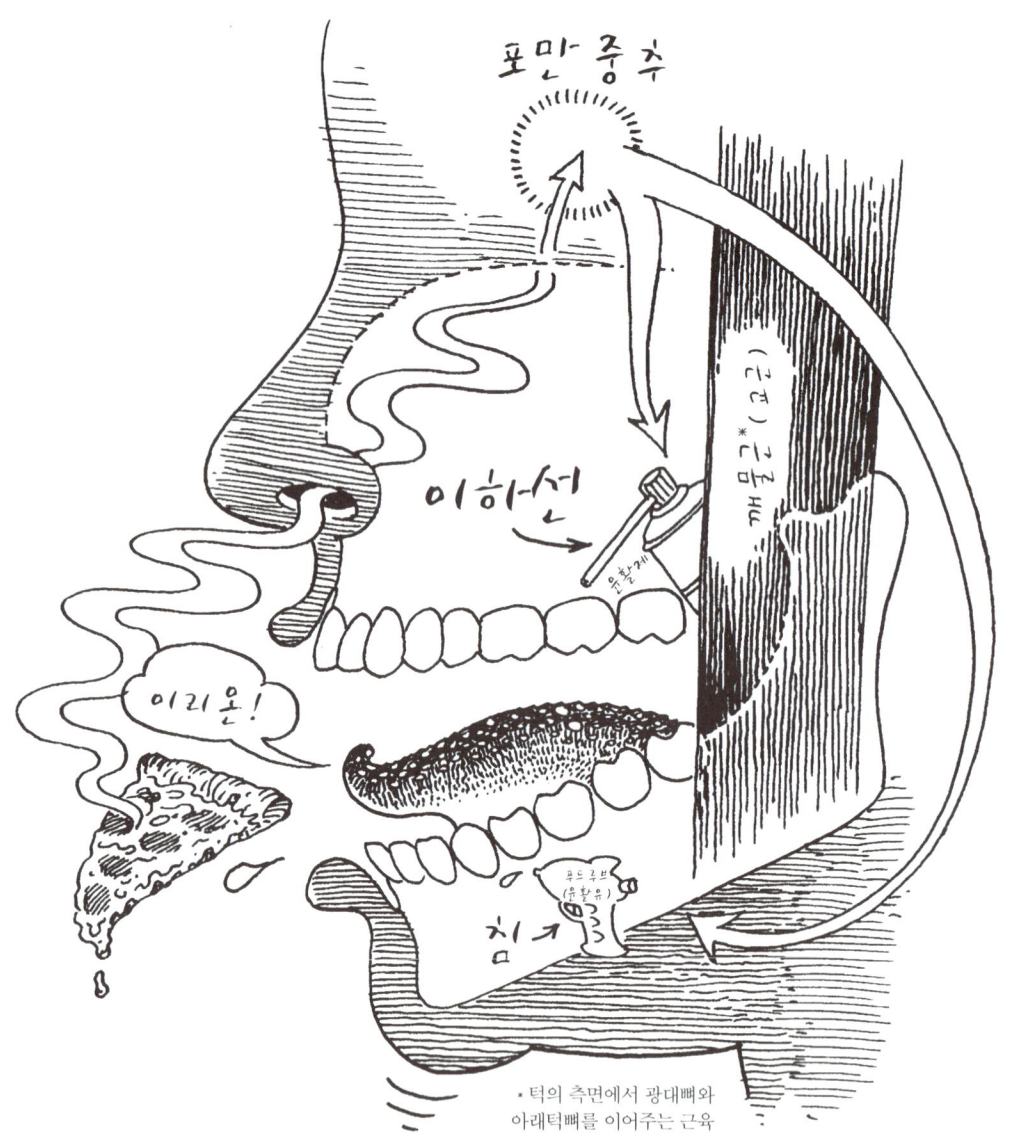

[그림 3.3] 지방 씹기

우리가 단시간 내에 뚱뚱해질 수 있는 이유 중 하나는 치아의 빈틈없는 능력 때문이다. 치아는 음식의 작은 조각까지 완전히 조각낼 수 있을 정도로 완벽하게 아귀가 맞아 있다. 더욱이 아랫니 근처와 입 뒷부분에 있는 침샘은 음식이 목구멍으로 넘어가기 전에 소화를 촉진시키는 효소를 분비한다. 또한 음식의 모양(시각)과 냄새(후각)는 이들에게 앞으로 닥칠 일에 대해 만반의 준비를 하라고 경고한다.

여분의 칼로리를 지방으로 전환하는 과정에서 몸은 가장 쉽고 효율적으로 지방을 지방 형태로 저장한다. 음식으로 들어온 지방을 지방세포에 저장하는 과정에 칼로리가 별로 쓰이지 않기 때문이다. 반면 단백질을 지방 형태로 저장하는 과정은 상당히 힘든 일이다. 그 이유는 신진대사 용광로에서 단백질이 쉽게 타버리기 때문이다.

일반적인 생각과 달리 흡수된 모든 단백질이 근육이 되는 것은 아니며, 흡수된 모든 지방이 허벅지살로 저장되는 것도 아니다. 장에서 흡수된 모든 물질은 에너지로 사용되지 않으면 지방으로 변할 가능성을 안고 있다. 여기서 에너지란 말 그대로 에너지를 의미한다그림 3.4a와 3.4b

다음은 다양한 영양소가 몸 속에서 처리되는 방식이다.

• **단순당** • 콜라 같은 청량음료에 들어 있으며 빠른 속도로 흡수되어 간으로 보내진다. 간은 몸에게 그 당을 에너지로 즉시 사용하지 않을 거면 지방으로 전환시키라고 말한다.

• **복합당질** • 통곡물 같은 음식이 여기에 해당하며 소화되는 데 단순당보다 시간이 오래 걸린다. 장에서 서서히 흡수되기 때문에 혈당도 서서히 올리게 된다. 이것은 우리의 소화기계가 스트레스를 많이 받지 않는다는 것을 의미한다. 물론 이 굼벵이 당이 배출되었을 때 몸이 즉시 사용하지 않으면 이것 역시 결국에는 지방으로 전환된다.

• **단백질** • 육류나 계란 등에 들어 있는 단백질은 작은 아미노산으로 분해되어 간으로 이동한다. 간이 그 아미노산을 근육으로 보낼 수 없을 경우, 즉, 당신이 운동을 거의 하지 않아 단백질이 필요 없을 경우 그것은 포도당으로 전환되고 그 포도당이 에너지로 사용되지 않으면 결국 지방으로 전환된다.

● **지방** ● 지방은 더 작게 쪼개져 지방산 형태로 흡수된다. 견과류나 생선에 함유된 몸에 좋은 지방은 몸의 염증반응을 감소시키지만 육류지방 같은 나쁜 지방은 염증반응을 증가시킨다. 4장에서 살펴볼 염증반응은 비만과 비만 합병증의 주원인이다. 당신이 규칙적으로 운동을 해서 활용할 수 있는 탄수화물(포도당)을 모두 사용하게 되면 근육은 에너지를 내기 위해 본격적으로 지방을 사용하게 된다. 이는 뱃살을 줄이는 데 더할 나위 없이 좋은 방법이다.

＊ 담낭의 진면모 ＊

언뜻 불필요한 것처럼 보이는 담낭이 하는 중요한 역할 중 하나가 영양분 흡수를 돕는 소화액인 담즙을 저장하는 것이다. 뚱뚱한 사람은 담석이 생길 확률이 50퍼센트 이상 높다. 과체중으로 혹사당하는 간은 액체 상태보다 더 걸쭉한 형태의 담즙을 생산하는데, 그 걸쭉한 담즙이 돌로 변하기 쉽기 때문이다.

한편 수술 등으로 지나치게 빨리 체중을 감량하는 경우에도 담석이 생길 확률이 높다. 지방을 거의 보지 못하게 된 담낭이 담즙을 비우지 못하기 때문이다. 외과의들이 고도비만 환자에게 위 우회술을 하면서 담낭을 제거하는 이유가 바로 여기에 있다.

엄청난 통증을 일으키는 담석이 잘 생기는 위험인자는 네 가지 F로 쉽게 기억할 수 있다. 그것은 Female(여성), Fertile(다산), Fat(지방), Forty(40대)이다(여성이 남성보다 담석이 생길 확률이 더 높다).

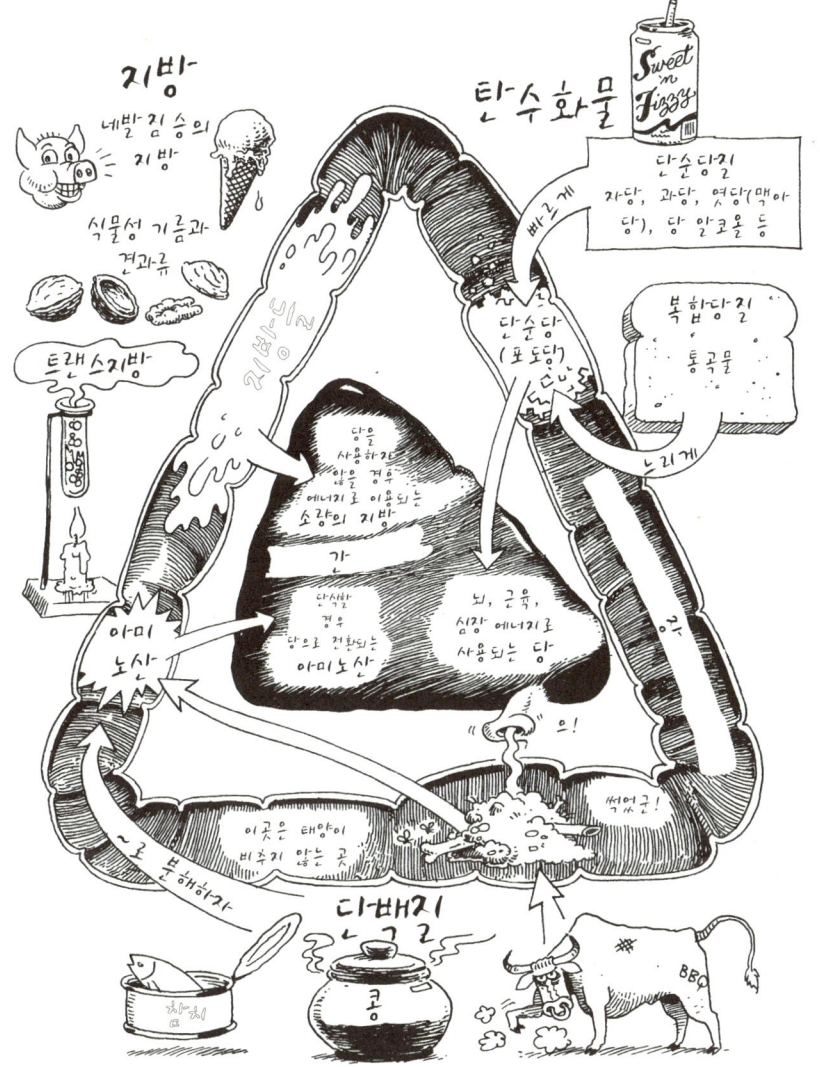

[그림 3.4a] 에너지부

에너지는 주로 탄수화물, 단백질, 지방을 통해 얻어지는데 이 에너지원은 건강한 형태로 들어오기도 하지만 그렇지 못한 경우도 있다. 복합당질은 느린 속도로 혈액으로 들어오기 때문에 호르몬에게 급하게 타전할 필요가 없다. 아미노산은 필요한 만큼 쓰이고 남은 것이 당으로 전환되고 지방은 전혀 전환되지 않는다. 지방은 견과류처럼 우리 몸이 알아채기 쉬운 형태나 트랜스지방처럼 치명적인 영향을 미치는 은밀한 형태로 흡수된다.

대부분의 음식에는 에너지원이 복합적으로 들어 있다. 음식이 장에서 소화되는 동안(때로 부패해가는 동안) 영양소는 여러 곳에서 흡수된다.

한편, 간이 신진대사계에서 상징적인 중추기관이긴 하지만 화장실에서 확인할 수 있듯 장이 막힌 도로는 아니다.

3장_소화: 몸에서 이루어지는 음식의 여정

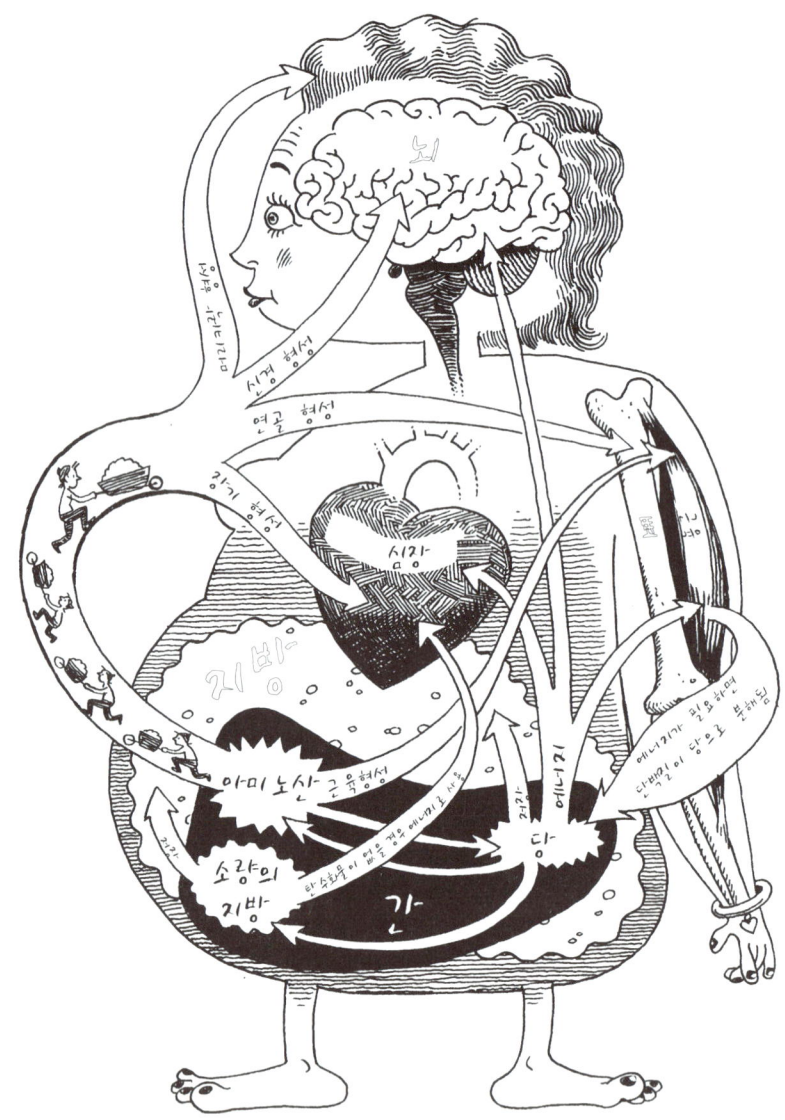

[그림 3.4b] 음식의 용도

섭취한 탄수화물에서 얻는 단순당은 가장 쉽게 사용할 수 있는 에너지원이다. 따라서 신체의 모든 기관이 앞 다투어 단순당을 우선적으로 이용하려 한다. 특히 비위를 맞추기가 까다로운 뇌는 단순당을 제외한 다른 모든 에너지원에게 퇴짜를 놓는다.

지방은 단순당이 부족할 때 근육에게 에너지를 공급해주는 대체 에너지원이다. 체중감량을 할 때 근육을 사용하는 운동이 반드시 필요한 이유가 여기에 있다. 단백질에서 얻어지는 아미노산은 주로 몸을 구성하는 성분으로 사용되며 에너지원으로는 최후의 수단으로 사용된다.

위장 도로의 작동방식

음식은 위의 끝부분과 장의 윗부분이 만나는 곳에서 중요한 신호등을 보게 된다. 그것은 빨간불을 깜박이며 뇌에게 이미 배가 부른 상태이니 더 이상의 감자튀김이나 맥주는 필요 없다고 말한다. 그 빨간불은 뇌에서 뻗어나온 대신경인 미주신경을 통해 전달되는데 미주신경은 위의 수축을 자극하는 일을 한다 그림 3.5. 이러한 미주신경은 신경계에서 이완 역할을 하는 부교감신경계에 해당한다.

유레카! 미주신경을 활성화시켜 뇌에 신호를 전달하게 하는 대표 전령은 CCK라 불리는 물질이다. 이 CCK는 장이 지방이 들어왔음을 감지했을 때 장에서 분비된다. 원래 CCK는 콜레시스토키닌 cholecystokinin 의 약자지만 우리는 치명적인 폭식 전문킬러 Crucial Craving Killer로 생각하자. 미주신경을 통해 당신의 배가 터지기 일보 직전이라는 것을 뇌에 전달하는 것이 CCK의 주요 기능이기 때문이다.

CCK는 혈관을 타지 않고 포만감 메시지를 직접적으로 전달한다 렙틴이 포만감에 대한 장기지표라면 CCK는 매우 강렬한 단기지표라는 사실을 기억하자.

한동안 위에 머물렀던 음식은 그곳을 떠나 위가 끝나면서 장이 시작되는 부분인 십이지장을 거쳐 소장으로 들어간다. 이때 CCK는 배가 부르다는 분명한 물리적 신호를 보낸다. 그로 인해 위의 말단부에 있는 유문이 닫히고 음식이 소장으로 유입되지 않게 된다. 당신이 육체적으로 포만감을 느끼고 정신적으로 충족감을 느끼는 것은 이러한 작용 때문이다. 한 가지 주목해야 할 사실은 포화지방이 많이 함유된 음식은 CCK의 민감도를 떨어뜨려 스테이크를 먹은 후에 당연히 느껴야 할 포만감을 느끼지

토막상식

❊❊❊ 대부분의 맛봉오리는 혀에 있지만 입천장에도 맛봉오리가 있다.

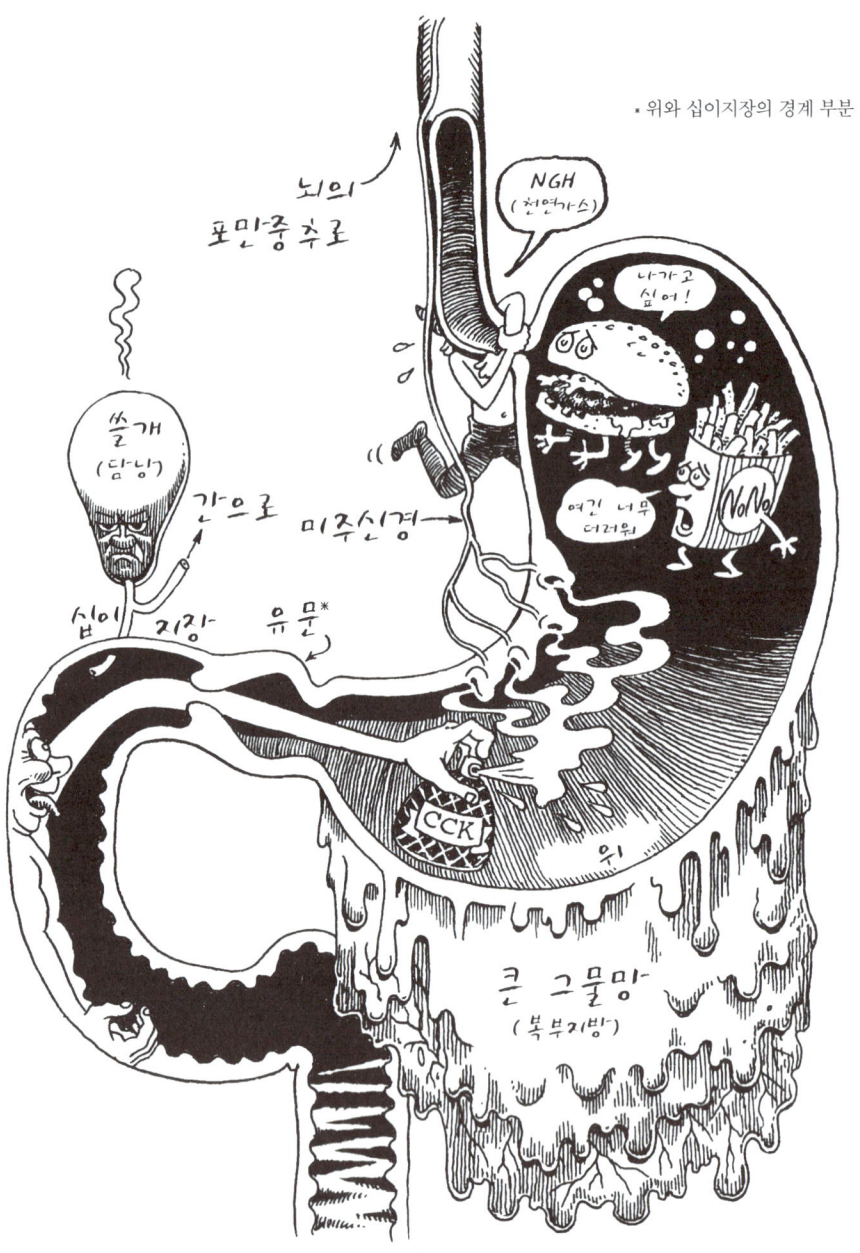

[그림 3.5] 정지신호

소장에 들어온 음식은 CCK가 위벽으로 분비되도록 자극한다. 미주신경이 우리가 배부르다는 것을 감지하고 뇌의 포만중추에 음식에서 손을 떼야 한다는 사실을 알리는 곳이 바로 이곳이다.

못하게 만든다는 점이다.

위를 지나 소장에 들어간 음식은 담즙과 정면충돌하게 된다. 진녹색의 소화액인 담즙은 간에서 분비되고 담낭에 저장되며 소장으로 분비된다. CCK는 담낭을 수축시키는 일도 한다. 지방은 췌장에서 분비되는 소화효소인 리파아제에 의해 더 작은 조각으로 쪼개지는데 이 지방 조각이 담즙과 상호 작용해 몸의 세포가 흡수하기 쉬운 형태의 혼합물로 바뀌게 된다. 비누가 우리 손에 묻은 기름을 둘러싸듯 담즙이 음식에 들어 있는 지방을 둘러싸 소장벽으로부터 떼어내 더 빠르고 쉽게 소화 흡수가 이뤄지게 하는 것이다.

흡수된 영양소가 일단 혈액으로 들어오면 이것은 배고픔과 포만감 정도에 지속적으로 영향을 미친다. 혈당이 높아지면 뇌는 이제 그만 식탁을 떠나야 할 때라는 메시지를 받게 되고, 혈당이 낮아지면 당장 냉장고를 뒤져 음식을 모조리 먹어치우라는 메시지를 받게 된다.

탄산음료나 젤리, 케이크 등 단순당이 함유된 음식을 먹으면 대부분의 사람이 문제를 겪게 된다. 그것은 단순당이 가져오는 리바운드 효과 때문이다. 예를 들어 당신이 허기를 느껴 초콜릿쿠키 3봉지를 먹었다면 급격한 혈당 상승으로 마치 슈퍼맨이 된 듯한 느낌이 들게 된다. 그러나 채 2시간도 지나지 않아 과다 분비된 호르몬으로 인해 혈당 수치가 급격히 떨어지고 당신은 또 다시 허기를 느끼게 된다. 결국 초콜릿쿠키 한 봉지를 더 먹어야 허기를 달랠 수 있다. 이 리바운드 효과는 뇌의 쾌락중추에 의해 자극을 받는 단맛에 대한 갈망과 결합해 당신을 생물학적 소용돌이 속으로 밀어 넣는다. 이때 음식을 먹는 것이 실제로는 당신을 가라앉게 하고 더욱 힘들게 만드는 상황임에도 당신은 기분전환을 위해 음식에 손을 뻗는 악순환을 계속하게 된다. 당신은 그 소용돌이 속을 빙빙 돌면서 끊임없이 먹어야 할 것 같은 느낌에 빠져드는 것이다.

✱ 위식도 역류질환에 관한 이야기 ✱

지방은 복부에만 문제를 일으키는 것이 아니라 당신의 목구멍에도 문제를 일으킬 수 있다. 실제로 비만 인구 중 절반 정도가 위식도 역류질환으로 인한 가슴쓰림 증상을 호소하고 있다.

복부에 쌓인 지방이 위를 당겨 내리면 위식도 접합부의 각이 벌어지면서 위산과 위의 내용물이 식도 쪽으로 밀려 올라가게 된다. 더욱이 복부지방은 장에 압력을 가하는데 이 압력이 강하면 강할수록 가슴쓰림 증상도 심해진다 그림 3.6.

그 결과 음식물의 역류로 입 안에서 불쾌한 신맛이 날뿐 아니라 태양이 피부를 태우듯 위산이 식도를 태우기도 한다. 한번 탔을 경우에는 이틀 정도면 회복되지만, 햇빛에 상습적으로 노출되었을 때 피부암에 걸릴 확률이 높아지는 것처럼 타는 일이 반복되면 식도 세포까지 태워 식도암에 걸릴 확률이 높아진다.

성인용 아스피린 반쪽이나 어린이용 아스피린 두 알(162밀리그램)을 물 한 잔과 먹으면 위식도 역류질환에 의한 증상을 약 35퍼센트 호전시킬 수 있다. 반대로 알코올, 커피, 후추, 토마토 같은 산성음식이나 초콜릿은 이 증상을 악화시킨다. 체중을 줄일 때까지 이러한 증상을 없애는 가장 좋은 방법은 잠자기 세 시간 이내에 음식을 섭취하지 않고 상체를 약간 세워 잠을 잘 수 있도록 머리 아래에 담요 등을 받쳐놓는 것이다. 베개를 높이는 것은 별로 도움이 되지 않는다. 머리가 베개에서 굴러 떨어질 게 뻔하기 때문이다.

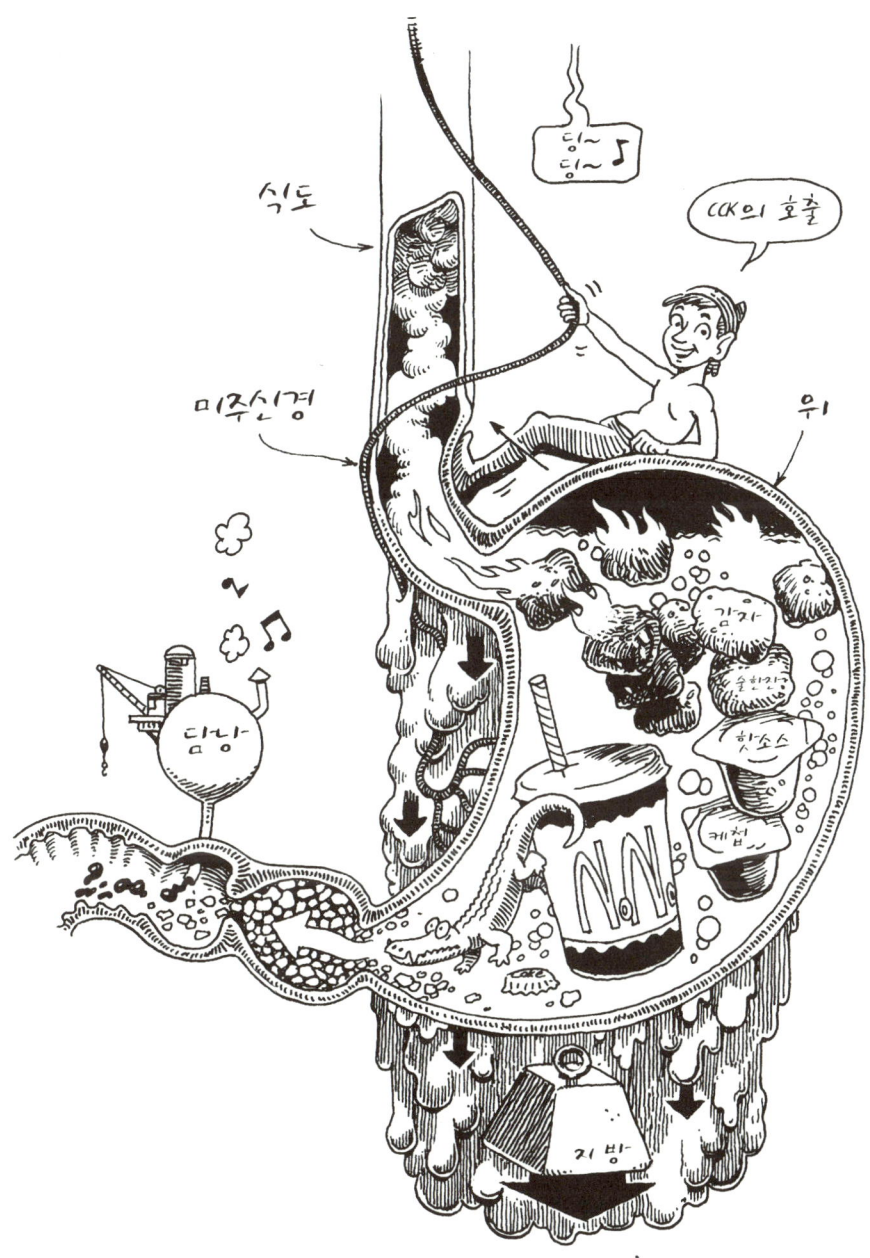

[그림 3.6] 산 이동

지방 압력으로 인해 위식도 접합부의 각이 벌어지면 이 연결부위의 꼬임이 느슨해지면서 위산과 음식물이 목구멍 쪽으로 역류하게 된다. 복부지방이 장에 가하는 압력도 역류를 증가시킨다.

유레카! 음식물은 소장의 아랫부분에서 포만감을 알리는 또 다른 신호등을 만나게 된다. 이 교차로에는 소장에서 대장으로 넘어가는 장 내용물의 이동속도를 떨어뜨리는 회맹판_{ileocecal valve}이라는 신호등이 있다. 이 회맹판을 넘어가는 데 필요한 압력은 음식 때문에 자연적으로 약해지는데, 이는 우리 몸이 아직 소화과정이 더 필요하며 음식물 찌꺼기를 배출할 준비가 안 되었다고 느끼기 때문이다.

대장에서는 영양소 흡수가 거의 이루어지지 않으며 음식물이 회맹판을 통과하면 음식물 찌꺼기가 딱딱해질 때까지 수분만 흡수한다. 비유적으로 말해 당신은 장에 든든한 교통지원책을 갖고 있어서 당신이 무리하게 더 많은 자동차_{음식물}를 도로에 진입시키려 하면 도로의 정체현상_{배부름}이 심각하다는 것을 알게 된다. 섬유질이 식욕을 저하시키는 이유는 섬유질이 포만감은 유지시키면서 소장과 대장 사이의 음식 이동을 늦춰주기 때문이다.

4장에서 위장관 도로의 남은 소화여행에 대해 알아볼 텐데 그곳에서도 몇몇 중요한 지방 저장 활동이 일어난다.

✱ 충족 시스템 ✱

우리가 먹어야 하는 이유(기념일 축하, 스트레스 해소, 무료한 시간 때우기 등)는 끝이 없어 보이지만, 사실 우리에게 음식이 필요한 이유는 오로지 에너지를 얻기 위해서이다. 신체기관이 제 기능을 다하고 근육이 움직이는 것 그리고 몸이 따뜻하게 유지되는 것은 모두 에너지 덕택이다. 물론 음식을 에너지로 전환하는 것을 조절하는 것은 바로 뇌이다.

인체가 에너지를 사용하기 위해 거쳐야 하는 과정을 이해하기 위해 우리는 신진대사 단계를 둘로 나누었다.

소화단계 | 우리의 시상하부는 신체 여러 곳에서 배가 고픈지 아닌지에 대한 신호를 받아 신진대사를 조율하며, 그 결과로 몸은 활동하는 데 필요한 에너지를 얻게 된다. 인체는 간과 근육에 단순당을 글리코겐 형태로 잠시 저장해두는 단기 에너지 저장소를 갖고 있다. 우리가 음식물을 섭취하면 혈액 내에 포도당이 흡수되고 그 포도당을 나르기 위해 췌장에서 인슐린이 분비되며, 몸은 포도당을 필요한 만큼 사용한 다음 나머지는 글리코겐 형태로 저장한다. 혈당 수치가 떨어지면 췌장은 인슐린 분비를 멈추고 글루카곤이라는 호르몬을 분비한다. 글루카곤은 글리코겐을 포도당으로 전환시킨다. 그 결과 장에 포도당이 고갈됐을 때도 인체는 글리코겐을 포도당으로 전환해 중추신경계에 에너지를 보급한다 그림 3.7.

단식단계 | 우리가 잠을 자거나 오랫동안 음식물을 섭취하지 않을 경우, 몸은 신체기관이 제 기능을 유지할 수 있도록 에너지를 공급받아야 한다. 우리가 신진대사의 소화단계에서 이용 가능한 포도당을 전부 사용했다면 (인체는 글리코겐 단기 저장소에 약 300칼로리만 저장할 수 있다) 장기 저장소인 지방조직을 이용하게 된다. 지방세포에는 중성지방 형태로 지방이 비축되어 있다. 따라서 단식을 그만둘 때까지 지방을 이용해 생명을 유지하게 된다.

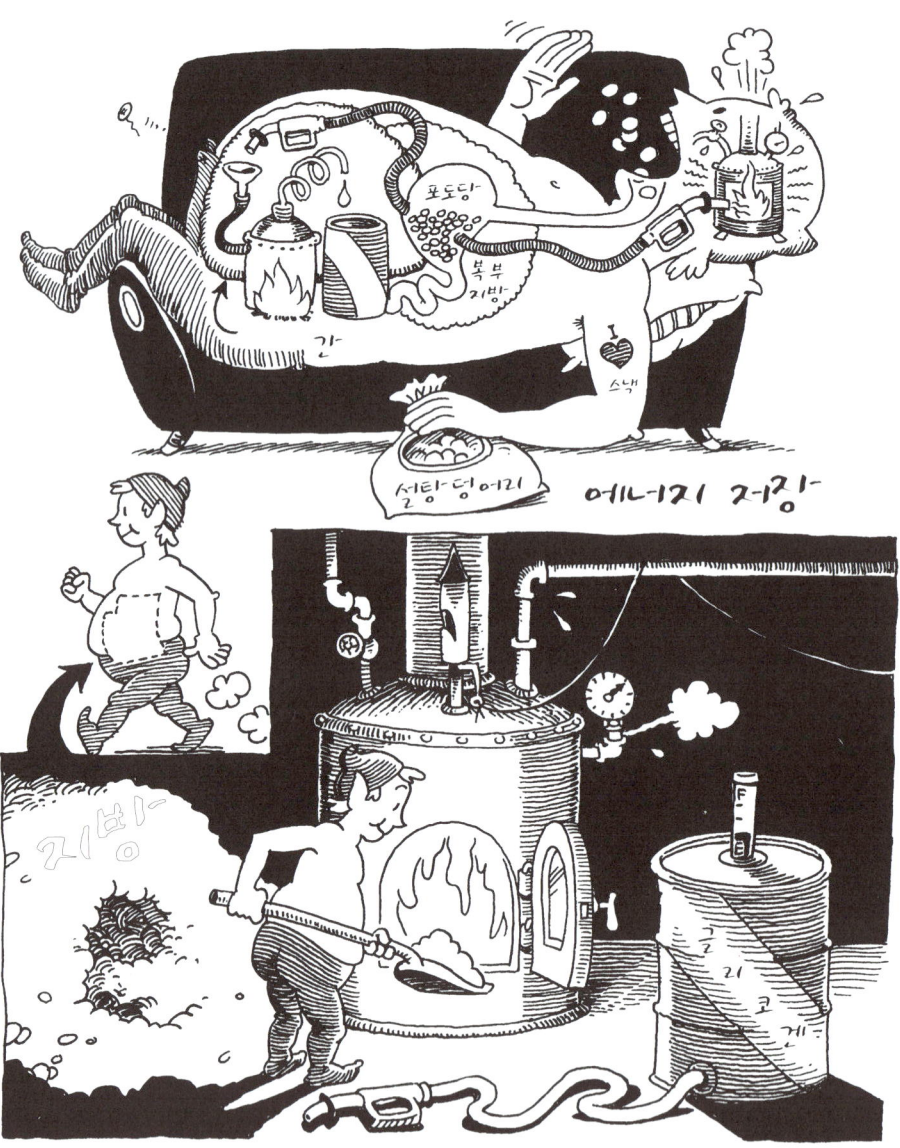

[그림 3.7] 최초의 타는 점

우리가 진수성찬을 맘껏 먹는 동안 간은 글리코겐 형태로 여분의 당을 저장한다. 이를 통해 이후에 여러 시간 먹지 않아도 뇌에 포도당을 보낼 수 있게 된다. 글리코겐 저장이 포화 상태에 이르면 후식으로 먹는 아이스크림은 지방으로 저장된다. 우리가 지방을 분해하려면 먼저 글리코겐을 모두 사용해야 하는데 그러려면 30분 이상 운동을 해야 한다. 몸이 자동적으로 지방을 태우기 시작하는 시간이 운동 후 30분부터이기 때문이다.

> **YOU 유익한 지침**

속도를 늦춰라

본격적으로 음식물을 섭취하기 전에 몸에 좋은 약간의 지방을 먹으면 뇌에 배가 부르다는 신호를 보내는 속임수를 쓸 수 있다. 식사하기 20분전에 70칼로리 정도의 지방을 섭취하면 6개의 호두, 12개의 아몬드, 20개의 땅콩 등 CCK 분비가 촉진되어 뇌에 배가 부르다는 메시지가 전달되고 위에서 포만감이 유지되는 시간도 늦출 수 있는 것이다. CCK 분비와 그렐린 감소가 효력을 나타내기까지는 20분 정도가 소요되며 이를 자극하는 데 필요한 지방은 약 65칼로리다.

이 경우 당신은 배가 고파서가 아니라 즐기면서 식사할 수 있으며 식사량 또한 줄어들게 된다. 즉 호르몬의 활동 가능성을 무력하게 만들면서 포만 중추가 작동하기 전에 식사를 끝마칠 수 있는 것이다. 같은 이유로 당신은 천천히 먹어야 한다. 지나치게 빨리 먹을 경우 포만 호르몬이 제 역할을 다하지 못하기 때문이다.

섬유질 알람을 아침에 맞춰놔라

일반적으로 섬유질을 섭취하면 건강이 좋아지고 화장실에 가는 횟수도 증가한다고 생각하지만, 섬유질은 위장관 도로의 과속방지턱일 뿐이다. 섬유질은 음식물이 회맹판을 통과하는 일을 늦춰줌으로써 위장관의 포만감이 더욱 오래 지속되도록 만든다. 그 결과 포만감은 증가하고 식욕은 감소하게 된다.

따라서 당신이 하루에 30그램의 섬유질을 먹겠다는 계획을 세웠다면, 가능한 한 아침에 섭취하도록 해야 한다. 아침에 섬유질을 섭취하면 단것이 먹고 싶고 다이어트의 굳은 결심이 힘없이 무너지는 시간대인 늦은 오후의 허기가 줄어들기 때문이다.

아침식사로 먹기 좋은 섬유질 음식에는 오트밀과 시리얼, 통곡물, 과일 등이 있다. 12장의 YOU 다이어트의 아침식단에는 섬유질이 풍부하게 포함돼 있다. 에그 화이트 오믈렛이나 통밀빵에 시리얼과 야채를 곁들인 식단 그리고 아침 간식인 사과에는 섬유질이 풍부하게 들어 있다.

섬유질은 혈당 수치를 조절하고 인슐린 수치를 감소시킬 뿐 아니라 하루 최대 18시간까지 칼로리 섭취를 줄여준다. 식사 전이나 잠자리에 들기 전에 1~2그램의 섬유질을 섭취하기 시작해 천천히 5그램까지 늘려라. 한꺼번에 많은 양을 먹으면 방귀대장 뿡뿡이보다 더 많은 가스를 배출하게 될 것이다. 식사하기 1시간 전에 섬유질 1그램을 꾸준히 섭취한 사람이 8주 만에 3킬로그램 감량에 성공한 사례를 보여주는 연구도 있다.

그릇 크기를 줄여라

많은 양의 음식은 위의 강적 중 하나다. 몇몇 연구 결과에 따르면 몸에 좋지 않은 음식이 큰 접시에 담겨 있을 경우, 작은 접시에 같은 양이 담겨 있을 때보다 3분의 1 이상이나 더 먹게 된다고 한다. 지나치게 큰 그릇과 컵에 음식이 담겨 있을 경우, 사람들은 배고픔을 달래기보다 무의식적으로 많이 먹는 게 남는 거라고 생각해 필요 이상으로 많이 먹게 되는 것이다.

그렇다고 갑자기 모든 것을 줄일 필요는 없다. 먼저 식욕이 충족되었을 때 시각적, 심리적으로 만족감을 줄 수 있는 크기의 그릇으로 바꿔라. 시각적인 만족이 포만감을 결정하는 요소 중 하나라는 사실을 보여주는 많은 연구 결과가 그릇 크기의 중요성을 증명하고 있다. 같은 이유로 포장용기에 든 음식을 절대 그대로 먹어서는 안 되며, 음식을 그릇에 담을 때는 주먹크기가 적당하다는 것을 늘 기억해야 한다.

천천히 먹어라

위에서 나는 꼬르륵 소리는 식욕을 자극하지만, 그것이 배고픈 정도를 말해주는 것은 아니다. 꼬르륵 소리는 먹으라고 재촉은 해도 먹어야 할 양에 대해서는 나 몰라라 한다. 식사량이 중요한 이유가 여기에 있다.
지나치게 많은 양을 급하게 먹을 경우, 몇 시간 후면 다시 허기를 느끼게 된다. 그러므로 급히 서둘지 말고 CCK가 활동하기까지 기다려야 한다. 견과류가 식욕을 감소시키는 데는 약 20분이 소요되기 때문이다.

고추를 먹어라

오전에 고추를 먹으면 오후에 섭취하는 음식량이 줄어든다. 고추에 들어 있는 캅사이신 성분이 전반적인 칼로리 섭취량은 줄여주면서 신진대사는 촉진시켜 주는 촉매제 역할을 하기 때문이다. 이 성분은 장에서 보내는 감각 정보가 뇌에 전달되지 못하도록 하는 효과도 있다. 캅사이신은 배가 고픈 장이 뇌에게 보내는 메시지를 아예 살해하거나 적어도 기절시킴으로써 효과적으로 식욕을 감소시키는 데 기여하는 것이다. 그러니 에그 화이트 오믈렛에 고추를 듬뿍 넣어라.

• YOU 테스트

당신의 입맛은 민감한가?

우리는 우리가 좋아하는 음식이 다른 사람에게는 방독면을 찾게 만들 수도 있다는 사실을 잘 알고 있다. 혀와 관련된 유전적 특질은 체중관리에서 훨씬 더 중요한 역할을 할 수 있다. 예를 들어 혀는 우리가 제대로 된 음식을 먹지 않거나 후식을 걸신들린 듯 먹어치우는 일에 제동을 걸 수 있다.

만약 당신이 '입맛이 민감한 사람 supertaster'이라면 과일과 채소가 별로 맛이 없다는 이유로 그것을 먹지 않을 것이고, 그 결과 당신은 과일과 채소에 들어 있는 영양소를 충분히 섭취하지 못해 대장용종이나 대장암 같은 질병에 걸릴 확률이 높아질 것이다. 따라서 당신은 필요한 영양분을 얻기 위해 종합비타민제를 먹거나 샐러드 혹은 후식을 섭취해야 하고, 아니면 빵에 토마토소스를 발라서라도 과일과 채소를 먹어야 한다.

만약 당신이 '입맛이 무딘 사람 undertaster'이라면 단것을 지나치게 많이 먹기 쉬운데, 이는 포만감을 얻기 위해 한 가지 맛을 고집하기 때문이다. 전문가들에 따르면 전체 인구 중 25퍼센트는 입맛이 민감하고, 25퍼센트는 입맛이 무디며 나머지 50퍼센트만이 입맛이 정상이라고 한다. 당신은 어디에 속하는가?

• **사카린 테스트** Saccharin Test • 물이 3분의 2 정도 든 컵에 사카린 한 봉지를 섞은 다음 맛을 보라. 이때 쓴맛과 단맛이 느껴질 텐데 어떤 맛이 더 강한지 알아내보라. 단맛이 더 강하게 느껴지면 당신은 입맛이 무딘 사람이며 쓴맛이 강하게 느껴지면 입맛이 민감한 사람이다. 만약 두 맛의 우

열을 가릴 수 없다면 당신은 입맛이 정상인 사람이니 걱정할 필요 없다. 오차를 줄이기 위해 한번 이상 실험을 해보는 것이 좋다.

• **파란 혀 테스트** Blue Tongue Test • 면봉을 이용해 혀에 파란색 식품착색제를 발라보라. 그러면 그 부분에 물방울무늬처럼 핑크색 원형조직이 생기는데 그것이 바로 혀의 유두 맛봉오리이다. 다음에는 4밀리미터 크기의 구멍을 뚫은 종이 한 장을 혀 위에 올려놓아 보라. 돋보기를 이용해 구멍 안에 몇 개의 유두가 있는 세어보라. 유두가 5개 이하면 입맛이 무딘 사람이고 30개 이상이면 입맛이 민감한 사람이다.

CHAPTER

4장 점검

뱃살에서 벌어지는

염증과의 위험한 전쟁

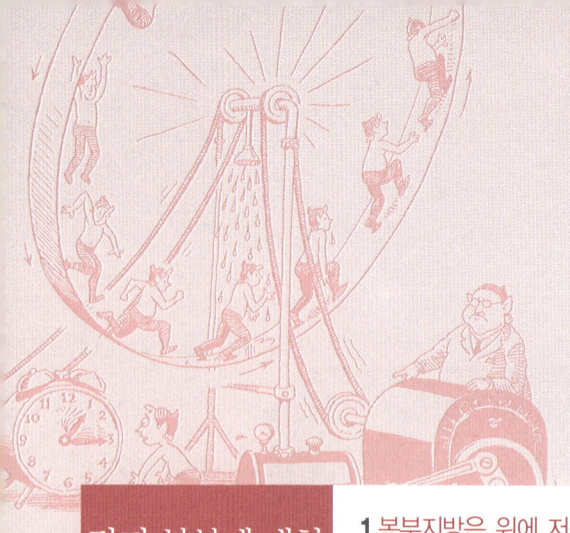

장과 복부에 대한 3가지 오해

1 복부지방은 위에 저장된다.
2 다이어트는 칼로리 조절이 핵심이다.
3 뇌는 음식에 감정적으로 반응하는 신체의 유일한 부분이다.

우리는 비만과의 전쟁에서 매일 국지적으로 벌어지는 작은 전투에 익숙해져 있다. 예선에서 이탈리안 드레싱과 사소한 신경전을 벌이고 본선에서 달콤한 디저트와 가볍게 치고 박고 하다보면 결국 타이틀전에서는 엉덩이와 청바지 사이에 한 치 양보 없는 팽팽한 대결이 펼쳐지곤 한다. 그러나 모든 체중감량전이 식탁이나 옷장에서만 벌어진다고 생각하는 것은 큰 착각이다. 당신이 먹거나 마실 때마다 장에서 수백만 가지의 포격전이 벌어지기 때문이다. 과도한 지방에 맞서는 당신의 외로운 성전에 가장 큰 영향을 미치는 것은 이 포격전이다. 당신의 장 깊숙한 곳에는 음식에 반응해 작용하는 아군 아니면 적군인 세포와 화학물질이 있다.

그러면 이러한 전투와 그것이 뱃살에 미치는 영향에 대해 알아보자.

우리 몸이 음식물에 들어 있는 칼로리와 지방에 따라 동맹을 맺거나 맞서 싸우는 것은 아니다. 몸은 미심쩍은 음식물이 소화기관을 통과할 때 그것이 염증을 일으키는 데 기여하면 적으로 돌리고 그렇지 않으면 아군으로 맞이한다. 여기서 말하는 염증은 남산만한 크기로 부풀어 오른 당신의 배나 무릎관절의 관절염이 아니라, 혈액에서 일어나는 염증의 화학적 반응을 의미한다. 혈관의 염증반응이 체중 증가의 중요한 원인이기 때문이다.

이러한 염증은 우리 몸 속에서 녹이 슬고 있는 것과 같다고 보면 된다. 산소에 노출된 금속이 녹슬 듯 활성산소 유해산소 가 우리 몸에서 무고한 세포를 마구 공격할 때 염증이 발생하는 것이다.

다양한 메커니즘을 통해 발생하는 염증은 특정 음식에 대한 알레르기 반응이 일어날 때, 간이 포화지방이나 트랜스지방에 반응할 때, 몸이 흡연이나 스트레스 같은 독소에 반응할 때 발생한다. 그밖에도 여러 가지 이유로 염증이 발생하는데 주요 원인은 음식에 있으며 그 정도는 천차만별이다. 이러한 염증반응은 고혈압, 고콜레스테롤혈증, 인슐린 저항성 같은 문제를 일으키고 이것이 동맥에 발생하는 염증을 더욱 악화시켜 심장병으로 가게 만든다.

✱ 당신의 참을성은 어느 정도인가? ✱

장에 있는 수억 개 이상의 신경세포는 위장관 통증에 즉각 반응하지만, 당신 스스로 느끼는 위나 장의 불편한 증상은 유전자에 따라 다르다. 특히 특정 음식에 대한 알레르기나 못견딤증(설사나 통증 같은 증상을 일으키는 것)은 타고난 기질(유전)에 따라 불편함 정도가 달라진다. 위장관에서 발생한 폭발을 처리하기 위해 약물을 투입할 수도 있지만 항염증 효과가 있는 음식을 섭취해서 폭발에 따른 화염을 진압할 수도 있다.

염증 포격전이 일어나는 동안 당신의 장은 지나치게 수축 혹은 팽창하는데 이것이 바로 통증의 원인이다. 어떤 사람은 그러한 내부 움직임에 둔감해 장에서 일어나는 일을 전혀 느끼지 못한다. 다음은 음식 못견딤증과 관련한 위장관 폭발의 몇몇 사례이다.

★ 효소결핍: 장에 우유나 곡류 같은 특정 음식의 대사과정에 필요한 효소가 결핍되어 있을 경우, 음식은 소화되지 않은 상태로 남게 되고 그것은 결국 게걸스러운 장내세균의 먹이가 된다. 이에 따라 장이 엄청나게 팽창해 BMW의 연료탱크보다 많은 가스가 차게 된다. 가장 흔한 것이 유당 못견딤증으로 유당 분해효소인 락타아제가 부족하면 장에서 우유의 유당이 소화되지 않고 그대로 내려가 장내세균의 먹이가 되는데, 이 세균들이 유당을 분해하면서 많은 가스가 생성된다. 두 번째로 흔한 것은 밀에 들어 있는 단백질 글루텐에 알레르기 반응이 일어나는 것이다(호밀이나 보리에도 글루텐이 있다).

★ 일반적인 위장관 장애: 설사나 복통 등의 증상을 보이는 과민성장증후군은 예민한 신경이 주원인으로 장벽腸壁에 염증이 난 결과이다. 예를 들어 우리는 매일 비슷한 양의 가스를 배출하는데 과민성장증후군 환자는 장내 가스로 인한 불편함을 더 예민하게 느끼기 때문에 더부룩한 느낌을 달고 살게 된다.

★ 심리적 반응: 특정 음식에 대한 거부감은 지독한 구토증을 유발한 음식을 먹은 경험 때문에 발생한다. 그 결과 다음에 그 음식을 보면 고통스런 후유증이 연상돼 자연스레 그 음식을 피하게 된다.

물론 감염이나 기생충(기생충은 세계에서 가장 성공적인 체중감량 수단이다. 하지만 우리는 피어팩터Fear Factor, 힘들고 끔찍한 상황을 견뎌낸 참가자들에게 엄청난 상금을 주는 미국 NBC의 리얼리티 프로그램 다이어트는 권장하지 않는다) 그리고 심각하면서도 치명적인 음식 알레르기 같은 극단적인 위장관 관련 질병도 있다. 문제는 누구에게나 어느 정도 과민증이 있지만 인식조차 하지 못한다는 사실이다. 따라서 우리는 소장이 우리가 먹은 음식에 대해 말하는 내용에 귀를 기울일 필요가 있다.

일단 특정 음식을 먹을 때마다 속이 불편하다는 사실을 알게 되면, 우선 당신의 장을 꼬이게 만든 그 음식을 피하거나 줄이거나 다른 음식으로 대체하면 된다.

염증이 생긴 장: 해부학

장에 이른 음식물은 알레르기를 일으키거나 장내세균에 의해 분해되거나 아니면 함께 들어온 다른 독소에 의해 장벽에 염증을 일으킨다. 음식물이 장에서 염증반응을 일으키는 것은 소화기관 전체에 수류탄을 투척하는 것과 마찬가지다. 그림 4-1. 몸에서는 이미 폭발한 수류탄에 대한 반응으로 더 많은 수류탄이 연쇄적으로 폭발하게 되고, 결국 대참사를 방불케 하는 소화대전이 일어나게 된다. 그 결과, 장에 더 많은 염증이 일어나는 것은 물론 혈액에도 많은 독소가 생기게 된다.

소화전선戰線을 따라 포격전이 벌어지는 동안, 우리 몸은 낯선 침입자를 감지하게 되고 그 범죄

토막상식

❖❖❖ 방귀 냄새가 지독한 사람이 있는가 하면 전혀 냄새가 나지 않는 사람도 있다. 특히 달걀이나 고기, 맥주, 콩, 콜리플라워처럼 황이 풍부한 음식은 장내세균에 의해 분해되어 곰도 기절시킬 만큼 냄새가 지독한 황화수소를 배출한다. 가장 이상적인 해결책은 이런 음식을 섭취하지 않는 것이지만, 고약한 냄새가 계속될 경우 녹색채소나 프로바이오틱(락토바실러스균과 비피더스균 같은 장내 유익균)이 해결책이 될 수 있다.

자를 잡기 위해 비만세포와 대식세포로 구성된 특수부대를 파견한다. 이 세포들은 우리 몸의 이물질을 잡아먹는 한편 신체의 다른 부분에 있는 보호세포들에게 적의 침입을 경계하도록 함으로써 면역반응 과정을 가동시킨다.

체질과 맞지 않는 음식물은 외부 침입자로 간주되고 대식세포는 재빨리 공격을 개시하며 몸의 구석구석에 전쟁이 시작되었음을 알린다. 그러면 신호를 받은 보호세포들은 이러한 음식물을 포함해 죄 없는 정상적인 세포들에게도 총알 세례를 퍼붓는데 이로 인해 혈관 내에 염증이 발생하고 만다. 마찬가지로 건강에 해로운 음식을 먹을 경우 면역반응을 촉발시키는 만성감염 같은 상태가 되어 염증이 생기게 된다.

우리 몸의 목표 중 하나는 포도당을 지속적으로 뇌세포로 보내 뇌세포가 제대로 기능할 수 있게 해주는 것이다. 그런데 염증이 생기면 이것이 뇌세포로 가는 당에게 방해공작을 펼쳐 필요한 만큼의 당이 뇌로 전달되지 못한다. 그 결과 우리 몸은 더 많은 당을 원하게 되고 이로 인해 단것을 더욱 많이 먹게 된다. 이로써 염증은 더욱 증가하고 똑같은 악순환이 반복되는 문제가 발생한다. 따라서 우리는 지방을 줄이는 데 심혈을 기울이는 동시에 우리 몸의 염증반응을 줄이는 데도 관심을 기울여야 한다. 그래야만 복잡하게 얽혀 있는 뱃살과의 전쟁에서 유리한 고지를 점령할 수 있기 때문이다. 특히 염증과 관련된 몇 가지 유전적 요소 다른 사람보다 염증이 더 쉽게 생기는 사람이 있으며 흡연자가 비흡연자보다 염증 발생률이 더 높다 가 있으므로 주의해야 한다. 가장 중요한 것은 염증이 곧 체중 증가로 이어진다는 사실이다. 유레카! 당신이 몸의 염증반응을 감소시킬 경우, 체중과 뱃살도 따

토막상식

❖❖❖ 락토바실러스균이나 비피더스균 같은 프로바이오틱은 소장의 장내세균 분포를 건강한 유익균들로 대체시킨다. 특히 항생제 복용 후에는 더욱 효과적이다. 장내 유익균은 장내 유해균의 활동을 억제하는데, 그로 인해 위장관 자극 증상이 줄어들고 가스도 덜 차게 되며 야만적인 염증 전쟁이 발발할 위험도 줄어든다.

라서 줄어들게 될 것이다. 장내 염증이 많을수록 우리 몸은 음식물의 칼로리를 효율적으로 사용하지 못하게 되고 기분도 가라앉는다. 기분이 가라앉으면 우리는 기분을 좋게 하기 위해 좋지 않은 음식을 폭식하게 된다. 몸에 좋지 않은 음식을 폭식할수록 우리는 스트레스에 제대로 반응할 수 없게 되고 몸에는 더 많은 염증이 생긴다. 그리고 몸에 염증이 많을수록 다음과 같은 상황에 발목이 잡힐 확률이 높아진다.

★ 당뇨병
★ 고혈압
★ 나쁜 LDL 콜레스테롤 증가
★ 그밖에 체중을 증가시키고 건강을 해치는 데 기여하는 다른 모든 조건

결론은 간단명료하다. 염증은 동맥의 탄력을 감소시키고 혈관이 녹슨 상태인 동맥경화증을 증가시켜 우리 몸을 늙게 만든다. 또한 염증은 우리의 DNA를 손상시키고 세포가 암에 걸릴 확률을 높이며 감염의 위험도 증가시킨다. 더욱이 염증 매개체가 동맥에서 싸울 때는 그것이 다른 곳을 방어할 수 없게 되는데 이런 상황은 자신의 조직을 외부 침입자로 잘못 간주해 공격하는 자가면역성 질환 류머티즘 관절염이나 갑상선질환 의 발병률을 증가시킨다. 이것이 끝이 아니다. 염증은 몸에 스트레스를 주고 몸을 살찌운다. 그러므로 우리는 비만의 원인으로 도넛이나 파스타만을 탓해서는 안 된다. 비만은 염증의 질병이기 때문이다. 남은 소화여정에서 우리는 음식이 염증에 영향을 미치는 방식과 염증이 지방에 영향을 미치는 방식을 알아보기 위해 세 군데의 소화 이정표에 들를 것이다.

토막상식

❋❋❋ 방귀를 촉진시키는 두 가지 주요 원천은 우리가 흡입한 공기로부터 배출된 가스(20퍼센트)와 장에서 장내세균에 의해 분해된 음식물에서 배출된 가스(80퍼센트)이다. 장내세균은 단순당과 섬유질, 우유(유당 분해효소가 부족한 경우)를 매우 좋아하며 결과적으로 이산화탄소, 질소, 메탄으로 구성된 가스를 많이 발생시킨다. 당신이 흡입하는 공기를 줄이려면 담배, 껌, 탄산음료 등을 입에 대지 않거나 음식과 음료수를 지금보다 더 천천히 섭취해야 한다.

음식 주간선도로: 소장

길이가 무려 6미터 신장의 3배가 넘는 길이에 달하는 소장은 제2의 뇌라고 할 수 있다. 이곳에서 어떤 음식이 체질에 맞고 또 어떤 음식이 우리 몸에 반항하는지 결정하기 때문이다.

지방 주차장: 그물막

위 옆에 위치한 그물막은 주요 지방 저장창고라고 할 수 있다. 대체로 음식물의 일부가 저장되지만 최악의 경우 불필요한 음식물 전체가 저장되기도 한다. 가능한 한 이 주차장이 텅 비어 있는 것이 이상적인 상태이다. 하지만 체중이 증가하면 우리의 복부는 자연스럽게 지방을 받아들이게 된다. 그물막 사이사이에 가득 쌓인 지방을 내장지방이라고 한다.

더욱 중요한 것은 그물막이 우리 몸에서 스트레스 측정기 임무도 수행한다는 사실이다. 유레카! 곧이어 더욱 자세히 설명하겠지만 배가 나온 정도를 통해 만성 염증의 원인인 만성 스트레스 정도를 가늠할 수 있다. 즉, 배가 많이 나온 사람은 만성 스트레스를 심각하게 겪고 있다고 할 수 있다.

신체 우체국: 간

간은 우리 몸에서 두 번째로 무거운 기관으로 신체에서 가장 무거운 부분은 피부이며 간보다 두 배 더 무겁다 신진대사 기계이다. 간은 마치 우체국처럼 들어온 모든 우편물 영양소와 독소을 받아들이고 분류한 다음, 독성을 제거해 우리 몸이 에너지로 이용할 수 있도록 다양한 목적지로 내보낸다.

이 세 기관은 모두 다른 역할을 수행하지만 그들의 관계를 종합해보면 다음과 같다. 먼저 소장이 음식물을 소화 흡수하면 그물막이 영양소 저장을 도와준다. 이때 소장과 그물막에 염증이 생겨도 큰 전투는 모든 염증반응의 본거지인 간에서 벌어진다. 그로 인해 우리 몸은 지방을 저장하게 되고 지방의 부정적 영향을 몸소 체험하게 된다.

장의 생리기능이 항상 아름답기만 한 것은 아니지만, 우리는 장의 진정한 목표를 항상 마음속에 새겨두어야 한다.

이제부터 소화기관의 후반부에서는 음식물이 어떤 식으로 통과하는지 살펴봄으로써 체중 증가와 관련된 해로운 염증을 줄이는 데 도움이 되는 음식을 알아보자. 이 일에 성공할 경우 당신은 뱃살과의 전쟁을 끝내는 소화 평화조약에 도장을 찍을 수 있을 것이다.

✽ 복통과 목의 고통은 그들의 잘못 때문이 아니다 ✽

복통은 배 안에서 일어나는 일 때문이 아니라 배 밖에서 벌어지는 일 때문일 수도 있다. 한 연구에 따르면 식후 2~3시간 동안 복통이 지속되는 타이트 팬츠 신드롬(Tight Pants Syndrome)의 원인은 지나치게 타이트한 바지에 있다고 한다(그 연구자는 실제 허리둘레와 바지 허리 사이즈 사이에 무려 3인치나 차이가 난다고 한다). 흥미롭게도 같은 현상이 남성의 셔츠 사이즈에서도 나타난다. 남성의 3분의 2 정도가 목 사이즈가 지나치게 작은 셔츠를 구매하는데 이로 인해 두통, 시력저하가 나타나고 심지어 뇌로 가는 혈액의 흐름이 바뀌기도 한다.

소장은 제2의 뇌이다

흔히 "여성은 심장으로 생각하고 남성은 아랫도리로 생각한다"라고 말한다. 그러나 인체 해부학적으로 보면 뇌와 가장 비슷한 기관은 한밤중의 세레나데에 두근거리는 심장도 아니고 란제리 카탈로그를 보고 흥분하는 아랫도리도 아니다. 마치 잠자는 이무기처럼 장을 휘감고 있는 소장이 뇌와 가장 흡사하다.

순수한 생리학적 관점에서 소장은 제2의 뇌라고 할 수 있다. 소장은 뇌를 제외하고 가장 많은 신경말단 세포를 갖고 있으며 그 생김새 또한 뇌와 가장 흡사하다. 더욱이 소장은 뇌 다음으로 다양한 감정을 경험한다. 이 경우 당신이 느끼는 감정은 위장의 고통을 고스란히 드러내준다.

당신은 뇌를 통해 행동에 반응한다. 당신 남편이 손을 잡아주면 사랑을 느끼고 기념일을 잊어버리면 분노를 느끼며, 그가 축구경기장에서 셔츠를 벗어버리거나 스포츠센터에서 사진을 찍기 위해 털이 무성한 가슴을 자랑스럽게 두들일 때는 창피함을 느낀다.

이와 비슷하게 소장은 염증에 우호적인지 아닌지에 따라 음식에 다르게 반응한다. 음식에 따라 소장은 약간 언짢아하거나 약간의 복부팽창 분노하거나 가스 고집을 피우거나 변비 변덕스럽게 화를 내는 것이다. 설사

물론 무엇을 먹을 것인지를 결정하는 사람은 바로 당신이다. 하지만 소장은 비밀 스파이처럼 활동하며 당신의 몸에 들어오는 모든 영양소와 독소에 대한 정보를 수집한다. 또한 느끼고 생각하는 소장은 소화가 진행되는 동안 중요한 임무를 수행한다. 즉, 체질에 맞는 음식과 맞지 않는 음식을 당신에게 알려줌으로써 당신이 먹을 음식을 결정할 때 안내인 역할을 해주는 것이다.

이 모든 일은 음식의 흡수를 통해 알게 된다. 소장은 그 길이보다 무려 천 배나 넓은 소화 표면 면적이 있으며 이것은 마치 아코디언처럼 무수한 구석, 틈, 주름으로 이루어져 있다. 당신의 몸은 바로 이곳에서 대부분의 영양소를 흡수한다. 결국 장의 흡수 면적은 겉보기처럼 6미터가 아니라 6킬로미터 정도에 해당한다고 할 수 있다. 그러므로 당신이 엄청난 양의 음식을 소화할 수 있는 것은 당연한 일이다.

토막상식

❋❋❋ 미국인 중 약 10퍼센트가 지방간을 앓고 있는데, 이는 소장과 그물막으로부터 간으로 보내진 지방이 처리 과정에서 충분히 대사되지 않고 간에 덕지덕지 낀 상태를 말한다. 지방간이 심해지면 프랑스 요리 푸아그라 같은 형태가 되고 만성이 될 경우 간경화로 이어질 수 있다.

토막상식

❋❋❋ 지방을 하나의 기관이라고 한다면 그물막은 지나치게 충전된 기관이라고 할 수 있다. 그물막 지방(내장지방)은 다른 부위의 지방보다 더 많은 혈액을 공급받아 간에게 영양분을 우선적으로 제공하기 위해 가장 빠르게 대사되어 간으로 들어간다.

그런데 알레르기나 못견딤증으로 소장벽에 염증이 생기면 소화 표면 면적이 2백만 평방 센티미터에서 2천 평방 센티미터까지 급격하게 줄어들고 만다. 이는 장 표면세포가 팽창하거나 기능을 상실하기 때문이다. 이로 인해 소장이 영양분을 흡수하지 못할 경우 복통이 일어나거나 설사를 하게 된다.

우리가 이러한 장의 위기현상에 익숙해지는 동안 장의 감정

＊ 사람들이 체중 정체현상을 겪는 이유 ＊

우리는 몸을 자동차처럼 생각하는 경향이 있다. 속도를 높이고 싶으면 가속페달을 밟고 속도를 줄이고 싶으면 브레이크를 밟으면 된다는 식으로 말이다. 그러나 우리 몸의 신진대사 스위치는 그런 식으로 매끄럽게 작동하지 못한다. 우리는 우리가 기대하는 속도로 체중을 늘리거나 줄일 수 없다.

염증이 생기면 몸의 효율성은 저하되는데 이는 우리가 몸을 보호하기 위해 체중 증가를 감수하면서 더 많은 칼로리를 태워야 한다는 것을 의미한다. 체중이 줄고 염증이 감소하면 우리 몸의 효율성이 정상으로 되돌아오면서 우리가 이미 얻은 칼로리를 태울 필요가 없게 된다. 그 결과 우리가 몸에 좋은 음식을 먹고 그것을 효과적으로 소화시키게 됐음에도 체중이 일시적으로 정체된다. 이것은 당신이 아직 과체중 상태에 있더라도 비만 관련 질병에 걸릴 위험은 크게 줄어든다는 의미이다.

도 우리가 음식과 정상적인 관계를 맺지 못하는 방식에 영향을 미친다. 우리가 방전된 휴대전화처럼 무기력해지는 것은 소장이 우리에게 잘못 선택한 음식에 대해 말해주려고 애쓰는 중이기 때문이다.

만약 당신이 가족 전체의 소장을 꺼내 베란다에 늘어놓는다면 이때 라텍스 장갑 착용은 필수다 당신은 모든 소장이 비슷하게 생겼다는 것을 알게 될 것이다. 그것은 당신의 장을 휘감고 있는 고전적인 벌레 모양의 튜브이다. 기초 생리학 관점에서 우리 모두가 똑같은 뇌 구조를 갖고 있는 것과 마찬가지로 우리는 모두 똑같은 장을 가지고 있다. 그러나 모든 뇌가 같은 방식으로 기능하지 않는 것처럼 우리의 장 또한 같은 방식으로 기능하지 않는다. 유레카! 우리의 장은 미소나 웃음, 정치관, 종교만큼이나 다르다. 따라서 어떤 사람에게 기운을 북돋워주는 음식이 다른 사람을 헝겊인형처럼 무기력하게 만들 수도 있다.

원래 우리의 장벽은 근육질의 남성처럼 단단하고 강하다. 장에는 언제나 1조 마리가 넘는 장내세균이 살고 있기 때문에 대부분 유익균이지만 그중 500종류 정도는 잠재적으로 치명적일 수 있다 우리 몸은 철옹성 같은 구조를 통해 스스로를 지키면서 장내세균이 혈류에 침투하는 것을 막아낸다.

그러나 당신 몸이 포트녹스 Fort Knox, 막강한 보안 수준을 자랑하는 미 연방 금괴보관소에 맞먹는 벽에 의지하고 있을지라도 합법적인 방문객에게는 허가증을 부여할 수 있어야 한다.

즉, 영양분이 벽을 통해 혈액 내로 합류해서 신체기관이 제대로 기능하도록 하는 데 필요한 에너지로 이용될 수 있도록 해야 하는 것이다. 이러한 침투시스템의 작동방식 중 하나는 담즙을 이용하는 것이다. 담즙이 벽의 보안시스템에 속임수를 써서 지방의 혈액 합류를 가능하게 만든다.

무엇이 장에 남아 있고 무엇이 벽을 뚫고 나갈지에 대한 결정은 인체

토막상식

✳✳✳ 간혹 우리는 유명 연예인이 장세척을 받았다는 뉴스를 접하기도 한다. 그것은 그들이 장세척을 기적 같은 체중감량 치료법으로 생각하기 때문이다. 다음은 장세척 과정이다. 항문을 통해 대장으로 튜브를 삽입한 후 장의 구석구석에 용액을 뿌리면서 장을 청소한다. 그 다음 장내 내용물을 흡입해 배출한다(배출을 촉진시키기 위해 커피를 제공하기도 한다). 장세척의 목적은 독소를 제거하고 장을 '재가동' 하는 것인데, 장세척을 하면 숙변으로 불리는 폐기물을 쏟아내게 된다. 하지만 이것이 체중감량을 위한 것이라면 돈을 낭비한 꼴이다. 대장은 물만 흡수하기 때문에 장세척을 통해 어떠한 체중감량 효과도 얻을 수 없기 때문이다. 사실 당신이 하루만 굶어도 장세척에 맞먹는 대장 세척과 독소제거 효과를 얻을 수 있다.

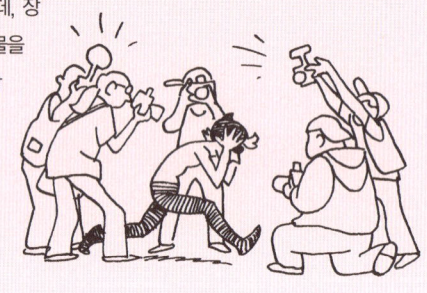

소화과정에서 이루어진 합의에 따른 것이며, 우리 몸에서 매일 벌어지는 염증 싸움도 그 일부라고 할 수 있다. 즉, 장벽이 염증을 일으킨 경우 몇몇 초대받지 않은 손님이 침입한 것이다.

원래 우리의 장 내에는 우리 몸에 파국을 초래하고자 어떻게든 장벽을 뚫고 혈액 내로 침입해 빠른 속도로 증식하려는 이들의 궁극적 목표다 이질적인 세균이 살고 있다. 그러나 이들이 장벽을 뚫기 위해서는 철통같이 장벽을 지키는 수비군과 싸워야 한다. 장은 우리 몸이 외부세계와 상호 작용하는 세 부분 중 하나다. 나머지 두 부분은 피부와 폐이다. 소장에서 면역체계의 일부인 비만세포와 대식세포는 외부 침입자와 맞서 싸우는 장의 방위대라고 할 수 있다.

소장에 들어온 음식은 장벽을 통해 이송될 때, 장 방위대의 검문을 받게 된다. 장 방위대는 공인된 신분증을 갖고 있는 음식, 즉 우리 몸이 원

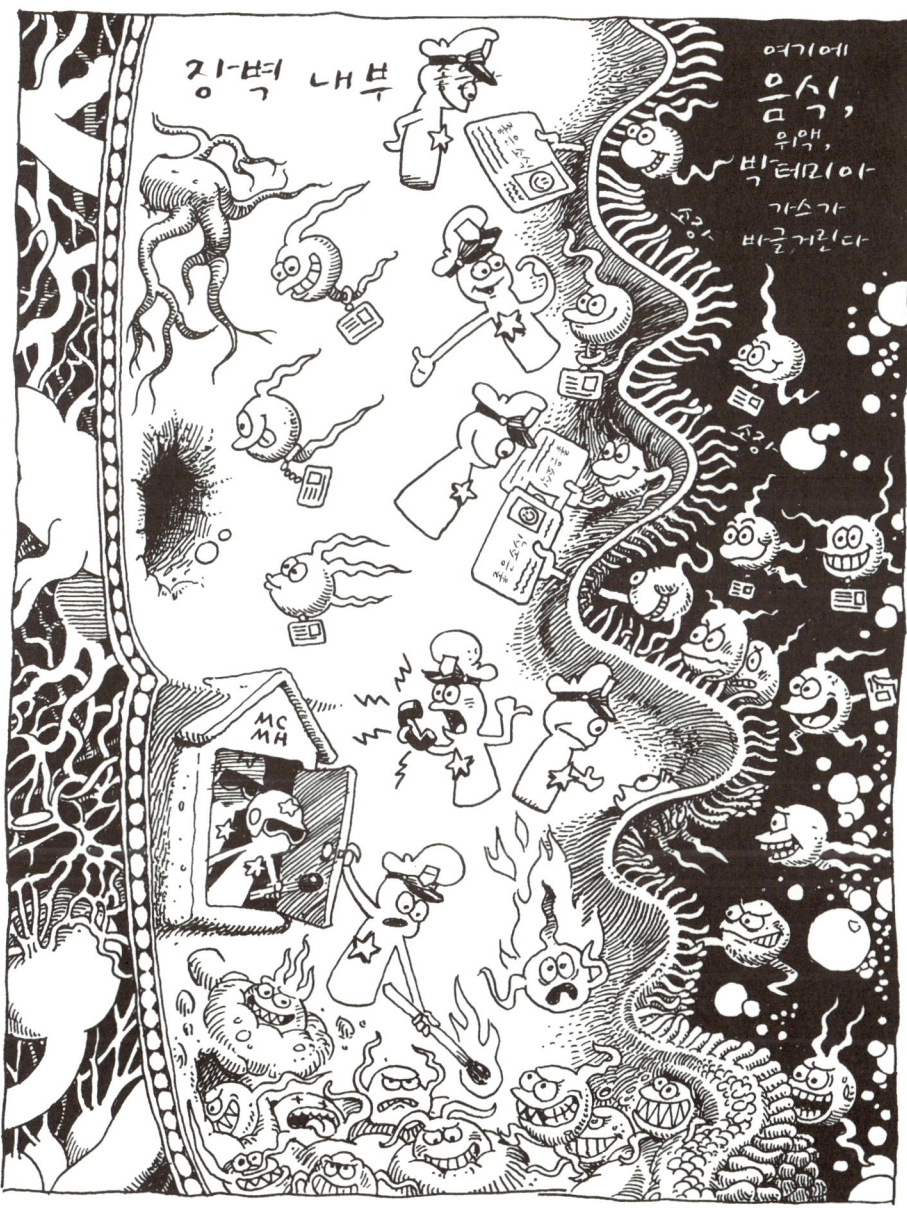

[그림 4.1] 내부갈등

음식과 독소는 우리 장에서 끊임없이 전선을 형성한다. 몸에 좋은 음식은 영양소를 제공하기 위해 전선을 통과하지만 독소는 면역세포로부터 공격적인 반응을 이끌어낸다. 그 결과로 발생한 염증 때문에 복부가 팽창하거나 가스가 차거나 복통이 일어난다.

토막상식

❋❋❋ 지금까지 수백 가지 종류의 약초나 그 보충제가 체중감량에 도움이 된다는 주장이 제기되기도 했지만, 대부분 그런 주장을 뒷받침할 만큼 충분한 연구 결과가 없으며 미국 식품의약청의 인정도 받지 못하고 있다. 문제는 안정성이다.
마황의 성분인 에페드라는 아드레날린과 비슷하게 작용해 체중감량을 촉진시키지만 심장병 발생 위험 또한 증가시킨다. 그러면 몇 가지 치료법과 그런 방법이 본래의 효과를 내지 못하는 이유, 그리고 그런 것을 체중감량 치료제로 봐서는 안 되는 이유를 간략히 소개하겠다.

★ **칼슘**: 체중감소를 촉진시키는 성분으로 알려져 있다. 실제로 칼슘 섭취가 부족할 경우 체중이 늘거나 비만이 될 확률이 높다는 사실을 보여주는 많은 연구가 있다. 칼슘 섭취를 통해 체중을 줄인 사람은 보통 단기간의 칼로리 제한 다이어트를 병행하기 때문에 그들의 체중감량은 오스카상 수상자들의 수상소감보다 더 예측 가능한 일이다.
★ **광귤(비터 오렌지)**: 광귤은 체중감소에 효과가 있지만 에페드라와 마찬가지로 심장박동과 혈압을 높이는 부작용도 일으킨다.
★ **키토산**: 조개류나 갑각류 껍질에서 추출한 키토산은 체내 지방 흡수를 방해해 체중감소 효과가 있는 것처럼 보이지만 여러 연구 결과 체중감소 효과가 없는 것으로 나타났다.

하는 음식은 통과시킨다. 그러나 체질에 맞지 않는 음식이거나 독소를 지닌 음식일 경우, 장 방위대는 더 많은 비만세포를 파견하고 장 전체에 시한폭탄을 설치한다.

이것이 바로 염증 포격전의 시작이다. 그 싸움의 결과 복통, 가스팽만, 구역질, 설사 같은 위장관 증상이 나타난다.

이것은 대단히 중요한데 그 이유는 이것이 먹을 것을 대하는 당신의 감정에 영향을 미치기 때문이다. 제2의 뇌로 불리는 소장에는 기분을 좋게 만드는 호르몬인 세로토닌의 95퍼센트가 존재한다.

당신의 기분은 먹는 방식에 영향을 미치고, 먹는 방식은 기분에 영향을 미친다. 당신이 기분을 가라앉히는 음식을 먹었을 경우, 기분을 좋게 해주는 음식을 이용해 잠시 자가 치료를 할 수 있지만 결국에는 장내에 염증이 생기고 체중이 증가한다. 이처럼 당신의 우울한 기분과 나쁜 식습관

✱ 우유 알레르기에 대처하는 법 ✱

만약 당신에게 우유 알레르기가 있다면 당신의 장은 헹굼 과정에 있는 세탁기 같은 상태가 되어 많은 불편함을 느끼게 될 것이다. 다음은 도움이 되는 몇 가지 방법이다.

★ 우유는 빵을 구울 때나 요리할 때 똑같은 양의 물, 과일주스, 두유, 쌀우유 등으로 대체할 수 있다.

★ 유제품 성분이 숨어 있는 음식을 주의한다. 예를 들어 일부 통조림 참치에는 우유 단백질 카제인이 들어 있다. 미국 식약청에서는 현재 우유 관련 성분을 포함하고 있는 식품의 라벨에서 비유제품(nondairy)이라는 용어를 삭제하라고 요구하고 있다.

★ 식당에서 식사할 경우 종업원에게 우유 알레르기가 있음을 말한다. 많은 식당에서 스테이크 혹은 다른 요리를 굽거나 맛을 낼 때 우유로 만든 버터를 이용하지만 당신이 먹을 때는 그것이 녹아서 흡수된 상태이기 때문에 알아차리기가 어렵다.

★ 몇몇 원료는 우유 성분을 포함하고 있는 것처럼 보이지만 사실은 그렇지 않다. 코코아 버터, 타르타르 크림, 젖산칼슘 등은 유당 알레르기가 있는 사람이 먹어도 안전하다.

유당 못견딤증은 비유럽인에게서 많이 발견된다. 이것은 개인의 의지력보

다 유전자가 먹을 수 있는 음식과 그렇지 않은 음식에 대한 결정권을 쥐고 있음을 보여주는 또 다른 예라고 할 수 있다.

토막상식

❋❋❋ 우리 중 약 2.5퍼센트가 우유 알레르기를 갖고 있다. 이러한 유제품 관련 알레르기는 점점 증가하는 반면 땅콩 알레르기(잠재적으로 가장 치명적이다)는 증가하고 있지 않다. 이러한 음식에 대한 알레르기는 어린이나 청소년에게 더 많은 것으로 알려져 있는데, 이는 그런 음식이 이들에게 더 많이 노출되어 있기 때문이다.

이 반복되면 궁극적으로 몸은 지방 주차장에 의해 조절되는 화학적 스트레스 반응을 겪게 된다.

뱃살에 저장되는 스트레스

당신이 어느 정도로 스트레스를 받고 있는지는 뱃살을 보면 알 수 있다. 뱃살이 두꺼우면 두꺼울 수록 당신은 그만큼 많은 스트레스를 받고 있다고 할 수 있다.

지방 주차장인 그물막은 보통 옷걸이 위가 옷걸이 역할을 한다에 걸린 스타킹처럼 보이지만, 이것은 저장되는 칼로리에 따라 변화한다 그림 4.2. 그물막 지방이 거의 없는 사람의 위는 나일론처럼 얇고 투명한 막이 걸려 있는 것처럼 보인다. 반면 장막지방이 많은 사람의 위는 방한복 바지가 매달려 있는 것처럼 보인다. 지방세포가 너무 비대해 그물이나 막 따위의 흔적은 눈을 씻고 찾아보아도 찾을 수가 없다 체중이 증가하는 것은 지방세포의 숫자가 늘어나는 것이 아니라 이미 존재하는 지방세포의 크기가 커지는 것이다.

물론 유전적 소인도 당신이 꽉 찬 주차장 엄청난 복부지방을 갖게 될지 아니면 텅 빈 주차장을 갖게 될지를 알려준다. 그러나 생활 속에서 받는 스트

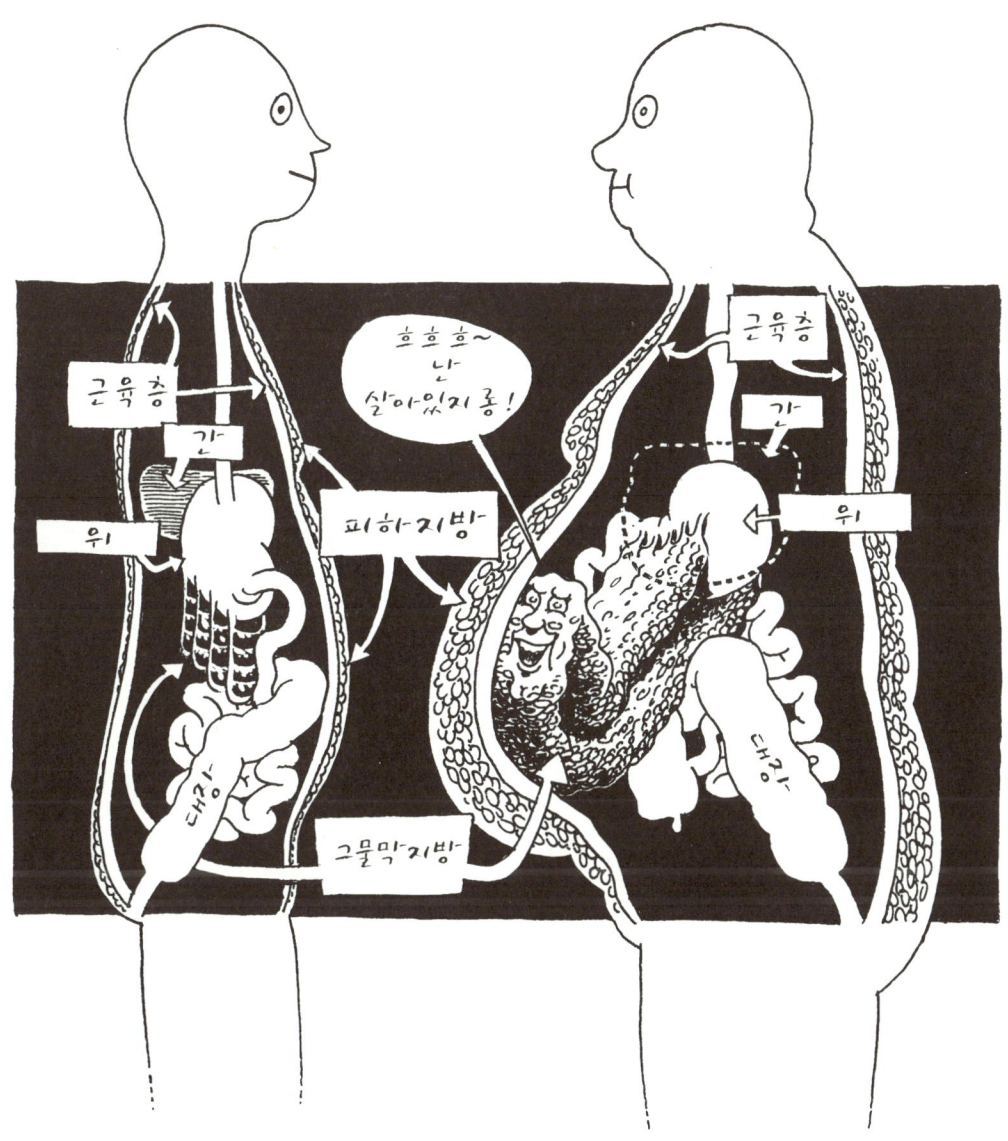

[그림 4.2] 올챙이배 만들기

모든 지방이 피하에만 존재하는 것은 아니다. 배의 근육을 지나 안쪽 깊은 곳에는 마치 옷걸이에 걸린 스타킹처럼 그물막이 위 밑으로 늘어져 있다. 지방이 그물막에 쌓이기 시작하면 그물막은 장 주변을 에워싸면서 끔찍한 올챙이배를 만들게 된다.

도막상식

✳✳✳ 우리 몸의 장기와 조직은 대부분 생존을 위해 다양한 에너지원을 이용할 수 있도록 적응해 왔다. 아직까지도 포도당만을 에너지원으로 고집하는 곳은 뇌와 고환 두 곳뿐이다. 진화의 단서는 종종 이런 사실에서도 찾을 수 있다.

레스가 당신의 복부지방 두께를 결정하는 데 더 커다란 역할을 수행한다. 이제 그 작동원리를 설명하겠다.

역사적으로 인간은 두 종류의 스트레스를 겪어 왔다.

첫 번째는 생사를 넘나드는 매우 긴박한 상황에서 받는 스트레스이다. 예를 들면 호랑이가 날카로운 송곳니를 번뜩이며 저녁거리를 찾아 빠르게 접근할 때를 의미한다. 이 싸움과 도주 시나리오에서 인체는 우리 조상들이 동굴을 향해 전력 질주할 수 있도록 심장박동수를 빠르게 하고 호흡을 가쁘게 하기 위해 신경전달물질인 노르에피네프린을 분비한다. 간신히 호랑이의 저녁거리가 될 운명에서 벗어나 어느 정도 안정을 찾게 되면, 그제야 허기가 느껴지고 불을 지펴 감자 몇 개를 구워먹어야겠다는 생각이 떠오르게 된다.

이것은 우리 몸이 급성 스트레스를 받는 동안에는 식욕을 유발하는 NPY의 분비가 억제되기 때문이다. 운동이 식욕을 낮춰주는 이유도 몸이 운동을 급성 스트레스로 감지하기 때문이다. 따라서 스트레스를 심하게 받게 되면 뱃살관리에는 유리하게 작용한다. 식욕은 없애주고 신진대사는 촉진시키기 때문이다.

두 번째는 가뭄과 기근에 맞서는 것처럼 장기간의 악전고투로 인한 스트레스이다. 호랑이와의 싸움에서는 30~40초만 땀을 흘리면 그만이지만, 먹고사는 문제는 우리 조상들이 결코 벗어날 수 없었던 지속적인 걱정거리였다. 이로 인해 그들은 만성 스트레스를 겪어야 했다.

기근이 닥치면 그들은 손에 넣을 수 있는 먹을거리는 모조리 확보하려 애썼고, 그들의 신진대사율은 에너지를 비축해둘 수 있도록 저하되었다. 물론 현대인은 기근을 걱정하지는 않지만, 먹을 것을 입에서 떼지 못하게 하고 신진대사율을 떨어뜨리는 현대판 만성 스트레스를 겪고 있다.

유레카! 우리 몸은 충분한 식량이 없을 때를 대비해 여분의 에너지를 저장하도록 만들어져 있다. 그러한 여분의 칼로리는 우리가 굶게 될 경우를 대비해 몸의 복부지방 저장소인 그물막에 저장된다. 그리고 몸의 에너지 순환을 중계하는 간은 즉각 이 그물막지방에 접근한다.

사람이 스트레스를 받으면 체내에서 스테로이드 호르몬인 코티솔이 다량으로 혈액에 분비된다. 예를 들어 호랑이의 추격이나 교통사고처럼 급성 스트레스를 받으면 코티솔은 잠깐 올라갔다가 떨어진다. 하지만 가뭄이나 끝없이 쌓이는 업무처럼 만성 스트레스를 겪는 동안에는 코티솔이 지속적으로 올라가 있기 때문에 이것을 처리할 방법을 찾아야 한다.

그물막에는 코티솔 수용체가 있고 혈액 속에 활성화된 코티솔은 결국 그물막이 나서서 그 수치를 낮추게 된다 불행히도 그물막의 활약으로 코티솔이 줄어들지라도 우리가 느끼는 스트레스가 함께 줄어들지는 않는다.

코티솔은 그물막지방이 쌓이는 것을 강력하게 촉진시키기 때문에 뇌에서 뭐라고 떠들어대든 뱃살과 허리 사이즈는 당신이 스트레스에 얼마나 잘 대처하고 있는지를 나타내는 최고의 지표가 된다. 코티솔 수치가 계속 올라가 있으면 우리 몸의 신진대사는 엉망진창이 되고 만다. 인슐린에 대한 그물막 저항력이 거세진 결과, 포도당이 자신을 필요로 하는 세포에 흡수되어 적절히 사용되지 못하고 혈액 속을 헤매고 다니기 때문이다. 이로 인해,

> **토막상식**
>
> ✦✦✦ 세로토닌은 뇌에서 우울증 조절에 도움을 주는 물질이다. 이러한 세로토닌이 중추신경계에는 고작 2~3퍼센트밖에 없지만 장에는 무려 95퍼센트나 존재한다.

> **토막상식**
>
> ✦✦✦ 식품첨가제인 올레스트라는 생김새나 맛이 지방과 비슷하고, 요리할 때도 지방 대신 이용할 수 있지만 그 자체는 지방이 아니며 지방으로 흡수되지도 않는다. 일부 식품가공업체가 저지방, 저칼로리 식품을 만들 때 올레스트라를 이용하는 이유가 바로 여기에 있다. 문제는 올레스트라가 변을 묽게 만들고 몸에 좋은 지용성비타민(특히 카로티노이드)의 흡수를 방해한다는 것이다. 그러므로 올레스트라로 만든 감자튀김을 먹을 경우 녹황색 채소를 많이 먹는 것이 좋다.

★ 혈당이 지속적으로 높아져 조직이 망가지고
★ 섬세하게 균형을 이루고 있는 호르몬시스템에 동요를 일으키는 염증 촉진 화학물질이 과도하게 분비되며
★ 그물막이 그물막지방에서 분해된 지방산을 직접 간으로 보내 간으로 하여금 훨씬 더 많은 염증 촉진 화학물질을 분비하게 만든다.

염증과의 싸움

신진대사를 책임지고 있는 간은 장으로부터 혈액과 영양을 공급받는다. 간이 원하는 것은 감자튀김의 트랜스지방이 아니라 고기의 단백질과 빵의 탄수화물, 토마토의 리코펜, 그리고 치즈의 칼슘이다.

간은 새벽에 일어나자마자 마신 커피부터 자정이 넘어 먹은 간식까지 처리하느라 끊임없이 화학공장을 돌리며 일해야 한다. 몸 안에 들어온 모든 화학물질을 가공 처리해 인체가 사용할 수 있는 형태로 만드는 것이 간의 역할이기 때문이다.

그런데 장이 지방 호위대를 간문맥으로 한꺼번에 쏟아내면 간은 이들을 고삐 풀린 망아지로 생각해 기를 쓰고 이 음식물을 대사시키기 위해 노력한다. 그 결과 몸을 보호하고자 추가적으로 염증 촉진 화학물질이 분비된다. 그림 4.3

영양소는 간에서 두 가지 물질을 만나게 된다. 장 고속도로를 따라 세워져 있는 소화마을에서 염증을 촉진시키는 무질서하고 소란한 악동 클럽

> **도막상식**
>
> ✱✱✱ 동물을 대상으로 한 연구에서 자몽오일 냄새가 식욕을 억제하고 체중을 줄이는 데 효과가 있음이 증명되었다. 일주일에 세 번 15분간 자몽오일 냄새에 노출된 쥐가 그 효과를 톡톡히 보았던 것이다. 아직 그 원인은 확실히 밝혀지지 않았지만 자몽오일이 간 효소에 영향을 미치는 것으로 추정된다.

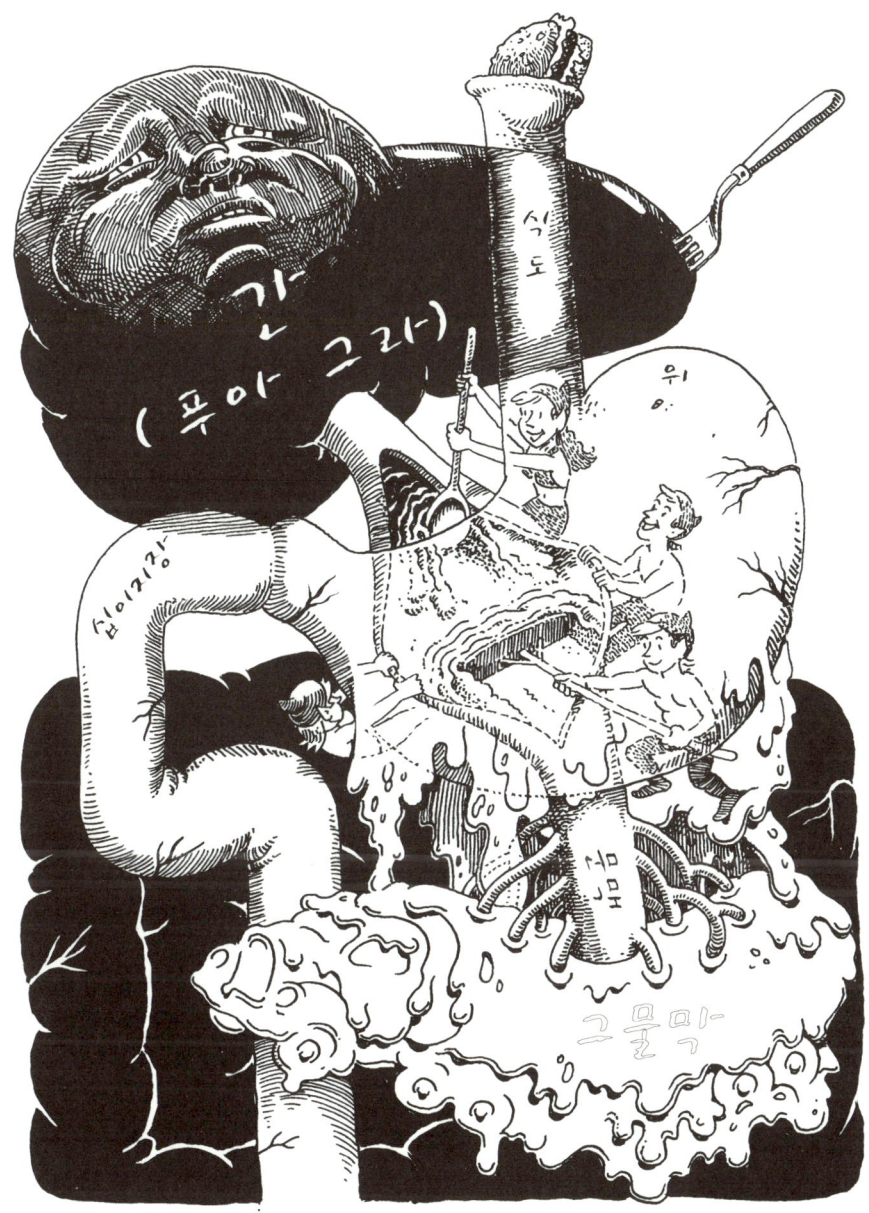

[그림 4.3] 유독물질 폐기

장을 통해 흡수된 모든 영양소는 간문맥을 통해 간을 통과한다. 이때 그물막에 저장되어 있던 과도한 지방과 염증 촉진 화학물질 또한 덤프트럭에 실려 한꺼번에 간으로 곧장 버려진다. 그 결과 일련의 유독한 단백질이 몸 전체로 배출될 수 있다.

하우스를 만날 수도 있고, 염증을 가라앉히고 몸에 좋은 일을 하는 훌륭한 비영리단체를 만날 수도 있다.

간에서 카파B 또는 NF-카파B라고 불리는 악동 클럽하우스 화학물질 분비를 자극하는 음식을 취하게 되면 몸에는 염증반응이 일어나게 된다.

동시에 세포가 포도당을 제대로 받아들이지 못하게 되면서 배고픔을 느끼게 된다. 세포 내로 들어온 포도당이 뇌의 포만중추를 자극해 배고픔을 느끼지 못하게 하는데, 그런 역할을 하는 포도당의 발목이 잡혀 있기 때문이다. 이때 당신은 염증 반란을 제압하는 음식이나 항염증 효과가 있고 선행물질의 분비를 자극하는 음식을 먹을 수도 있다 그림 4.4. 이 선행물질을 PPAR peroxisome proliferator-activated receptor 이라

* 감염과 염증 *

우리 몸에 있는 세포 중에서 당신이 소유할 수 있는 것은 10퍼센트뿐이다. 나머지 90퍼센트는 피부와 점막 그리고 장에 살고 있는 미생물(세균이나 바이러스)의 소유이다. 장에 살고 있는 미생물은 과일과 채소에 들어 있는 섬유질을 소화하는 데 필요한 효소를 제공한다. 만약 효소가 제공되지 않으면 섬유질은 소화되지 않은 채로 소화기관을 통과하게 될 것이다. 장에 세균이나 바이러스가 없다면 한 입에 100칼로리라는 식품의 경고 라벨은 터무니없는 허풍이 되고 만다.

한 실험 결과를 보면 어떠한 세균에도 노출되지 않은 채 키워진 쥐가 정상적인 쥐보다 30퍼센트 이상 더 많은 음식을 먹는데도 불구하고 체지방은 60퍼센트 정도나 적은 것으로 나타났다. 더욱 흥미로운 사실은 정상적으로 관찰되는 장내세균이 몸에 지방이 저장되는 것을 막아주는 단백질을 억제해 감염된 쥐가 더 많은 복부지방을 갖게 되었다는 점이다.

그러면 뚱뚱해진 쥐와 인간의 비만과는 어떤 관련이 있을까?

인도에서 발생한 조류 바이러스에 감염된 사람은 감염되지 않은 사람에 비해 지방이 16킬로그램 더 많은 것으로 밝혀졌다. 더욱 중요한 것은 체중 증가에 따른 정상적인 결과와는 반대로 그들의 콜레스테롤과 중성지방 수치가 떨어졌다는 점이다. 정확한 이유는 알 수 없지만 장내세균이 콜레스테롤까지 소화해 그 흡수량이 줄어든 것으로 추정된다.

미국에서 이뤄진 한 연구에 따르면 마른 사람은 11퍼센트에서만 바이러스가 발견된 반면, 비만한 사람은 30퍼센트에서 바이러스가 발견되었다고 한다. 그리고 바이러스가 있는 사람이 감염되지 않은 사람보다 몸무게가 훨씬 많이 나간다는 사실이 밝혀졌다. 쌍둥이를 대상으로 한 실험에서는 똑같은 유전자를 가졌음에도 감염된 쌍둥이가 감염되지 않은 쌍둥이보다 2퍼센트 더 많은 체지방을 갖는다는 사실이 드러났다.

결과적으로 지방세포가 면역세포와 비슷한 특성을 많이 공유한다는 사실이 밝혀진 것이다. 지방세포가 세균을 삼키면 면역시스템을 자극하는 호르몬을 분비하는데, 이러한 사실은 비만이 염증반응을 일으켜 염증표지 단백질인 CRP(C-reactive protein) 수치를 증가시키는 이유를 충분히 설명해준다.

그렇다면 비만의 원인인 세균 내전이 몸 안에서 진행 중이라는 사실을 어떻게 알 수 있을까? 만약 콜레스테롤과 중성지방 수치는 낮으면서 CRP 수치는 높으면 자가 검사를 해보는 게 좋다. Obetech(www.obesityvirus.com)에서 그에 필요한 모든 것을 제공해준다. 한 가지 짚고 넘어가야 할 것은 이 자가 검사를 통해 왠지 모를 불안감은 다소 줄일 수 있지만 전문 연구 분야에서 여전히 데이터를 모으는 중이고 치료법도 부족한 실정이므로 다른 접근법을 찾아보는 일도 필요하다는 사실이다. 적어도 현재까지는 그렇다.

고 부른다.

PPAR이 활성화하면 콜레스테롤과 염증뿐 아니라 포도당과 인슐린 수치도 감소하므로 그 효과가 탁월하다. 그런데 이러한 PPAR에 대해 사람들은 저마다 다른 유전적 기질을 갖고 있고, 또한 이것은 자동 시동기가 아니기 때문에 음식을 통해 동력을 제공받아야 한다.

이 PPAR과 NF-카파B를 세포 수준에서 살펴보면 우리가 왜 비만 체질을 갖게 되는지 알 수 있다. 모든 인간의 세포는 미래 성장에 대한 청사진을 갖고 있는 DNA에 의해 조절된다. 그런데 DNA가 돌연변이를 일으킬 경우, 빠르고 정확하게 재생하는 세포의 능력이 감소하게 되고 결국 우리 몸은 늙게 된다.

그렇다면 무엇이 DNA를 망가뜨리는 것일까? 그것은 바로 산화를 일으키는 몸의 염증반응이다. 우리 몸이 녹슬고 있다고 생각해보라. 다시 말해 염증으로 인한 화재를 제압하기 위해 부적절한 PPAR의 수치와 함께 NF-카파B의 수치가 증가해 DNA가 돌변하는 것이다.

그러면 우리가 DNA의 돌연변이와 산화, 그리고 염증을 막을 수 있는 방법은 없는 것일까?

물론 있다. 산화방지 효과와 항염증 성분을 지닌 음식을 먹으면 된다. 이러한 음식은 12장의 뱃살관리 프로젝트에서 자세히 다룰 것이다. 특히 이런 음식은 나이가 들면서 운동을 제대로 할 수 없거나 스트레스를 효과적으로 해소하지 못하는 사람들에게 효과가 있다.

당신이 승리하려면 PPAR과 NF-카파B 그리고 그들의 동맹군을 교묘하게 조절해 염증은 진정시키고 지방 저장은 감소시켜야 한다. NF-카파B에 살고 있는 훌리건을 진압하기 위해서는 고귀한 PPAR의 영향력을 몸 전체로 확대시킬 필요가 있다.

스트레스의 치명적 연쇄작용

현대인은 가뭄이나 기근은 겪지 않지만 과중한 업무, 대인관계 문제, 고속도로보다 더 긴 해야 할 일의 목록 때문에 우리 조상들과 마찬가지로 심각한 만성 스트레스를 겪고 있다.

> **＊ 희망의 손길 ＊**
>
> 음식을 얘기할 때, '무지방' 이라는 말이 나오면 일단 의심을 해봐야 한다. 그런 음식은 고무 씹는 맛이 나거나 아니면 지방을 대신해서 엄청난 당이 들어 있을 가능성이 크기 때문이다(아무리 무지방일지라도 엄청난 당이 들어 있다면 그것은 추월차선을 기어가는 굼벵이보다 더 위험한 요인이다).
>
> 식품 제조업자들의 목표 중 하나는 살이 찌지 않으면서 맛이 좋은 음식을 만들어 소비자가 일석이조의 효과를 얻도록 하는 것이다. 우리의 식습관을 바꿔놓을 수도 있는 그러한 물질 중 하나가 Z-트림이다. 이것은 귀리나 콩, 쌀, 보리 등의 껍질에 있는 섬유질로 만든 칼로리 제로의 천연 지방 대용품이다.
>
> 아직 Z-트림이 체중감량에 효과가 있다는 의학적 연구 결과는 없지만, 한 끼 식사에 섭취하는 총지방량을 25~50퍼센트까지 줄일 수 있음을 보여주는 몇몇 증거는 있다. Z-트림을 이용해서 만든 음식은 칼로리는 제로지만 지방이 제공할 수 있는 모든 맛을 갖추고 있다(맛이 더 좋고 부드러우며 입에 착 달라붙는다). 또한 Z-트림은 그 구성성분이 섬유질이기 때문에 배고픔을 자극하는 그렐린 분비를 억제한다. 단점이라면 Z-트림을 이용할 경우 음식에 함유된 유익한 지방의 이득을 잃을 수 있다는 사실이다.

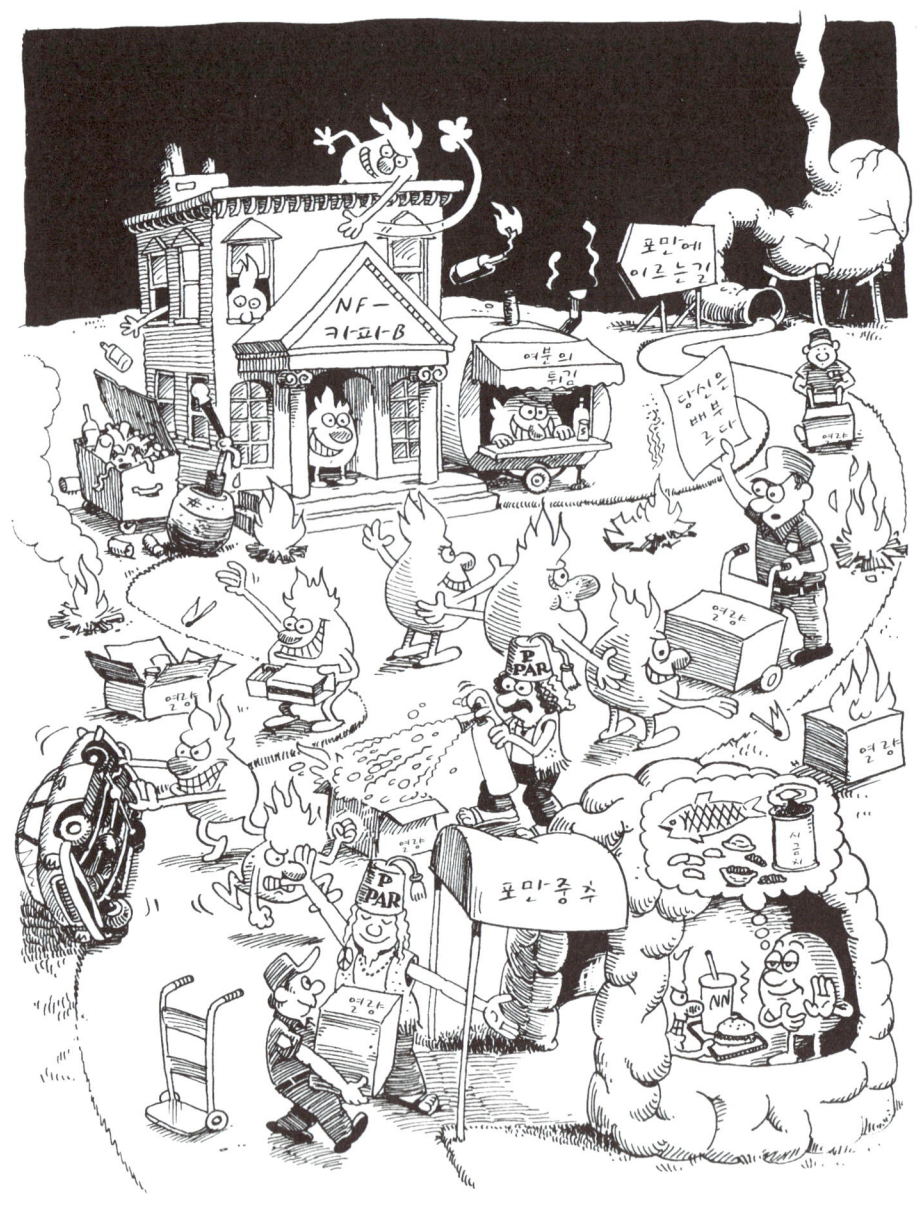

[그림 4.4] 파티 뒤끝

간으로 들어간 음식은 술 취한 악동처럼 행동하는 NF-카파B 단백질을 자극하거나 불길을 제압하는 침착한 수용체 PPAR을 자극할 수 있다. 우리가 지나치게 많이 먹었을지라도 PPAR이 파티를 주도한다면 부정적인 결과는 훨씬 줄어든다.

* 비만의 기이한 원인 *

사람들은 대부분 너무 많이 먹거나 운동부족으로 살이 찌는 거라고 생각한다. 그러나 몇몇 연구 결과는 남산만한 허리둘레의 책임이 과식과 신체 활동량 부족에만 있는 것이 아님을 보여주고 있다. 그러한 연구는 겨드랑이 냄새나 당신을 낳았을 때의 엄마 나이 등도 비만의 원인이 될 수 있음을 밝혀냈다. 평범하지 않은 몇 가지 비만 원인을 소개하겠다.

탈취제 | 겨드랑이 냄새를 없애기 위해 뿌리는 탈취제 중에는 신진대사를 방해해 체중 증가에 기여하는 화학물질을 포함하고 있는 것도 있다. 엘리베이터에 탄 사람들이 눈살을 찌푸리며 당신을 슬금슬금 피하는 불상사가 일어날 수도 있으니 탈취제를 아예 사용하지 않을 수는 없다. 하지만 적어도 알루미늄이나 폴리클로로바이페놀이 함유된 탈취제는 피해야 한다.

체온 | 에어컨과 보일러 같은 냉난방장치는 체중 증가에 기여한다. 그 이유는 당신이 추운 방에 있으면 몸이 정상체온을 유지하기 위해 더 활발하게 신진대사를 하기 때문이다(더운 방에서도 마찬가지다). 그러므로 겨울엔 집안 온도를 약간 춥게 유지하고, 여름엔 약간 덥게 유지하는 것만으로도 당신의 칼로리 연소 모터는 더 빨리 돌아가게 된다.

금연 | 니코틴은 지방과의 싸움에서 강력한 무기가 될 수 있다. 368쪽에 소개된 니코틴에 관한 설명을 읽어보라.

당신의 엄마 | 당신을 낳을 당시 엄마의 나이가 많으면 많을수록 당신은 그만큼 더 살이 찌기 쉽다. 따라서 당신이 늦둥이일 경우 그렇지 않은 경우보다 뱃살에 대한 경계를 더욱 강화해야 한다.

당신의 동반자나 배우자 | 뚱뚱한 사람은 뚱뚱한 사람을 배우자로 선택하는 경향이 있다는 것과 그로 인해 훨씬 더 뚱뚱한 2세가 태어날 확률을 높인

다는 것을 보여주는 많은 연구가 있다. 우리가 커플 매니저는 아니지만 패스트푸드점이 배필을 만날 최고의 장소가 아니라는 사실은 반드시 짚고 넘어가야겠다.

당연히 우리 몸도 만성 스트레스에 대해 우리 조상들의 몸과 똑같이 반응한다. 유일한 차이점이라면 우리는 엄청나게 많은 음식을 마음대로 주무를 수 있다는 것이다.

만성 스트레스는 칼로리 축적과 지방 저장이라는 고전적 주제를 충실히 따른다. 그 결과 우리의 그물막 크기는 거침없이 늘어나고 있다. 다음은 통제권에서 벗어난 지방의 순환과정이다.그림 4.5

- ★ 당신이 만성 스트레스를 겪고 있다면 몸은 코티솔과 인슐린 분비를 증가시킨다. 그리고 그것은…
- ★ 당신의 식욕을 증가시킨다. 그리고 그것은…
- ★ 당신이 고칼로리의 단음식과 기름진 음식을 탐닉할 기회를 증가시킨다. 그리고 그것은…
- ★ 당신 몸에 더 많은 지방이 쌓이도록 한다. 특히 그물막에 많이 쌓인다. 그리고 그것은…
- ★ 간에서 더 많은 지방과 염증 촉진 화학물질이 쏟아져 나오게 한다. 그리고 그것은…
- ★ 인슐린 저항성을 유발한다. 그리고 그것은…

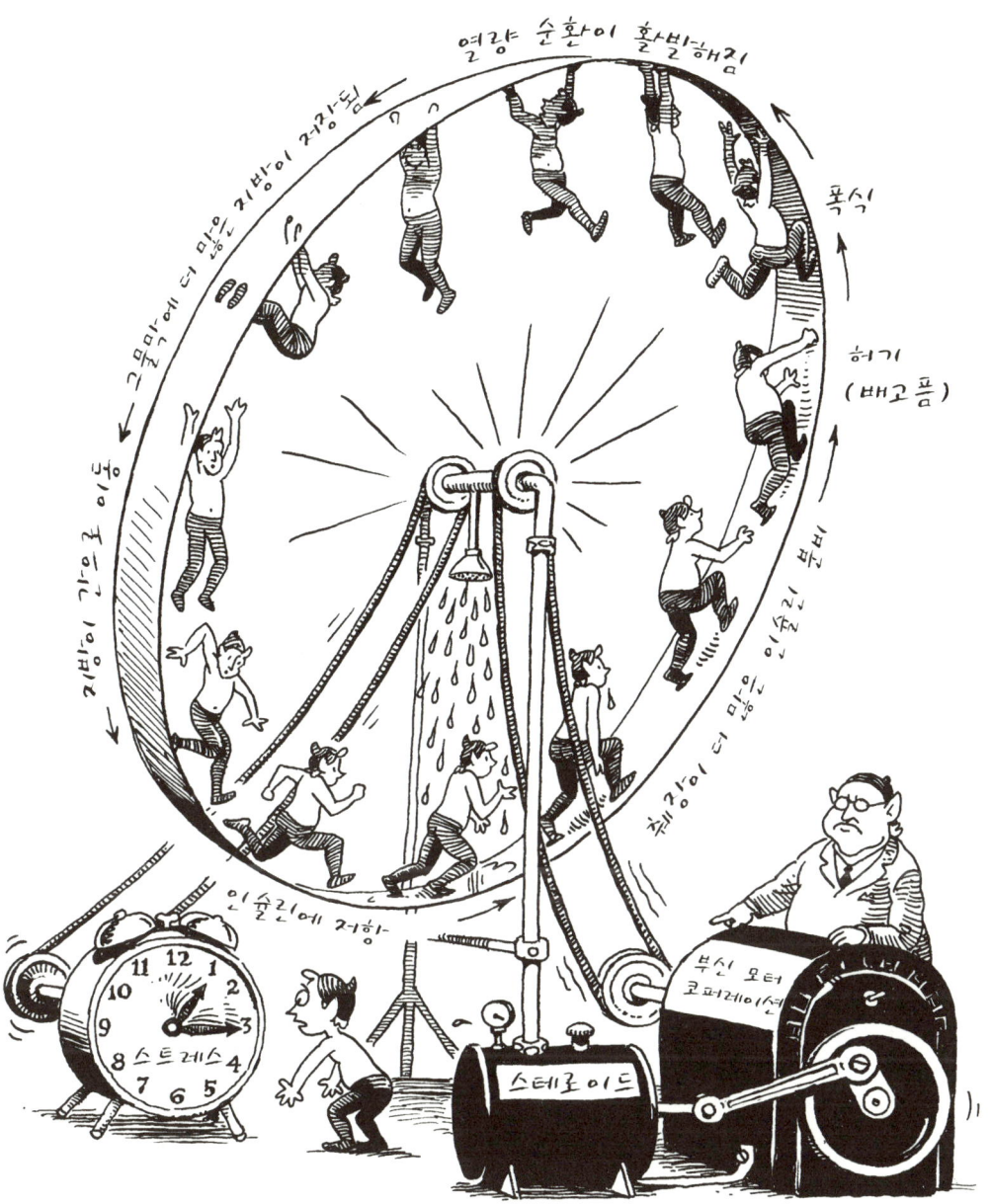

[그림 4.5] 스트레스 악순환

스트레스는 정상치 이상으로 호르몬을 분비시켜 배고픔을 느끼게 하고 지방을 저장하게 만든다. 그로 인해 염증이 증가하고 결과적으로 더 많은 스트레스를 받게 된다. 그러면 다시 똑같은 일이 반복된다. 이러한 스트레스 작동방식이 우리의 체중 증가에 막대한 영향을 미친다.

★ 췌장으로 하여금 더 많은 인슐린을 분비하도록 만든다. 그리고 그것은…
★ 재갈 물린 늑대보다 당신을 더 배고프게 만든다. 그리고 그것은…
★ 스트레스를 받아서 먹는 일과 폭식으로 스트레스를 받는 악순환을 불러일으킨다.

흥미로운 사실은 우리가 그물막에 더 많은 지방을 쌓아두고 있을수록 뇌가 받는 스트레스는 줄어든다는 점이다. 이것은 몸이 기근이 닥쳤을 때를 대비해 철저하게 준비를 해놔야 한다고 스스로를 안심시키기 때문이다. 당신의 그물막지방이 허리 사이즈의 지표인 동시에 스트레스를 재는 척도인 이유가 바로 여기에 있다.

✱ 나쁜 음식만큼 치명적인 것이 또 있을까? ✱

패스트푸드 체인점의 오너들만 "좋은 음식이나 나쁜 음식이 있는 것이 아니라 먹는 음식의 양이 문제"라고 말하는 것은 아니다. 아직도 수많은 영양사와 영양학자, 의사, 식품제조업자가 똑같은 생각을 하고 있다.
우리는 우리의 연구 결과를 근거로 그러한 의견에 정중하게 반대한다. 몸에 좋고 건강한 음식은 당신에게 포만감을 주고 몸의 염증을 감소시키며 요요현상을 줄여주고 더욱 젊게 만들어준다. 반면 몸에 나쁜 음식은 당신을 배고프게 만들고 몸의 염증을 증가시키며 요요현상을 증가시키고 더욱 늙게 만든다.
결국 당신이 감자튀김을 먹는다는 것은 맛은 있지만 영양 가치는 손톱만큼도 없는 칼로리를 섭취하는 것과 다름없다(감자튀김 두 개를 먹든 두 봉지를 먹든 그 결과는 마찬가지다). 그러므로 나쁜 음식은 폐기처분해야 한다. 포만감을 유지시켜 주는 좋은 음식은 영양가가 낮으면서 칼로리가 높은 나쁜 음식을 먹고 싶다는 욕구를 억제해주기 때문에 뱃살관리를 더욱 쉽게 해준다. 우리는 이러한 좋은 음식을 'YOU-th-FULL' 음식이라고 부른다.

YOU 유익한 지침

음식끼리 맞붙게 하라

지방과의 싸움에서 가장 좋은 무기는 태보 비디오도 아니고 몸에 붙이고 다니는 진동식 지방 분해기도 아니다. 건강에 유익하고 염증을 감소시켜주는 음식이야말로 최강의 무기이다.

비만을 불러일으키는 염증을 줄이기 위해서는 직접적으로 항염증 성분 혹은 항산화 성분이 있는 음식을 섭취하거나, 유익한 PPAR의 작용을 촉진하고 유해한 NF-카파B를 억제하는 성분이 들어 있는 음식을 섭취할 필요가 있다.

항산화 성분이 있는 음식은 종종 특유의 맛과 냄새, 색깔을 낸다. 따라서 항염증 성분이 풍부한 음식을 먹는다는 것은 결국 밝은 색깔의 더욱 맛있는 음식을 먹는 것이라고 할 수 있다. 음식은 일단 맛있어야 한다. 당신은 하나의 재료를 두 종류의 음식으로 이용함으로써 그것을 두 배로 맛있게 즐길 수 있다. 예를 들어 햇볕에 말린 토마토 조각을 토마토소스에 찍어 먹거나 말린 사과를 사과소스와 함께 먹을 경우 맛이 더욱 좋아진다.

다음은 항산화 효과나 항염증 효과 때로는 둘 다가 있는 것으로 알려진 음식의 목록이다. 물론 이러한 음식으로 몸무게가 1톤가량 줄지는 않을 테지만, 항염증 효과를 알고 있다면 이러한 음식이 몸무게와 상관없이 당신을 더욱 건강하게 살도록 도와줄 것이라는 데는 이의가 없을 것이다.

염증에 효과가 있는 것으로 확인된 식품

- **오메가-3지방산** — 어유에 풍부한 오메가-3지방산은 염증을 진정시켜주는 PPAR의 수치를 증가시킨다. 오메가-3지방산을 섭취하는 방법으로

우리는 일주일에 세 번 생선 120그램을 먹도록 권한다. 아니면 어유 추출 오메가-3지방산 보충제를 하루 2그램 먹거나 호두 같은 견과류를 하루 30그램 먹도록 권한다. 포화지방은 염증을 촉진시키고 트랜스지방은 오메가3지방산의 효과를 감소시킨다.

• **녹차** • 녹차에 들어 있는 카테킨은 지방 분해를 억제하는 동시에 NF-카파B의 분비도 억제한다. 세 달 동안 꾸준히 하루 세 잔의 녹차를 마실 경우, 5퍼센트 정도 체중을 감량하고 허리 사이즈를 줄일 수 있음을 보여주는 연구들이 있다. 식물 잎을 이용하지 않은 모든 차는 신진대사를 증가시키는 물질을 함유하고 있다.

| 염증에 효과가 있는 것으로 추정된 식품 |

• 적당량의 **맥주** • 동물실험에서 쓴쓸한 맛을 내는 맥주의 홉 성분이 PPAR을 활성화시키는 것으로 추정되고 있다. 다만 효과를 얻기 위해서는 하루에 한 잔만 마셔야 한다. 일주일에 맥주 21잔이나 와인 21잔 또는 위스키 21잔을 마신 사람은 다른 모든 위험요인과 상관없이 뱃살이 나오는 경향을 보였다.

• **터메릭** turmeric • 생강과 비슷한 강황의 뿌리줄기 부분을 터메릭이라고 하는데, 이것을 말려서 빻은 노란색 분말이 카레를 비롯한 여러 가지 요리의 향신료로 쓰인다. 여기에 들어 있는 활성성분 커큐민은 염증을 감소시키는 PPAR의 활동을 촉진시키는 것으로 추정된다. 단 소량만 첨가해야 한다. 약 8분의 1티스푼. 그 이상을 첨가할 경우 겨자맛이 나게 된다.

• **호호바 열매** 사실은 열매가 아니라 씨다 • 호호바 열매는 좋은 콜레스테롤 수치

와 배고픔을 달래주는 렙틴 수치를 증가시킨다. 또한 보충제인 호호바 추출물 보충제 시몬드신도 호호바 추출물이다 은 CCK를 활성화시키는 것으로 추정된다. 복용량은 보통 2.5~5그램이 적당하다 몸무게 1킬로그램당 50밀리그램으로 계산.

주요 성분

그 효능이 완전히 입증되지는 않았지만 일부 연구에서 항염증 효과를 보인 성분과 그 함유식품이 있다.

성분	함유식품
이소플라본	콩, 모든 종류의 콩 제품
리그난	아마씨, 아마씨오일, 호밀 같은 통곡류
폴리페놀	차, 과일, 채소
글루코시놀레이트	브로콜리, 콜리플라워, 케일 같은 십자화과 채소
카르노솔	로즈마리
레스베라트롤	레드와인, 포도, 포도주스
코코아	다크초콜릿
케르세틴	양배추, 시금치, 마늘

커피를 마셔라

커피는 으뜸가는 항산화 성분 식품으로 음식 섭취 욕구가 생길 때 폴리페놀이 풍부하고 칼로리가 낮은 커피를 선택할 수 있다. 당신이 카페인에 예민하다면 부작용을 없애기 위해 디카페인 커피를 마셔도 된다. 바나나 역시 항산화 식품이지만 바나나로 얻는 양은 커피의 7분의 1에 불과하다.

하나씩 제거해나가라

기분과 소화방식, 지방 저장방식을 바꾸려면 그 시스템의 근원까지 파고 들어야 한다. 특히 아무리 경미한 증상일지라도 어떤 음식이 당신에게 위장관 장애를 일으키는지 알아야 한다. 이를 위해 당신에게 장애를 일으키는 음식을 하나씩 지워나가라. 당신이 할 일은 적어도 연속 3일 동안 특정 그룹의 음식을 완전히 제거하는 것이다. 때로는 특정 음식의 이점을 알아내기 위해 하나의 음식을 제거하는 데 2~3주일이 걸릴 수도 있다.

테스트를 하는 동안 당신이 느끼는 모든 것을 기록하라. 예를 들어 활력 수준과 피로도는 어느 정도이며 화장실은 몇 번 갔는지를 기록하는 것이다. 특정 음식을 목록에서 삭제하거나 재등록한 시기도 기록하라. 그러면 당신의 기분을 좋게 만들거나 반대로 가라앉힌 음식을 알 수 있다.

다음은 우리가 제안하는 음식 목록이다.

호밀·보리·귀리를 포함한 밀제품, 유제품, 정제 탄수화물 특히 설탕, 포화지방과 트랜스지방, 인공색소 사실상 모든 식품에 들어 있어 완전히 제거하는 것은 거의 불가능하다.

이 테스트를 통해 당신은 자신만의 소화 소각로를 알게 되는 한편, 한번에 여러 날 동안 한 그룹의 음식을 제거하면서 늘 더 적은 양을 먹도록 몸을 훈련시킬 수 있다.

과식한 후에는 무조건 움직여라

만약 충동을 억제하지 못하고 엄청난 양의 음식을 먹었다면 당신에게 도움이 되는 방향으로 몸을 움직여라. 적어도 몇 시간 동안 깨어 있어야 하며 영양소 분해를 촉진시키기 위해 30분 걷기를 실천해 음식물을 지방으로 저장하는 대신 에너지로 사용해야 한다.

일단 음식물이 위로 들어갔으면 일부러 토해내려 하지 않아야 한다. 구토는 위를 상하게 하고 식도를 태우며 지나칠 경우에는 치아도 변색시킬 수 있다. 또한 과식을 한 후에는 절대 단것을 먹어서는 안 된다. 단것이 인슐린 분비를 촉진시켜 여분의 칼로리를 복부에 저장시키는 데 일조하기 때문이다.

해가 되는 음식을 골라내라

설탕을 많이 섭취하면 염증이 잘 생기므로 대체 감미료를 이용해 그 영향을 줄여야 한다. 설탕이 많이 들어간 음식은 혈당의 급격한 상승을 초래할 뿐 아니라 칼로리가 높아 이것을 즉시 태우거나 에너지로 사용하지 않을 경우 지방으로 저장된다. 물론 몇몇 감미료는 칼로리가 낮거나 아예 없지만 부작용도 존재한다.

흔히 다이어트 청량음료나 다이어트 식품에 들어 있는 감미료는 우리 뇌가 감지하지 못한다. 그러한 물질은 본질적으로 뇌의 포만중추에 보이지 않는 것이다. 그래서 뇌는 그 감미료를 음식에 포함시키지 않고 여전히 허기를 느낀 채 다른 음식으로부터 칼로리를 섭취하고자 한다. 이러한 감미료가 건강이나 체중감량에 어떤 영향을 미치는지는 아직 분명히 밝혀지지 않았다. 하지만 한 가지 분명한 것은 우리 조상들은 물에 스플렌다splenda, 최근 FDA의 승인을 받은 무칼로리 감미료를 넣어 마시지 않았다는 사실이다.

인공감미료는 칼로리는 낮을지 모르지만 복통이나 두통 같은 부작용을 일으킬 수도 있다. 만약 당신이 체중감량으로 고생하고 있거나 기분이 우울하다면 먼저 인공감미료를 끊어야 한다. 인공감미료의 효능에 대한 분명한 데이터는 없지만 우리 나름대로 평가해보았다.

감미료	공개정보	내부정보
수크랄로스 (스플렌다)	1976년에 개발되었지만 널리 사용되기까지 오랜 시간이 걸림. 자당(설탕)보다 500배 더 달고 체지방에 저장되며 제빵에 이용됨. 혈당 수치에는 영향을 미치지 않는 걸로 밝혀짐.	연구가 거의 이루어지지 않았음에도 당당하게 부엌의 한자리를 차지하는 감미료. 일반적으로 사용되기 시작한 것이 최근의 일이기 때문에 장기 효능에 대해서는 알 수 없지만 감미료 중 가장 장래가 촉망됨. 요리에 안성맞춤.
아스파탐 (뉴트라스위트)	1981년에 시장에 진출. 건강에 좋지 않은 영향을 미친다고 밝힌 연구가 여럿 있지만 매우 제한적으로 이루어진 연구들이었음.	장기간 많은 연구가 이루어진 감미료. 그러나 몸 속에서 가장 오래 배회하며 연소되지 않아 포름알데히드로 변함(포름알데히드는 보통 방부제로 이용됨). 특정 비타민과 항산화제, 마그네슘 등을 사용하는 뇌의 능력을 제한한다는 흉흉한 소문도 있음.
사카린	1900년대 초반부터 사용됨. 건강에 치명적이라고 밝힌 연구들도 있지만 상당히 제한적인 연구들임.	가장 안전한 감미료 중 하나로 장기간의 효능에 대한 실제 데이터가 존재하는 유일한 감미료. 하지만 몇몇 데이터는 부정적임(다이어트 콜라를 하루에 80캔 마시면 방광암에 걸릴 확률이 높아짐. 행운이 따르길!).

아가베 시럽	당도가 매우 높은 천연자연 성분.	추천하고 싶은 감미료. 칼로리는 높지만 같은 당도를 얻는 데 설탕 양의 극히 일부분이면 충분함.
스테비아	칼로리가 전혀 없는 천연식물. 맛이 그리 좋지 않고 정자 수를 감소시킨다는 사실을 입증한 연구들도 있음.	맛과 잠정적인 부작용만으로도 절대 사양해야 할 감미료. 붙임을 대가로 지불할 만큼 가치가 있는 다이어트 음료는 절대 없음.

CHAPTER

5

지방과 건강

지방에 당신의

운명이 달려있다

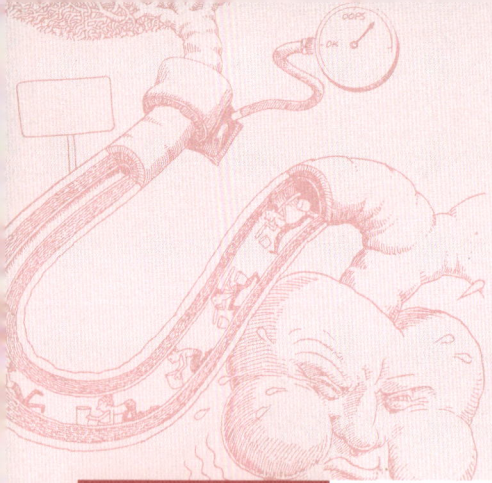

지방에 대한 3가지 오해

1 마른 사람은 뚱뚱한 사람보다 더 건강하다.
2 지방은 말 그대로 지방이다. 모든 지방은 똑같이 건강에 해롭다.
3 이상적인 혈압은 140/90 미만이다.

당신이 뱃살을 몇 인치 줄이고 물컹거리는 배를 얼음처럼 단단하게 단련해도 몸 속의 지방에 대한 기억까지 떨쳐버릴 수는 없다. 당신은 옷을 입고 벗을 때, 씻을 때 그리고 열정적으로 춤을 출 때 체지방을 보게 된다. 또한 앉아있을 때, 계단을 오를 때, 접시에 남은 케이크 부스러기를 핥기 위해 허리를 구부릴 때 체지방을 느낀다. 만약 당신이 체중과 힘겨운 싸움을 하고 있다면 돈이나 대인관계, 그리고 마취 없이 받는 대장내시경 검사보다 지방 때문에 더 많이 스트레스를 받았을 것이다.

지방은 언제나 우리 마음에 그늘을 드리우며 목과 팔을 에워싸고 있다. 또한 지방은 우리 배에 늘어져 있고 엉덩이를 대문짝처럼 만들며 트위스트 경연대회에서 무섭게 회전한다.

그럼에도 우리는 곧잘 지방을 망각한다. 점심을 과하게 먹은 다음, 저녁에도 과식을 하는 것이 그것을 증명한다. 거울을 통해 두터워진 턱살을 보듯 건강위험 인자를 볼 수 없기 때문이다.

소화여행을 끝마친 지금 당신은 지방이 저장되는 방식을 알게 되었을 것이다. 그러면 이제부터는 과잉섭취로 저장된 지방이 당신의 심장과 동맥, 몸 전체에 어떤 일을 하는지 알아볼 차례다.

사람들은 대부분 건강해지려면 젓가락처럼 비쩍 말라야 한다고 생각한다. 그것은 진실이 아니다. 실제로 비쩍 마른 사람은 과체중의 사람보다 체력이 더 떨어지고 건강 상태도 좋지 않은 것으로 밝혀졌다. 유레카! 체중이 좀 나가더라도 질병 위험인자가 거의 없는 것이 날씬하지만 질병 위험인자를 많이 갖고 있는 것보다 훨씬 낫다.

그렇다고 우리가 모든 사람에게 엑스트라라지 사이즈 피자를 먹으라고 권하는 것은 아니다. 다른 모든 조건이 같다면 여분의 지방을 축적한 사람이 심장마비나 뇌졸중, 당뇨병에 걸릴 확률이 더 높기 때문이다. 따라서 단순히 몸무게에 대해서만 생각하지 말고 몸에 정말로 중요한 여러 가지 수치를 알아보아야 한다. 우리 몸의 건강 상태는 체중계가 아니라 허리 사이즈와 지방이 혈액과 동맥에게 주는 영향으로 평가해야 하는 것이다.

지방이 저지르는 일 : 해부학

대다수의 사람은 구급차를 불러야 할 정도로 통증이 심각하지 않으면 이를 악물고 참으면서 평소에 하던 일을 계속한다. 또한 일상생활 중에 막연하게 나타나는 불편한 증상을 피로나 스트레스 아니면 나이 탓으로 돌린다. 혹은 텔레비전을 보면서 엄청나게 먹어댄 팝콘 때문일 것이라고 대수롭지 않게 생각한다.

이런 식의 접근은 당신이 자신의 몸보다 텔레비전 편성표에 더 기분을 맞추면서 생활한다는 문제를 안고 있다. 만약 당신이 비만 상태라면 축적된 지방 때문에 쉽게 피로해지거나 자신감이 떨어지는 등 눈에 띄는 부작용을 겪을지도 모른다. 하지만 과도한 지방과 관련된 많은 위험인자가 눈에 띄는 증상을 보이지는 않는다. 이것은 비만 정도가 생명을 위협할 정도인지를 알아내기 위해서는 현미경을 당신의 비계에 갖다 댄 다음 몸의 핵심 부분에서 벌어지는 일에 초점을 맞춰야 한다는 것을 의미한다.

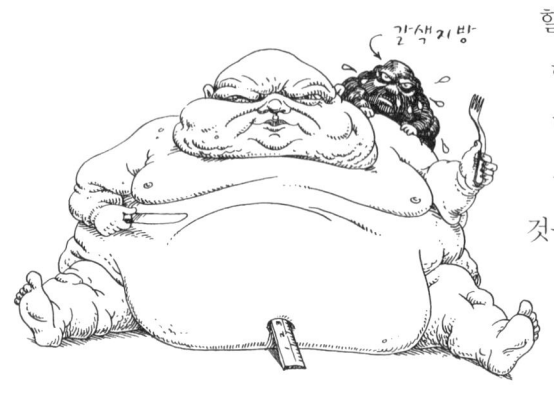

물론 당신은 엉덩이에 들어찬 지방을 느끼고 있을 것이다. 그 지방은 혈액 속에도 유유히 떠다닌다. 작은 병에 당신의 혈액을 담아 가만히 두면 이런 일을 집에서 시도하지 말길! 병 꼭대기에 떠오르는 응고된 크림 층을 볼 수 있을 것이다. 그것이 바로 지방이다.

대체 지방이 어떻게 혈액 속에 있게 된 것일까? 당신이 치즈케이크 때문이라고 대답했다면 50점은 받을 만하다. 혈액 속의 지방은 장을 통해 흡수된다. 그러나 핵심주자는 바로 그물막이다. 그물막은 지방을 쉽게 비축해둘 수 있고 그렇게 비축된 지방은 신속하게 간으로 이동한다. 이로써 혈액 속의 나쁜 콜레스테롤과 중성지방 수치를 증가시키고 혈액에 있는 인슐린 수치를 낮춰 혈당을 올라가게 만든다. 즉, 크림처럼 보이는 지방이 그물막에 가게를 차린 다음 가까이에 있는 모든 기관에 무차별로 공격을 가하는 것이다.

지방은 마치 부동산과 같다. 오로지 입지, 입지가 문제이기 때문이다.

우리 몸에는 세 가지의 지방, 즉 중성지방 형태로 혈액을 도는 지방, 피부 표면 아래에 있는 피하지방 그리고 그물막지방 내장지방이 있다 물론 음식에 들어 있는 제4의 지방도 무시할 수 없다. 4장에서 살펴보았듯 그물막은 위 근육 아래에 매달린 채 복부 안에 위치한 조직의 지방층이다 맥주 때문에 배가 나온 남자 중에 단단한 나무통 같은 배를 가진 사람이 있는데, 그것은 이들의 지방이 근육 바로 아래에 있기 때문이다.

그물막지방은 단단한 기관들 가까이에 위치해 있기 때문에 최고의 에너지 원천으로 기능한다 모퉁이만 돌면 주유소가 있는데 굳이 옆 동네 주유소까지 갈 필요가 있을까?. 그물막지방을 팔꿈치로 위를 찔러대고 다른 장기를 밀어제치며 자신만의 공간을 확보하려는, 마치 정체된 도로 위의 얌체 운전자로 생각해 보자 그림 5.1.

가장 흥미로우면서도 우리에게 희망을 주는 사실은 당신이 그물막에 생리적 변화를 일으키는 순간부터 몸이 그 효과를 보기 시작한다는 점이다. 다시 말해 몸이 그물막지방이 줄어들고 있음을 감지하기만 하면 당신이 체중감소를 알아차리기도 전에 몸 안에서 수일 내에 혈관 건강과 관련된 수치 콜레스테롤, 혈압, 혈당가 건강한 방향으로 작동하기 시작한다 그물막 크기가 CT 촬영을 하지 않고는 측정이 불가능할 정도로 줄어들면 더 큰 효과를 볼 수 있다.

문제는 그물막에서 나오는 지방이 허벅지의 느긋한 지방과 달리 쉬지 않고 신속하게 간으로 이동한다는 사실이다. 그곳에서 가공된 물질은 동맥으로 보내져 나쁜 콜레스테롤처럼 건강에 위험한 인자들과 손을 잡게 된다.

장막지방의 또 다른 문제는 아디포넥틴이란 물질을 거의 분비하지 않는다는 사실이다. 아디포넥틴은 스트레스와 염증을 줄여주고 배고픔을 조절하는 호르몬인 렙틴과 관계가 있는 유익한 화학물질이다. 우리 몸에 지방이 적으면 적을수록 염증을 감소시키는 아디포넥틴은 더 많이 분비된다. 더욱 중요한 것은 아디포넥틴의 수치가 높을수록 지방 수치는 더

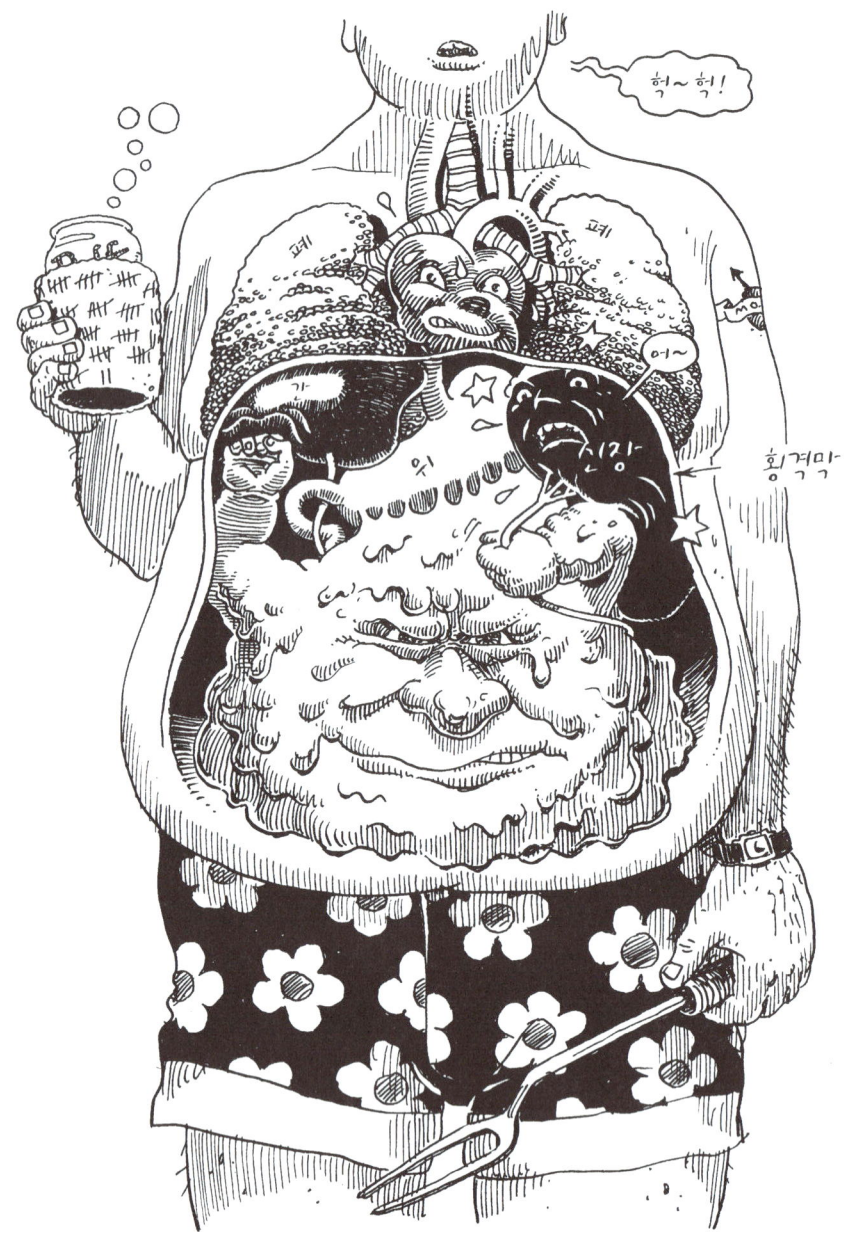

[그림 5.1] 복부 건달

그물막은 제자리에 있는 주변의 장기들을 마구 괴롭힌다. 찌그러진 횡격막과 폐는 호흡을 힘들게 하고, 짓눌린 신장과 신장에 피를 공급하는 혈관은 그물막의 횡포에 맞서 싸우면서 혈압을 높이는 호르몬을 분비하게 된다.

낮아진다는 사실이다. 즉, 그물막지방이 많으면 많을수록 지방 조절 아디포넥틴은 그만큼 덜 생산된다. 그리고 아디포넥틴의 수치가 낮은 사람은 복부비만과 고혈압, 고콜레스테롤혈증, 기타 심혈관질환 관련 위험인자를 갖게 된다.

이것이 허벅지 지방이 그물막지방만큼 관심의 초점이 되지 않은 중요한 이유이자 물론 비키니를 자신 있게 입고 싶은 여성에겐 중요하겠지만, 그물막지방 복부 내장비만, 사과처럼 생긴 '사과형' 비만이 피하지방 하체비만, 허벅지 지방 같은 '서양배형' 비만보다 건강에 더 치명적인 이유다. 피하지방은 생명유지의 중추기관에 튜브를 꽂고 영양을 공급하지 않으며 중추기관으로 가는 혈관 속의 물질 수치를 엉망으로 만들어놓지도 않는다.

당신의 허리 사이즈가 이상에 가까울수록 동맥과 면역체계는 더욱 건강해진다. 그리고 동맥과 면역체계가 건강할수록 당신은 건강하게 더 오래 살 것이다. 또한 매일 활력 넘치는 나날을 보내게 될 것이다.

> ### 토막상식
>
> ✲✲✲ 최근 한 연구는 커피가 고혈압을 일으키는 것이 아니라 카페인을 함유한 설탕과 청량음료가 고혈압을 일으킨다는 사실을 밝혀냈다. 이런 결과는 설탕과 청량음료에 들어 있는 옥수수시럽(액상과당)과 캐러멜 색소 때문으로 추정된다. 앞에서 카페인이 허리 사이즈를 줄여주는 잠재적 효과가 있다고 말했던 사실을 기억해보자.

동맥을 알아야 건강을 잡는다

당신은 동맥 안에 무엇이 있는지 알기 전에 동맥이 어떻게 생겼는지부터 알아야 한다. 그래야만 동맥이 견딜 수 있는 폐해와 견딜 수 없는 폐해를 알 수 있기 때문이다. 세 개의 막으로 구성된 동맥은 우리 몸의 모노레일이라고 할 수 있다. 그것은 몸 전체로 혈액을 수송하고 모든 기관에 양분을 배달한다. 그림 5.2

● **내막** ● 동맥의 가장 안쪽에 있는 내막은 혈액과 직접 닿는 막이다. 이것은 테플론_{열에 강한 합성수지}처럼 매끌매끌하기 때문에 혈액이 순조롭게 이동할 수 있다. 정상적인 상태일 때 유연한 이 막은 근육질의 중간층_{중막}을 보호하는 데 일조하며 외부로부터 가장 공격받기 쉽다.

● **중막** ● 동맥의 중막은 호스를 쥐고 있는 손이나 목을 감고 있는 뱀처럼 작동하면서 동맥 전체를 지탱한다. 당신이 우울하거나 걱정거리를 갖고 있으면 중막이 수축되고 결과적으로 혈액이 흐르는 공간이 좁아진다. 물론 장점도 있다. 중막은 호스를 쥐고 있던 손에서 약간 힘을 뺄 때처럼 테플론 층을 바깥쪽으로 당겨 혈액이 흐르는 동맥 부분에 더 많은 공간을 제공함으로써 긴장을 완화시킨다_{예를 들어 운동할 경우}. 그러면 더 많은 적혈구와 산소, 그리고 영양소가 이동하면서 당신은 아홉 살 때처럼 충만한 에너지를 느끼게 된다.

● **외막** ● 외막은 소시지 껍질처럼 신체의 다른 부위로부터 동맥을 감싸고 있다. 즉, 동맥을 외부와 분리해 동맥들끼리 똘똘 뭉치게 만든다.

정상적인 환경에서는 내막이 섬세한 세포와 조화를 이루기 때문에 혈액이 원활하게 흐른다. 이러한 동맥구조를 각각의 타일이 약간의 틈을 두고 서로 연결되어 있는 매끄러운 타일 벽이라고 생각해보자. 타일 벽에 흰색의 끈적끈적한 시멘트풀이 있듯 동맥에는 세포를 결합해주는 단단한 접합부가 있다. 그리고 이물질이 침입해 사이좋은 세포들 사이의 접합부를 무너뜨리지 않는 한 이것은 견고한 상태로 남아 있다.

가장 치명적인 파괴자인 고혈압은 동맥의 대형 쇠망치라고 할 수 있다. 물론 동맥벽은 수많은 작은 곡괭이에도 손상을 입는다. 당신이 선택한 생

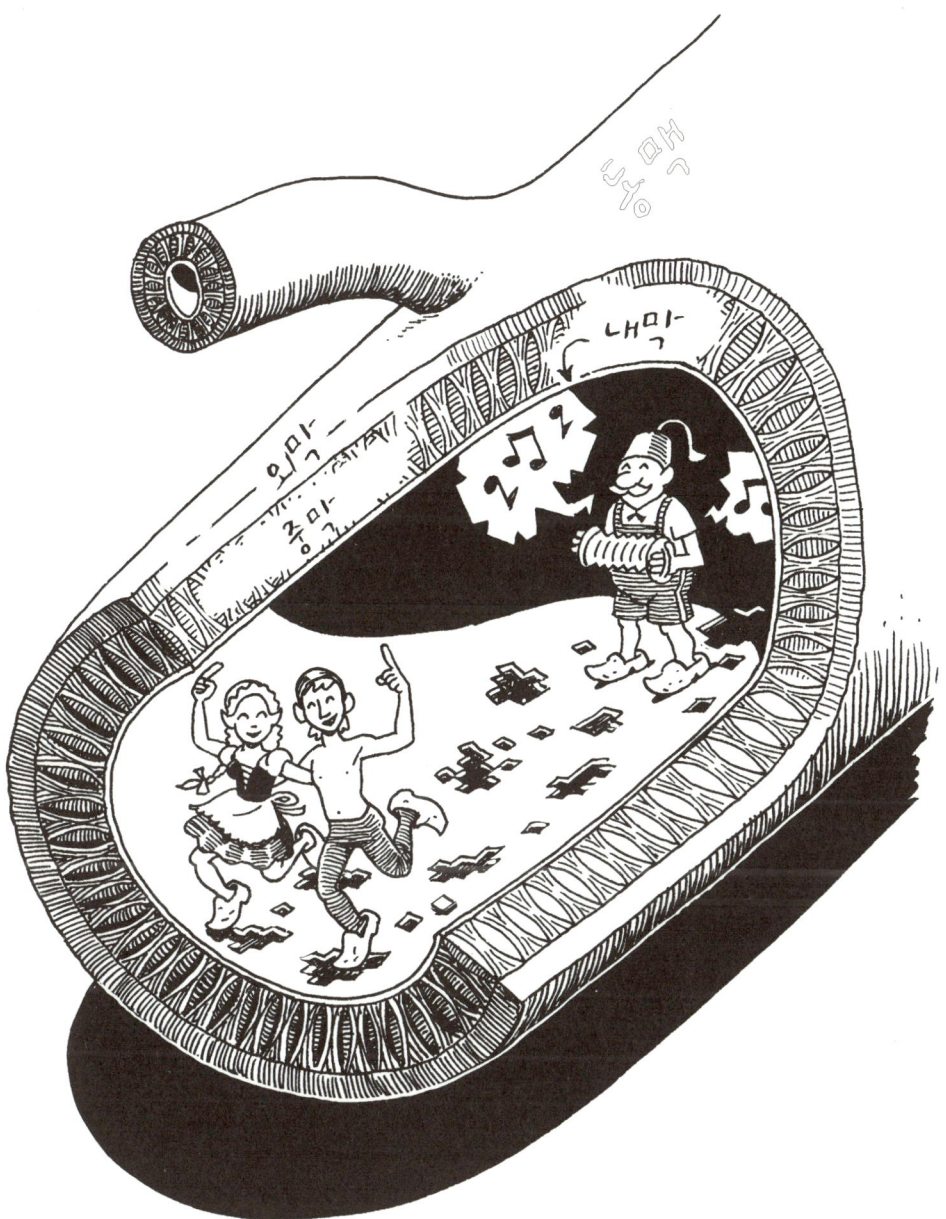

[그림 5.2] 동맥 관통

동맥은 혈액의 흐름을 수월하게 해주는 가장 안쪽 막인 내막, 외부로부터 동맥을 보호해주는 외막, 그리고 근육질 막인 중막으로 이루어져 있다. 내막이 공격을 받으면 타일을 깔아놓은 것 같은 내막세포가 손상을 입으면서 섬세한 근육층인 중막이 상하게 된다.

활습관으로 인해 발생하는 콜레스테롤, 니코틴, 고혈당, 스트레스, 분노, 그밖에 40여 가지에 달하는 위험인자가 작은 곡괭이에 해당한다. 이러한 작은 곡괭이는 동맥의 내막을 조금씩 깎아내 작은 구멍을 뚫게 된다. 그리고 그 상처들은 혈관 노화로 가는 시동장치의 방아쇠를 당긴다. 〈그림 5.3〉에서 볼 수 있듯 동맥의 파괴와 복구 게임이 시작되는 것이다.

지방의 무서운 영향력

그동안 체중계 바늘을 보면서 당신의 건강 상태를 점검했는가? 그렇다면 당신은 잘못된 바늘을 선택한 셈이다. 당신에게 필요한 바늘은 혈액을 채취할 수 있는 주사바늘이다. 간단한 혈액검사만으로도 당신은 현재의 몸 상태와 이전의 건강한 상태로 몸을 리셋하는 데 필요한 정보를 얻을 수 있다.

• **혈압** • 요즘 우리는 어디에서나 혈압계를 접할 수 있다. 혈압계는 약국과 체육관, 쇼핑몰 가판대에 비치되어 있으며 심지어 월마트와 맥도날드에서도 볼 수 있다. 이건 정말 굉장한 일이다 감자튀김을 들고 혈압을 측정할 수 있다니 말이다.

✽ 수퍼 HDL: 콜레스테롤 치료약의 희망 ✽

이탈리아 북부에 있는 가르다호수 근처의 어느 마을 주민은 좋은콜레스테롤(HDL) 수치가 현저하게 낮았다. 심장 보호 능력을 갖춘 콜레스테롤 함

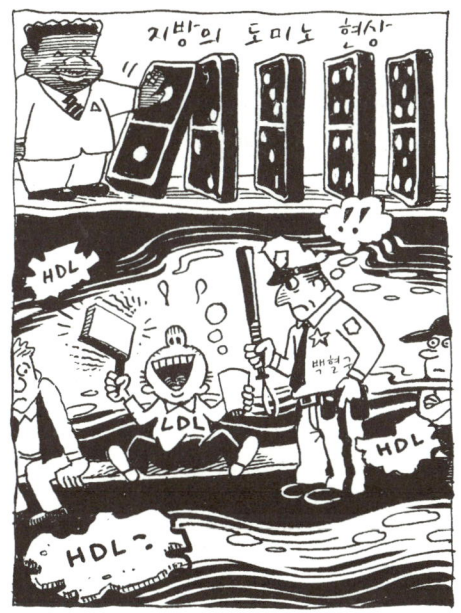
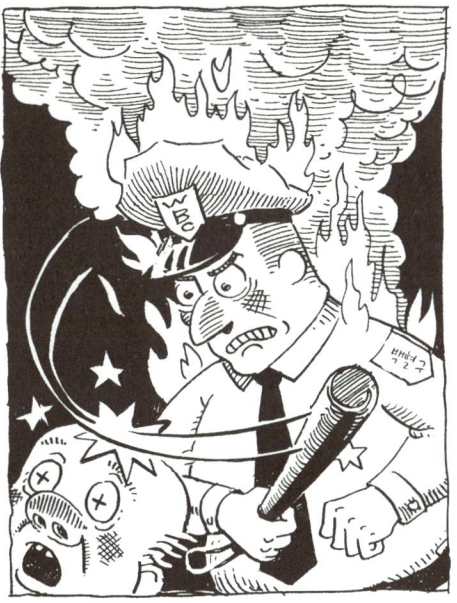
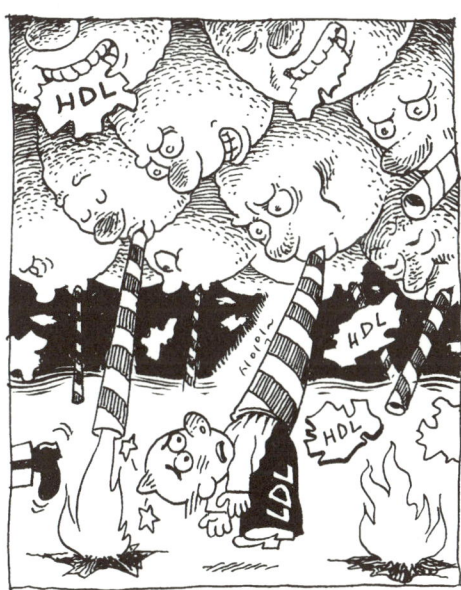
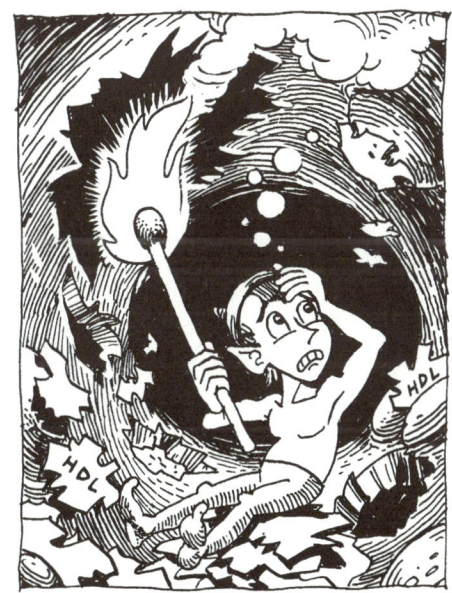

[그림 5.3] 혈관 길 체증

나쁜 콜레스테롤이 백혈구의 공격 본능을 자극하면 전투원들이 동맥벽으로 모여들어 나쁜 콜레스테롤을 빨아들인다. 그 결과로 오염된 지역은 혈소판과 피떡 조각으로 메우면서 대충 수리한다. 이로 인해 궁극적으로 동맥벽이 완전히 막히면 혈액 흐름의 교통체증이라고 할 수 있는 심장마비(심근경색증)가 일어난다.

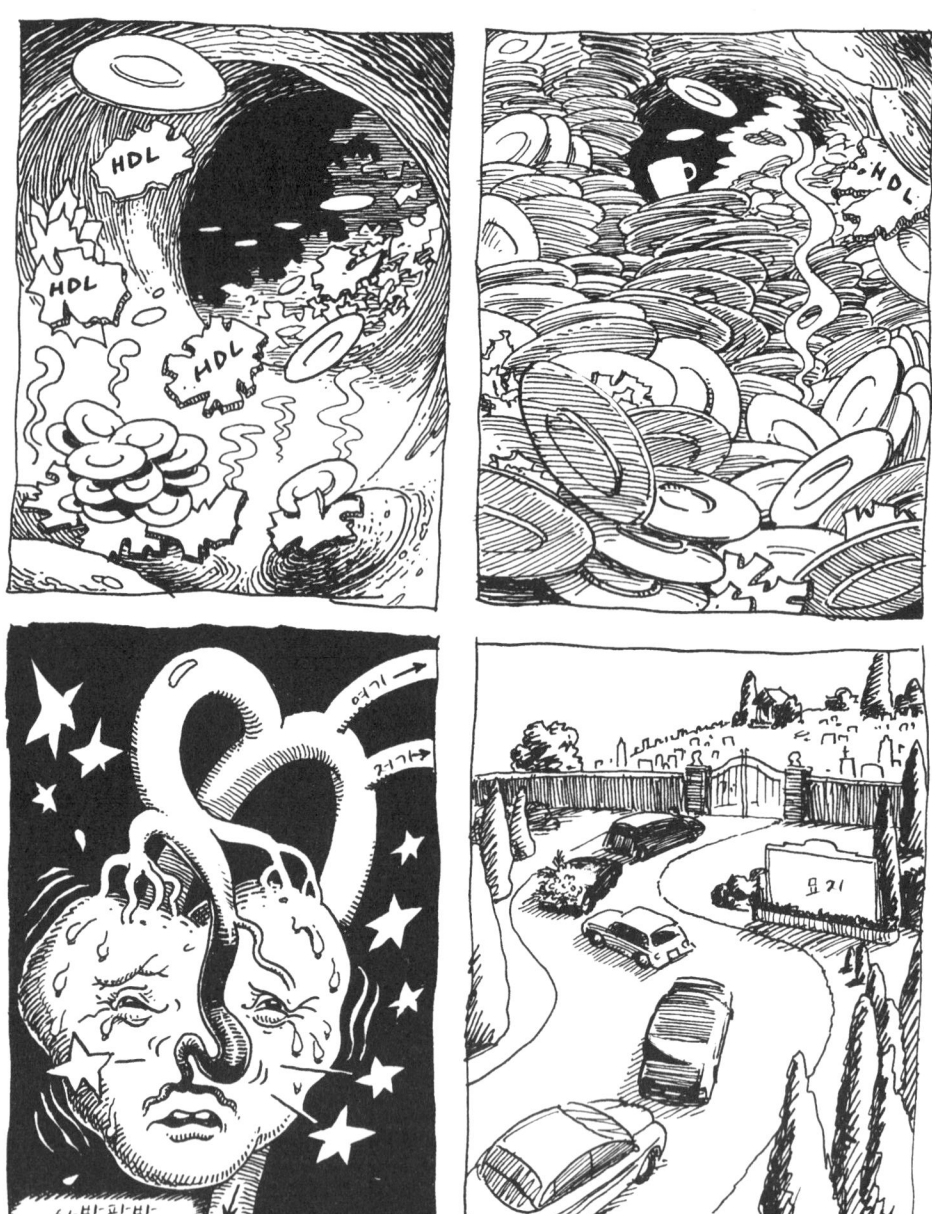

유 단백질인 HDL 수치가 높지 않은 사람은 모두 심혈관질환으로 죽는다는 연구 결과가 있었지만, 그들은 죽지 않았다. 그 마을 주민은 HDL과 비슷한 물질인 드라노(Drano, 'Apo-1a- 밀라노'라고도 부른다) 수치가 매우 높게 나왔는데, 드라노는 동맥에서 끈적이는 이물질을 제거해 혈액이 원활하게 흐를 수 있도록 해주는 물질이다. 이러한 결과를 통해 콜레스테롤 치료약 개발이 새롭게 탄력을 받게 되었다. 미래의 약 개발이 나쁜 콜레스테롤 수치를 낮추는 방향으로 가지 않고, 좋은 콜레스테롤의 작용을 강화시키는 방향으로 가게 된 것이다.

도처에 혈압계가 구비되어 있다는 것은 아무리 눈코 뜰 새 없이 바쁠지라도 혈관에 결정적 역할을 하는 혈압 측정이 매우 중요하다는 것을 의미한다. 고혈압은 심혈관질환 협심증, 심근경색증, 뇌졸중, 심부전증, 만성신부전, 발기불능의 주요 원인이다. 다른 대부분의 혈액 수치가 혈액 내에 있는 물질의 수치를 드러내는 반면, 이 수치는 혈액이 몸 안에서 흐르는 방식을 보여준다. 쉽게 말해 혈압은 혈액이 흐르면서 동맥벽에 가하는 힘의 양을 뜻한다.

혈압은 수축기압 심장이 수축했을 때 동맥이 받는 압력으로 최고혈압이다과 확장기압 심장이 이완됐을 때 동맥이 받는 압력으로 최소혈압이다으로 측정된다. 만약 심장의 펌프작용 힘이 지나치게 강하면 동맥의 부드러운 내막에 균열이 생기고 그림 5.4, 타일 벽에 생긴 균열은 연쇄반응으로 시멘트풀에 균열을 일으키면서 파괴적인 염증반응과 혈액응고가 진행된다.

이 연쇄반응을 봉고를 두드리는 모습에 비유해 설명해보겠다. 당신이 손가락으로 가볍게 봉고를 두드리면 북 가죽은 원래의 상태를 유지하게 된다. 그러나 야구방망이로 봉고를 두드리면 북 가죽은 번개 맞은 나무처럼 완전히 망가지고 만다. 우리의 목표는 동맥벽이 안정되고 규칙적인 리듬을 타도록 만드는 데 있다. 당신의 혈액이 동맥벽을 쾅쾅 때리는 것이 아니라 톡톡 두드리게 하자는 얘기다 우리의 목표는 시시각각 변하는 혈압 그래프가 통제권 안에 들도록 하는 것이다

우리의 혈압을 높이 치솟게 하는 인자는 매우 많다. 스트레스, 염분 나트륨 과다섭취, 과일과 채소를 충분히 섭취하지 못해서 생기는 칼슘과 칼륨 부족, 신체활동량 부족 등이 대표적인 위험인자이다. 다른 한편으로 비만이 고혈압의 직접적인 원인이라는 것도 분명한 사실이다. 신장이 지방에 짓눌릴 때 간혹 높은 혈압으로 혈액을 공급하지 않으면 죽은 척하는데, 이때 고혈압이 발생한다 신장은 우리 몸에서 혈압을 조절하는 주요 장기다

다행히 우리가 허리 사이즈 문제를 제대로 해결하면 혈압을 신속하게 낮출 수 있다. 열아홉 살 이후로 늘어난 몸무게 중 10퍼센트 만약 몸무게가 20킬로그램 늘었다면 고작 2킬로그램밖에 안 된다를 줄이면 수축기압으로부터 7mmHg를 낮출 수 있고 확장기압으로부터는 4mmHg를 낮출 수 있다. 핵심은 분명하다. 허리 사이즈를 줄여라. 그러면 혈압도 떨어진다.

● **콜레스테롤** Cholesterol ● '콜레스테롤' 하면 당신은 십중팔구 달걀, 심장병, 의사로부터의 주의사항 등을 떠올릴 것이다. 하지만 콜레스테롤은 동맥을 수리하는 연장으로 기능하기도 한다. 사실 콜레스테롤은 우리 몸에 유리한 방향으로 설계되었지만, 항상 정해진 운명대로만 움직이는 것이 아니기 때문에 문제가 생기기도 한다.

다시 동맥벽의 균열로 돌아가보자. 동맥벽에 손상이 생기면 그 원인이 혈압이든 니코틴이든 치즈스틱이든 상관없이 동맥의 중막이 혈액에 노출되는 것을 원치 않는 당신의 몸은 궁지에 몰린 황소처럼 화를 낸다. 그

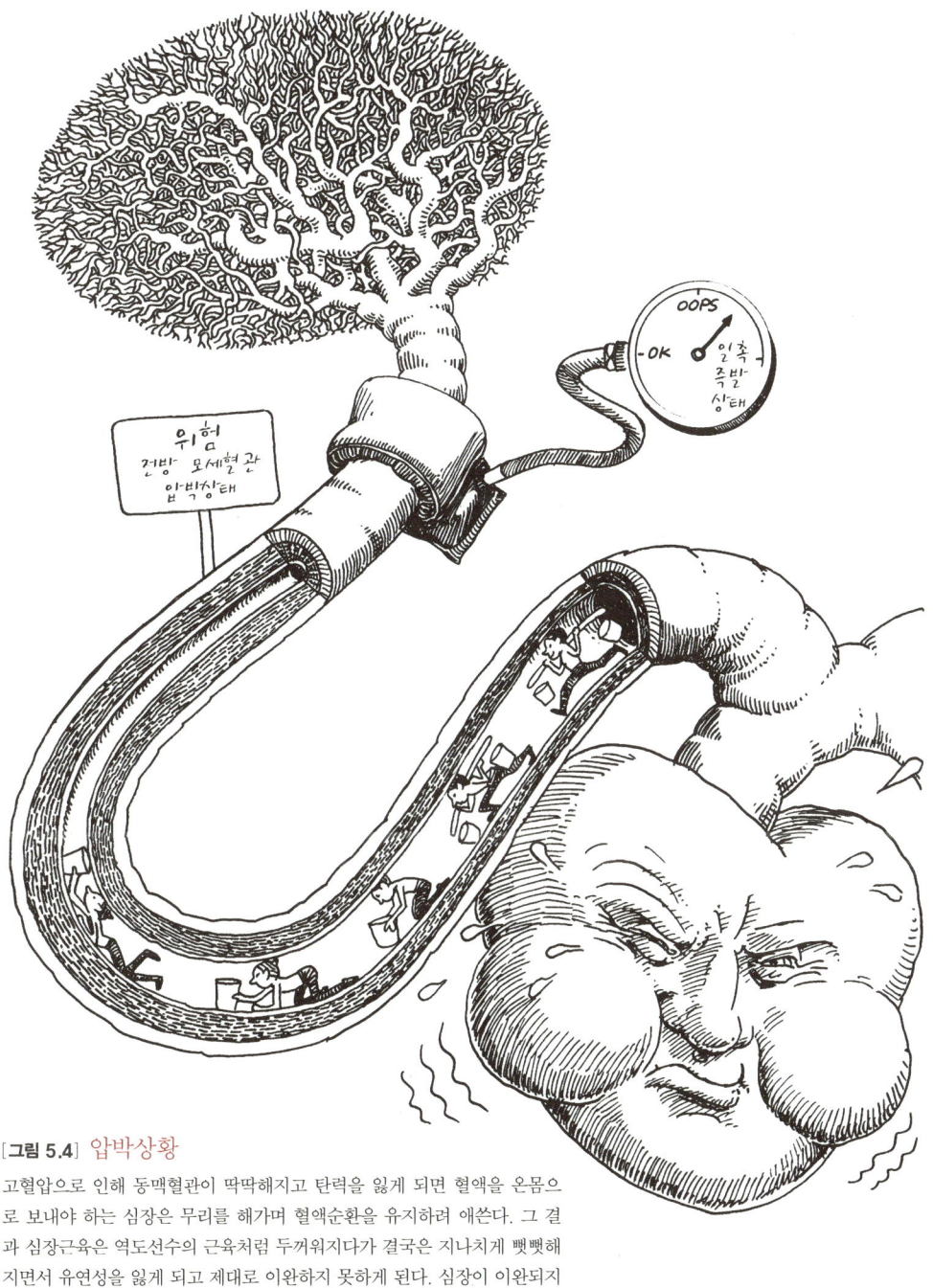

[그림 5.4] 압박상황

고혈압으로 인해 동맥혈관이 딱딱해지고 탄력을 잃게 되면 혈액을 온몸으로 보내야 하는 심장은 무리를 해가며 혈액순환을 유지하려 애쓴다. 그 결과 심장근육은 역도선수의 근육처럼 두꺼워지다가 결국은 지나치게 뻣뻣해지면서 유연성을 잃게 되고 제대로 이완하지 못하게 된다. 심장이 이완되지 못하면 혈액순환에 문제가 오고 고혈압과 혈관 손상은 더욱 악화된다.

리고 몸은 내막의 상처를 치료하기 위해 시멘트풀로 구멍을 땜질할 일꾼을 고용한다. 이때 시멘트풀로 이용되는 것이 콜레스테롤이다.

일꾼 이제부터 그를 레스터(Lester)라고 부르자은 두 개의 연장을 갖고 다닌다. 그것은 한 양동이의 시멘트풀과 그것을 펴 바르는 데 필요한 주걱이다. 이때 레스터가 준비한 시멘트풀이 저밀도지단백질LDL에 의해 운반되어 온 나쁜 콜레스테롤일 수도 있다. 이 시멘트풀은 입자가 크고 두꺼워 동맥벽에 바를 경우 갈라지거나 떨어지기 쉽다.

당신의 잘못된 식습관이나 유전적 요인으로 LDL 수치가 너무 높아지면 부실한 시멘트풀이 제대로 균열을 메우지 못하게 되고 열 받은 레스터는 이미 시멘트풀을 바른 곳에 미친 듯이 시멘트풀을 바르고 또 바른다. 즉, 나쁜 콜레스테롤로 균열을 메우려 하면 나쁜 콜레스테롤이 점점 더 많이 필요해지는 상황이 되는 것이다.

레스터의 연장통을 자세히 들여다보면 거기에는 고밀도지단백질HDL에 의해 운반되는 프리미엄급 콜레스테롤 시멘트풀도 들어 있다. 입자가 조밀하고 튼튼한 이 시멘트풀을 이용하면 깔끔하게 균열이 메워지기 때문에 찐득찐득한 찌꺼기를 더 사용하지 않아도 된다.

만약 당신이 LDL 시멘트풀을 많이 갖고 있고 이는 유전 때문일 수도 있지만 당신이 설탕 같은 단순당이나 포화지방이 많은 유해한 음식을 많이 먹은 것이 주요 원인이다 프리미엄급 HDL 시멘트풀을 충분히 갖고 있지 않다면 건강에 유익한 음식과 불포화지방을 충분히 섭취하지 않았거나 신체활동량이 적을 경우 그리고 여성호르몬이 충분하지 않은 경우에 생긴다 잠재적으로 당신의 심장을 멈추게 할 일련의 사건이 연쇄적으로 발생하게 된다. 우리는 이 현상을 지방 도미노 효과라고 부를 것이다.

도미노1 | 혈액에 나쁜 콜레스테롤이 지나치게 많을 경우, 동맥에 많은 쓰레기 플라크가 쌓이게 된다. 즉, LDL 콜레스테롤이 중막으로 쉽게 들어갈 수 있는 상황이 만들어지는 것이다. 중막에 들어간 콜레스테롤은 축구장에서 난동을 부리는 술 취한 팬처럼 행동함으로써 상황을 평소보다 훨씬 더 악화시킨다. 중막에 있는 LDL 콜레스테롤은 면역체계를 자극해 부패한 콜레스테롤을 처리하는 데 필요한 백혈구 방어자를 유인해내도록 만든다.

도미노2 | 유인당한 백혈구는 세균이나 바이러스가 침입했을 때 감염된 곳을 공격하기 위해 정상적으로 분비하는 유독한 물질을 일부 누출시켜 염증이 일어나도록 만든다.

도미노3 | 유독물질과 콜레스테롤이 청소세포인 대식세포에 의해 흡수되면 동맥벽에 거품 모양의 공간들이 형성된다. 거품세포라고도 불리는 이들은 플라크의 크기를 증가시키거나 시멘트풀을 더 많이 필요하게 만들며 혹은 동맥벽 표면을 더욱 거칠게 만든다.

도미노4 | 뭔가 이상이 있다는 것을 감지한 당신 몸은 염증반응을 더 많이 일으키고 동맥벽은 균열이 발생하거나 부어올라 두꺼워진다. 이런 현상은 처음으로 상처가 난 곳에서 잘 생기고 결국 위험한 플라크를 형성하게 된다. 플라크가 혈관 중간층을 침범해 들어가면 다음 도미노 현상이 일어난다.

도미노5 | 동맥벽에 생긴 이런 거칠거칠한 상처는 끈적끈적한 혈소판을 유인해 혈액을 응고시킨다. 원래 혈소판은 착한 일 상처가 낫도록 딱지를 형성시킨다을 하지만 그것이 동맥벽의 거칠거칠한 상처에 닿으면 염증으로 열

이 받은 플라크 꼭대기의 혈액을 응고시킨다. 이로 인해 그곳으로 더 많은 혈액응고 단백질이 모이게 되고 혈소판을 시멘트처럼 이용하게 된다.

도미노6 | 모든 찐득찐득한 물질이 더 빠른 속도로 축적되고 동맥 내부의 염증이 심해짐에 따라 혈소판과 응고된 혈액이 동맥 전체를 차지하게 된다. **유레카!** 파열된 플라크가 이렇게 작동하는 데는 수십 년이 아니라 단지 몇 분이 걸릴 뿐이다. 따라서 당신은 올바른 음식을 선택함으로써 오늘 당장 그러한 가능성에서 벗어나야 한다.

도미노7 | 혈액이 동맥을 따라 흐르지 못하고 심장혈관이 막히면 심장으로 가야 할 산소와 영양분의 공급이 차단된다.

게임 끝 | 이런 연쇄반응이 결국 협심증이나 심근경색증을 일으켜 급사의 원인이 된다. 또는 동맥벽의 이러한 도미노 현상이 어디서 일어나는가에 따라 뇌졸중이나 기억력 장애, 발기부전, 피부주름, 그밖에 혈액 흐름이 원활하지 않을 때 발생하는 다른 수많은 질병을 유발한다.

지금까지 살펴보았듯 콜레스테롤 자체가 나쁜 것이 아니다. 문제는 이런 일을 사전에 예방할 수 있을 만큼 건강한 콜레스테롤을 충분히 갖고 있지 못하거나 나쁜 콜레스테롤을 너무 많이 갖고 있을 때 발생한다. 나아가 혈압과 혈당을 정상으로 유지시켜 동맥벽에 균열이 생길 기회를 줄여야 하는데 그렇게 하지 못하는 것이다.

물론 유전이 당신의 콜레스테롤 수치를 일부 조절하긴 하지만, 레스터가 질 좋은 시멘트풀로 동맥벽을 깨끗하고 매끄럽게 바르도록 하는 것은 당신의 신체활동량과 식습관 트랜스지방·포화지방·단순당 섭취가 많은가, 과식을 하는가에 달려 있다.

• **혈당** • 혈당은 그 수치가 지나치게 높을 경우, 동맥벽에 균열을 일으킬 수 있는 또 다른 물질이다. 당신은 자신의 혈당 수치가 정상이라고 생각할지도 모르지만, 대부분의 혈당 수치는 당신이 굶은 상태일 때 잰 것이다. 굶은 상태에서 잰 '정상' 수치는 100mg/dl 이하이고 식사 후에는 140mg/dl 이하라는 사실은 매우 중요하다. 혈당 수치가 정상일 때조차 당신이 섭취하는 음식의 종류와 양에 따라 갑자기 급격하게 상승할 수 있기 때문이다.

연구 결과에 따르면 허리 사이즈가 102센티미터 40인치나 그 이상인 남성이 허리 사이즈가 88센티미터 35인치 이하인 남성에 비해 당뇨병에 걸릴 확률이 무려 12배나 높다고 한다. 여성의 경우에는 허리 사이즈가 94센티미터 37인치인 여성이 80센티미터 32인치인 여성보다 당뇨병에 걸릴 확률이 훨씬 높다. 당뇨병을 진단하는 가장 정확한 방법은 굶은 상태에서 혈당을 잰 다음, 몸이 당을 얼마나 잘 처리하는지 알아보기 위해 75그램의 당을 섭취하고 2시간 후에 혈당을 다시 재보는 것이다.

많은 사람이 당뇨병을 유전적인 질병이라고 생각한다. 물론 당뇨병에 걸린 원인을 조상 탓으로 돌리면 맘은 홀가분하겠지만, 그것은 유전적 요인으로만 발생하는 질병이 아니다. 특히 제2형 당뇨병 제1형 당뇨병은 어린이 당뇨병이다은 유전보다 생활습관, 행동, 음식 같은 환경에 더 큰 책임이 있다.

당뇨병은 잔인하게도 그 병에 걸린 사람을 1.5배 더 늙게 만든다. 예를 들어 당신이 서른 살에 당뇨병에 걸리고 예순 살까지 살고 있다면 당신의 신체나이는 예순 살이 아니다. 당신이 지닌 에너지와 불리한 조건은 일흔다섯 살 노인의 그것과 같다고 할 수 있다.

다음은 당뇨병이 발생하는 방식이다 그림 5.5.

우리 몸이 정상일 때, 혈액 속의 인슐린은 세포에 당을 배달해 세포 안으로 들어갈 수 있게 해준다. 그러나 제2형 당뇨병에 걸린 사람은 인슐린

도막상식

✳✳✳ 피부가 두꺼워지는 것은 인슐린 저항성의 초기 증상일 수 있다. 갈색의 두꺼운 반점이 목 뒤편에 생기는 흑색극세포증(acanthosis nigrican)은 대사증후군의 초기 징후로 혈중 콜레스테롤과 혈당 수치를 증가시킬 뿐 아니라 고혈압과도 밀접한 관련이 있다.

이 당을 근육과 지방세포로 보내지 못하게 된다.

설탕은 커피 맛을 좋게 해주지만 이것이 혈액으로 흡수되면 동맥벽을 형성하는 세포 사이의 접합부분을 약하게 만들면서 동맥벽을 서서히 깎아버린다. 그리고 결국에는 이 접합부분에 균열을 일으킨다. 인슐린 수치가 제멋대로 날뛰고 체내 단백질의 효율성이 감소하는 상황이 되면 당은 혈액 내에서 마치 마약처럼 작동하게 된다.

그물막지방도 포도당이 세포 안으로 들어가는 일과 포도당 배달이라는 인슐린의 임무 수행을 어렵게 만듦으로써 제2형 당뇨병이 발생하는 데 기여한다. 여성은 허리 사이즈가 85센티미터 34인치 이상, 남성은 100센티미터 40인치 이상으로 비만인 경우 인슐린에 대한 몸의 감수성이 둔해진다. 그 결과 세포막의 인슐린 수용체는 당이 세포 안으로 들어가야 한다는 인슐린의 메시지를 제대로 전달하지 못하게 함으로써 포도당이 세포 안으로 들어가지 못하고 혈액 안을 떠돌게 된다.

한편 그물막지방은 이기적인 존재이기도 하다. 즉, 자신이 인슐린을 모두 사용해 인슐린이 정작 해야 할 일을 제대로 하지 못하게 만드는 것이다. 한 연구에 따르면 혈액 내를 흐르고 있는 인슐린의 4분의 1을 장막지방이 흡수해버린다고 한다.

당이 세포 안으로 수월하게 흡수되지 못하면 혈관을 헤매고 다니기 때문에 혈당 수치는 높은 상태를 유지하게 된다. 혈액 속에 너무 많은 당이 있는 것은 작은 연못에 지나치게 많은 비가 내리는 것과 같다. 비가 계속 내리면 결국 홍수가 날 것이고, 주변에 있는 모든 것에 피해를 주게 된다. 혈당 수치가 높아지면,

★ 동맥의 부드러운 내피세포 사이의 접합부를 약하게 만들어 테플론

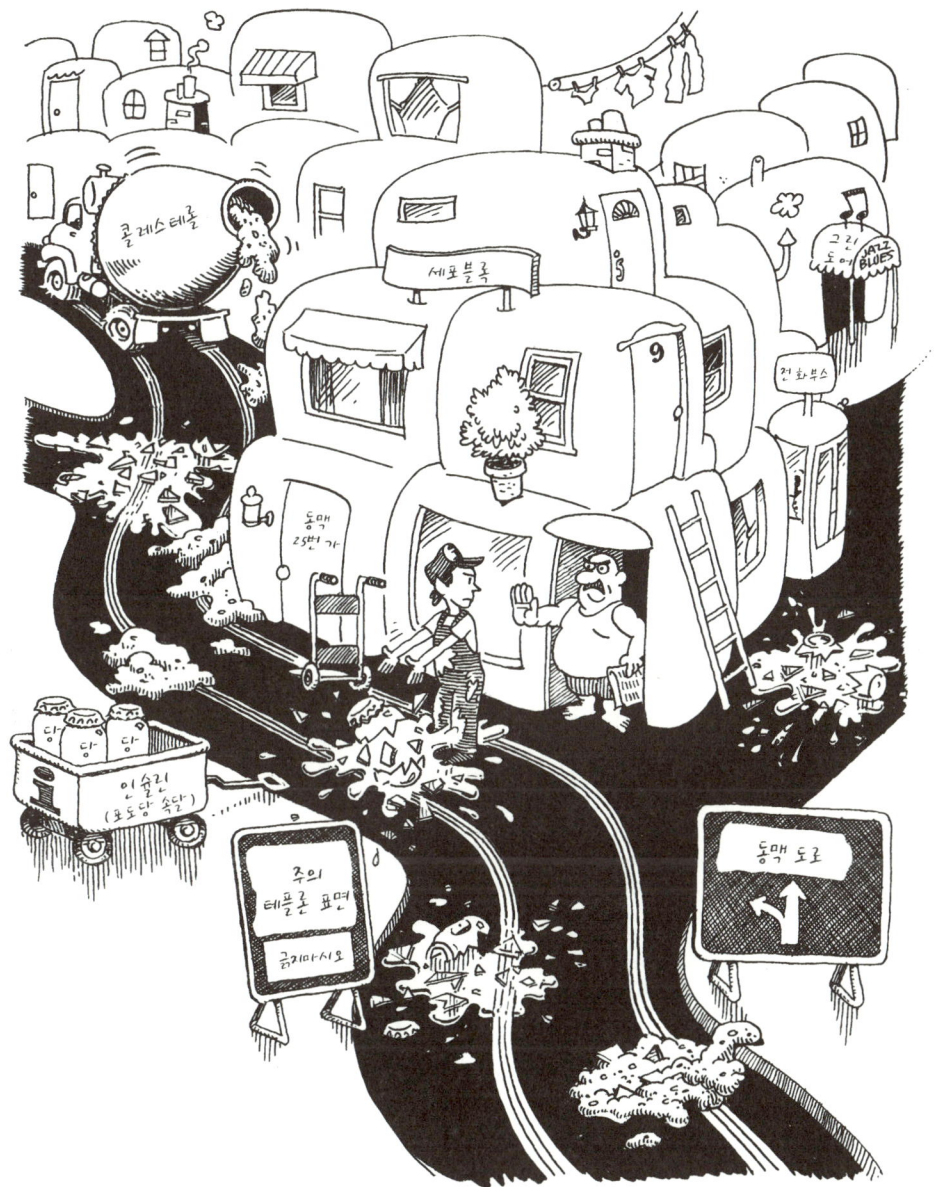

[그림 5.5] 운반 실수

인슐린이 정상적으로 기능하지 못하면 세포가 포도당을 정상적으로 받아들이지 못하게 된다. 이로 인해 과도한 포도당이 혈관에 남게 되는데 이것은 동맥 내막의 테플론 같이 매끄러운 표면에 상처를 입히는 파편으로 작용한다. 동시에 콜레스테롤 운반 트럭이 동맥의 울퉁불퉁해진 길에서 뒤뚱거리면서 혈관을 파괴하는 쓰레기를 마구 흘리며 지나간다.

처럼 매끄러운 내막에 쉽게 균열이 일어나도록 만든다.
* 혈관벽이 받는 압력을 작은 망치 수준에서 큰 쇠망치로 바꿔놓는다. 고혈압이 생기거나 더 심해진다.
* 백혈구가 감염에 맞서 싸우지 못하게 만듦으로써 면역시스템을 약화시킨다.
* 혈액 내에서 산소를 운반하는 적혈구에 화학적 반응을 일으켜 적혈구로 하여금 산소를 더 꽉 쥐고 있게 만든다. 그 결과 산소를 조직으로 보내주지 못하게 된다. 이런 상황에서 포도당은 길 잃은 강아지처럼 눈에 띄는 아무것 대개는 혈액이나 조직에 존재하는 단백질이다 에나 들러붙는다. 당이 달라붙은 단백질이 조직에 쌓이게 되면 백내장, 관절염, 폐질환 등이 발생한다.
* 신경에 침투해 신경세포를 부어오르게 하거나 눌리게 해 기능을 잃게 만든다. 이런 증상은 대개 뇌에서 가장 먼 신체 부위인 손과 발에서 잘 발생한다.
* 소혈관의 스위치를 꺼버린다. 정상적인 상태에서 우리 몸은 소혈관을 통해 영양분을 이동시킨다. 이러한 소혈관은 전원이 나갔을 때의 발전기처럼 백업 기능을 수행하기 때문에 대혈관에 문제가 있을 때도 기능할 수 있다. 하지만 포도당 수치가 높으면 소혈관 자동조절장치의 전원이 꺼지는 것은 물론, 고혈압으로 인해 소혈관 세포 사이의 접합부에 균열이 생기거나 파열된다. 그리고 균열은 점점 더 심해진다.

하지만 중요한 것은 당신이 원하기만 한다면 당신의 유전자를 통제할 수 있다는 사실이다. 혈

도막상식

*** 중국 요리에 많이 사용되는 글루타민산나트륨(MSG)은 신진대사를 엉망으로 만드는 데 일조할 가능성이 크다. 화학조미료인 MSG는 뇌의 글루타민 수용체를 지나치게 자극해(독이라고 말하는 사람이 있다) 짠맛과 단맛을 더 강하게 느끼게 만든다(흥미로운 사실은 쓴맛과 신맛은 느끼지 못한다는 것이다). 그 부작용으로 더 많이 먹게 되고 인슐린 수치도 더 높아진다.

당 수치를 낮추고 싶다면 단순당과 포화지방 및 트랜스지방이 든 음식을 피하면 된다. 그리고 일주일에 1천 칼로리를 연소할 수 있는 운동, 즉 매일 30분씩 걷거나 일주일에 세 번 YOU 운동 프로그램에 따라 20분씩 운동을 하면 근육이 인슐린에 더욱 민감하게 반응하면서 당이 혈액 내에 파국을 일으키는 대신 세포 내에서 자신의 임무를 충실히 수행하게 된다. 약간의 신체활동만으로도 당신은 큰 효과를 보게 되는 것이다.

• **동맥 염증** • 동맥에게 폐해를 일으키는 것이 무엇인가를 생각하다 보면 영락없이 빨대 안에 걸린 레몬 씨처럼 혈액의 흐름을 방해하는 찌꺼기 덩어리인 피떡을 떠올리게 된다. 그러나 이것은 혈액의 흐름을 막는 하나의 메커니즘일 뿐이다.

혈액응고는 염증을 통해서도 일어날 수 있다. 일반적으로 '염증' 하면 접질려 퉁퉁 부은 발목이나 부어오른 잇몸, 말다툼 끝에 얻게 된 멍든 눈처럼 밖으로 부어오른 것과 연관짓는 경향이 있다. 그러나 동맥 염증을 떠올릴 때는 안으로 부어오른 것을 생각해야 한다.

나쁜 콜레스테롤과 관련해 우리가 말했던 응고 과정에서의 염증은 동맥의 중막에서 일어난다. 중막이 부풀어 오르면서 내막을 밀어내면 그 결과로 혈액이 흐르는 통로가 좁아지는 것이다.

심혈관질환 발생 위험 가능성을 알아보는 방법 중 하나는 혈액 내의 염증 정도를 알려주는 화학물질을 측정하는 것이다. 그런 화학물질 중 하나가 CRP인데 이 수치가 높게 나오면 축농증이든 잇몸 염증이든 관계없이 우리 몸 어딘가가 염증반응이 있다는 의미가 된다. 또한 CRP 수치가 높으면 심혈관질환 위험도 함께 증가한다. 몸 안에서 일어난 염증은 혈관에도 염증을 일으키기 때문이다.

비만이 초래하는 결과

그렇다고 우리가 건강 위험요인에 관한 통계 수치로 당신을 가르치려 하거나 주눅 들게 만들려는 것은 아니다. 다만 지방의 진실을 제대로 알려면 몸 곳곳에 위험인자가 퍼져 있다는 사실을 알아야 한다는 점을 주지시키려는 것뿐이다. 설사 당신의 몇몇 건강 관련 수치가 완벽할지라도 당신이 질병에 걸릴 위험으로부터 완전히 자유로운 것은 아니다.

비만은 다음과 같은 결과를 초래한다.

암발생 위험이 증가한다

그물막지방이 일으킨 염증은 암으로부터 당신을 보호해주는 시스템 기능에도 장애를 일으킨다. 실제로 허리둘레는 여성의 유방암이나 남성의 전립선암 같은 호르몬 관련 암 발생과 직접적인 관련이 있다. 지방세포에는 아로마타제라는 효소가 존재하는데 이 효소는 부신에서 분비되는 호르몬을 여성호르몬인 에스트로겐으로 전환시킨다. 이로 인해 유방암 발병 위험이 증가하게 된다.

수면무호흡증 발생 위험이 증가한다

허리를 둘러싼 지방과 두꺼워진 목 사이즈는 서로 관련이 있으며 호흡을 방해할 수 있다. 만약 당신의 목 사이즈가 43센티미터 이상이라면 위험한 수준이다. 코골이 초기단계에는 목구멍으로 공기를 들이쉬고 내쉴 수 있지만 상태가 심해지면 직업안전위생관리국 OSHA 이 정한 소음기준치를 위반하는 엄청 시끄러운 소리를 냄으로써 영구적으로 청력을 상실하게 되거나 심하게 부부싸움을 할 수도 있다.

호흡장애가 악화하면 한번에 10초 동안 공기가 폐로 들어가지 못하는 일도 발생한다 그림 5.6. 다행히 우리 몸은 질식사 하기 전에 본능적으로 깨어나게 마련이다. 그러나 나이가 들어감에 따라 목구멍 조직이 약해지고 편도선 주변에 지방이 쌓이면 얘기는 달라진다. 당신이 잠이 들어 근육이 완전히 이완되고 조직이 힘을 상실하게 되면 목구멍 뒤편 공간이 훨씬 줄어들기 때문이다.

수면무호흡증이 있으면 당신은 원기를 회복시켜 주는 깊은 잠인 REM 수면에 들지 못한다. 이로 인해 당신은 밤중에 자주 깨어나게 되고 당신 배우자는 그 사실을 알겠지만 당신은 자신이 깨어났음을 느끼지 못한다 잠이 부족해지며 결국 낮에 졸게 된다. 이러한 증상이 계속될 경우 호흡이 일시 정지되는 순간 폐가 이산화탄소에 의존하는 일이 많아짐에 따라 동맥에 균열을 일으키는 고혈압에 걸릴 확률이 높아지고 아이러니하게도 점점 더 뚱뚱해진다. 이는 수면무호흡증이 후진 충돌이 연쇄적으로 일어나는 일과 비슷하기 때문이다.

수면부족으로 피곤해지면 당신은 더 많은 에너지의 필요성을 느끼게 된다. 그러면 손쉽게 에너지를 보충할 수 있는 음식을 먹게 되는데 그런 음식은 대개 당과 지방을 많이 함유하고 있다. 이로 인해 당신의 몸무게는 더 늘어나고 수면무호흡증이 계속되는 악순환이 반복된다 좋은 식습관 계획을 실천하면 대부분의 사람은 먼저 얼굴과 목살이 빠지게 된다. 그러므로 계획 실천 초반부터 당신은 허리 사이즈를 몇 인치 줄이는 동시에 수면장애를 30퍼센트 정도 줄이거나 예방할 수 있게 된다.

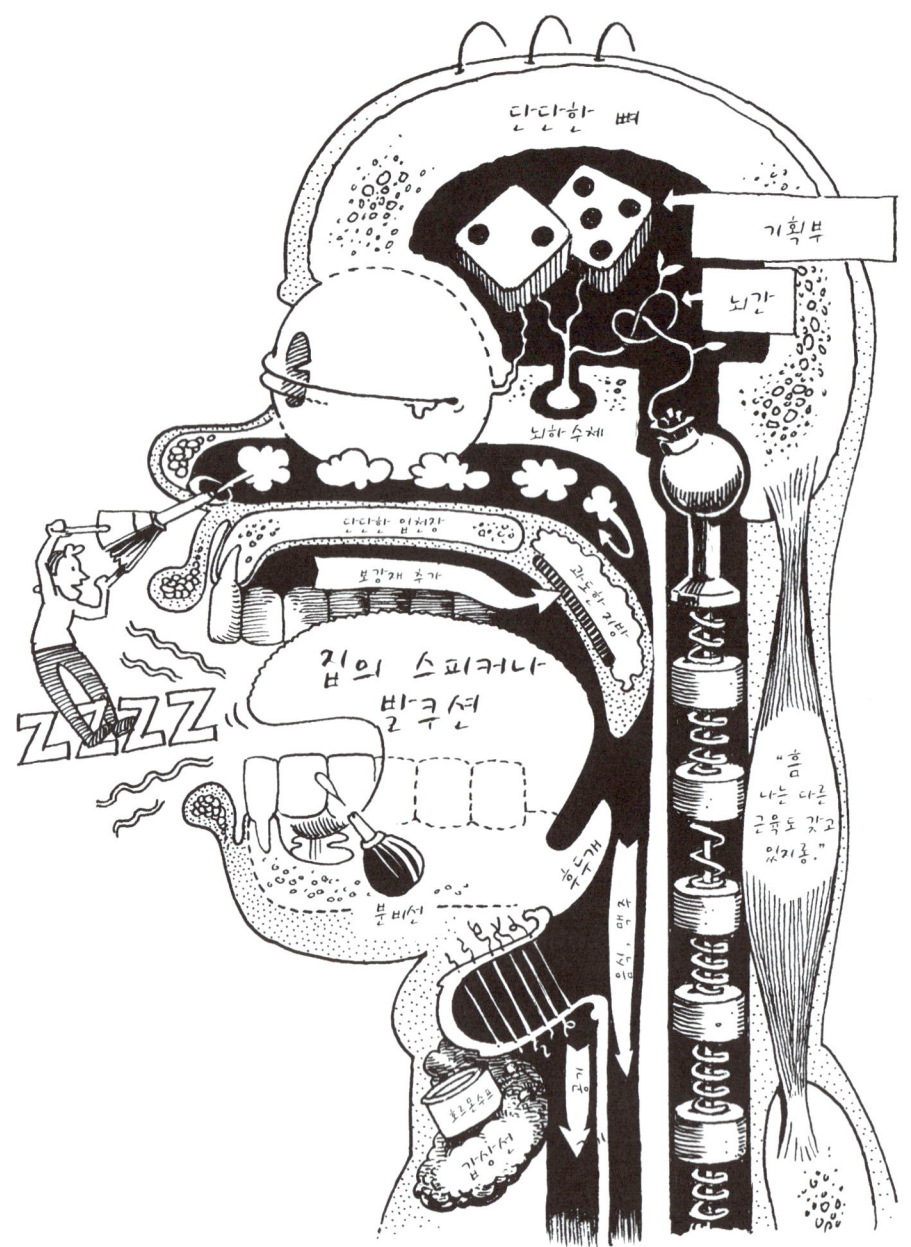

[그림 5.6] 병목현상

수면무호흡증의 주요 원인은 목구멍 안의 지방이다. 수면무호흡증이 나타나면 자고 있는 동안 공기 통로가 차단되면서 한번에 10초간 호흡이 멈추는 현상이 계속 일어난다

관절질환 발병 위험이 증가한다

건강할 때의 관절은 계속 징징거리는 아이를 윽박질러 아무 말도 못하게 만드는 부모와 같다. 그들은 무너지기까지 많은 우여곡절을 겪게 된다. 당신이 힘을 밀어내고 흡수하는 데 사용하는 무릎은 우리 몸에서 가장 강한 관절 중 하나다. 그러나 그들이 떠받칠 수 있는 짐보다 무게가 초과된 짐 더 많은 지방을 갖고 있는 몸을 짊어지게 되면 보다 쉽게 닳고 파손된다.

만약 체중이 5킬로그램 늘었다면 당신이 걷는 동안 무릎 관절이 받는 부담은 15킬로그램이 된다. 더욱이 계단을 오르게 되면 5킬로그램 늘어난 지방이 무릎 관절에는 무려 35킬로그램처럼 느껴진다.

결론적으로 당신의 체중이 도를 넘어설 경우 당신은 관절 악화와 관련된 질병에 더 쉽게 걸리게 된다. 예를 들어 골관절염 퇴행성관절염 은 당신의 관절이 감당할 수 없는 무게를 떠받치게 되면서 부드러운 연골이 파열된 결과라고 할 수 있다.

그러나 당신이 그물막지방과 허리 사이즈를 줄이면 자동적으로 건강과 관련된 수많은 위험인자를 현저히 줄일 수 있다. 유레카! 비만인 사람 100킬로그램 이상인 사람 이 체중을 7.5퍼센트 감량한다면 무게로는 7.5킬로그램, 허리 사이즈로는 4인치 정도 좋은 콜레스테롤, 나쁜 콜레스테롤, 혈압, 혈당 수치가 20퍼센트나 개선된다. 이것은 감량한 체중 퍼센트에 비해 거의 3배나 많은 이익을 얻는 일이다.

다음 단계는 당신이 허리 사이즈 뱃살 와 위험인자라는 두 마리 토끼를 한번에 잡게 해줌으로써 목표에 더 쉽게 도달하도록 도와줄 것이다.

● **YOU 유익한 지침**

지방에 대해 정확하게 알아두라

직장상사와 마찬가지로 음식에 들어 있는 지방은 크게 두 종류로 나뉜다. 당신의 참살이에 도움이 되는 지방과 당신을 골탕 먹이려는 지방이 그것이다. 당신이 콜레스테롤 수치에 행사할 수 있는 가장 큰 영향력은 섭취한 지방의 종류와 위장관에서 추방시킨 지방의 종류를 꼼꼼하게 체크하는 일로부터 이뤄진다.

무엇보다 당신은 포화지방과 트랜스지방의 섭취를 피해야 한다. 불가피하게 이 두 악당을 섭취해야 할 경우 둘을 합친 양이 4그램을 넘어서는 안 된다. 포화지방과 트랜스지방은 장기적으로 체중을 증가시키고 동맥을 막히게 하는 음식이기 때문이다.

몸에 좋지 않은 지방은 대체로 동물성지방, 버터, 마가린, 라드처럼 상온에서 고체 형태로 있다. 트랜스지방은 식물성기름을 상온에서 오랫동안 변질되지 않게 하기 위해 인위적으로 화학적 조작을 가하는 과정에서 생기는 물질이다. 이것을 먹을 경우 좋은 콜레스테롤 수치는 낮아지는 반면 나쁜 콜레스테롤 수치는 증가한다. 그뿐 아니라 염증을 증가시키고 동맥세포에 손상을 입혀 결국 동맥을 막히게 만든다. 트랜스지방이 본래 양초의 왁스로 사용되기 위해 만들어졌다는 사실을 알고 있는가? 전기의 발명으로 그 시장은 꽃을 피워보기도 전에 시들어버렸다. 트랜스지방의 유일한 미덕은 오랫동안 변질되지 않는다는 것이다.

반면 몸에 좋은 지방은 올리브유처럼 상온에서 액체 형태이며 기온이 낮아지면 걸쭉해진다. 이런 지방은 좋은 콜레스테롤 수치를 증가시켜 혈관에 쌓인 노폐물을 제거하는 데 기여한다.

지방의 칼로리보다 더 중요한 것은 세포 기능을 촉진시키는 지방의 종류와 그런 지방이 어떻게 동맥의 기능과 염증에 영향을 미치는지를 알아보는 것이다.

똑똑한(젊은) 지방: 시멘트풀을 붙이는 주걱의 활동을 원활하게 해줌	**우둔한(늙은) 지방**: 동맥벽에 덩어리가 생기게 해 주걱의 원활한 활동을 방해함
불포화지방 단가(單價)불포화지방산과 다가(多價)불포화지방산이 있음. 단가불포화지방산은 올리브유, 카놀라유 등에 많이 들어 있으며 다가불포화지방산에는 오메가-3지방산(어류, 견과류)과 오메가-6지방산(참기름 등 식물성식용유)이 있음. 오메가-3지방산은 동맥과 뇌의 기능을 촉진시킴. 탄수화물 대신 이용될 경우 혈압과 지질 수치를 감소시킴. **결론** 총지방섭취량 중 의식적으로 불포화지방의 섭취를 늘리도록 할 것.	**트랜스지방** 식물성기름을 화학작용으로 경화시킨 지방. 가장 저질의 지방이며 체중감량 노력을 헛되게 만드는 지방. 트랜스지방산은 팝콘과 쿠키에서부터 감자튀김, 마가린까지 거의 모든 음식(특히 유통기한이 긴 식품)에 들어 있음. **결론** 무조건 멀리할 것. 명절 전날 차를 끌고 시내에 나가는 일을 피해야 하듯 트랜스지방을 기피하라. 그렇지 않으면 도시 전체가 꽉 막히게 된다. **포화지방** 육류와 유제품에 함유되어 있음. 동맥을 막히게 하고 체중을 증가시킴. **결론** 지방을 잘라낸 쇠고기 살코기나 저지방 우유를 선택해 포화지방 섭취를 최소화한다. 한 끼에 포화지방을 4그램 이하로 제한하라. 하루에 섭취하는 포화지방의 총량을 20그램 이하 또는 총지방섭취량의 30퍼센트 이하로 제한하라.

• **주의** • 가장 좋은 식물성기름은 엑스트라버진 올리브유_{최고 품질의 올리브에서 가장 먼저 짜낸 올리브유}와 유기농 또는 냉압착한 카놀라유다. 이밖에 참기름이나 땅콩기름도 괜찮다. 이러한 기름은 발연점, 즉 지방이 타기 시작하는 온도가 매우 높기 때문이다. 발연점 이상에서 요리할 경우 당신은 완전히 타서 숯 맛이 나는 음식을 먹게 될 것이다.

발연점 이상으로 열을 받은 기름은 고약한 냄새를 피우며 유독한 화학물질을 분비하기 때문에 건강에 좋지 않다. 이러한 기름을 다루는 가장 좋은 방법은 기름에 열을 가하는 것이 아니라 음식 자체에 열을 가해 요리하는 것이다. 즉, 기름을 먼저 달구지 말고 음식에 기름을 묻힌 다음 음식과 기름을 동시에 조리하면 기름이 지나치게 열을 받지 않게 된다.

다음은 건강에 좋은 몇몇 기름의 발연점이다.

- 비정제 카놀라유: 107°C
- 비정제 해바라기씨유: 107°C
- 엑스트라버진 올리브유: 159°C
- 버진 올리브유: 214°C
- 참기름: 208°C
- 포도씨유: 214°C
- 정제 땅콩기름: 230°C
- 반정제 참기름: 230°C

혈관을 깨끗이 청소하라

최근 많은 연구 결과가 HDL의 양이 많을수록 혈관이 막힐 위험이 줄어드는 것으로 나타나고 있다. 혈관이 막힐 위험을 줄여주는 HDL의 수치를 높이면 건강한 콜레스테롤의 양이 증가하고 저질 콜레스테롤이 줄어들게 된다. 다음은 HDL의 수치를 증가시키는 효과적인 방법이다.

- 올리브유, 어유, 아보카도, 호두에 함유된 건강한 지방 섭취하기.
- 적어도 하루에 30분씩 걷거나 운동하기.

* 나이아신 비타민 B3 섭취하기. 하루 네 번 100밀리그램을 섭취하라. 처방전 없이 구입할 수 있는 나이아신은 처방전이 필요한 나이아신보다 훨씬 저렴하다. 복용량을 조절해야 할 경우, 의사에게 간기능 검사 결과를 보이고 부작용이 없을지 상담한다. 가벼운 두통과 얼굴 화끈거림을 줄이려면 30분전에 아스피린을 먼저 복용하고 나이아신은 잠자리에 들기 전에 복용해야 한다. 의사와 상담하지 않고 복용량을 함부로 늘려서는 안 된다. 특히 이전에 간에 문제가 있었다면 복용 전에 반드시 의사와 상담하라.

* 판토텐산 비타민 B5 섭취하기. 부작용 없이 LDL 수치는 감소시키고 HDL 수치는 증가시키려면 하루에 300밀리그램을 복용하길 권한다.
* 매일 잠자기 전에 술 한 잔 마시기. 물론 술을 마시지 않는 사람이 단지 HDL 수치를 높이기 위한 목적으로 술을 마시는 것은 권하지 않는다. 특히 술을 마신다면 한두 잔으로 그쳐야 한다. 그러면 약간의 효과를 볼 수 있다.

탄수화물 대신 단백질과 불포화지방 섭취하기. 최근 한 연구 결과 탄수화물 대신 단백질과 불포화지방을 섭취할 경우 혈압이 낮아지고 지질 수치가 개선되는 것으로 알려졌다.

마법약에 가장 근접한 약

지방을 몰아내고 당신의 생명을 구해줄 수 있는 마법약이 개발된다면 체중계 제조업자로부터 다이어트 전문가까지 모조리 알거지가 될 것이다. 다행히 그런 마법약은 아직 존재하지 않는다. 그렇다고 건강을 증진시키고 심혈관질환 위험인자를 줄이는 데 효과적인 약이 아예 없다는 것은 아니다. 마법약에 가장 근접한 약은 어린이용 아스피린 두 알162밀리그램이다. 81밀리그램에서 162밀리그램으로 늘렸을 때 위장관 부작용이 증가했다는 보고가 없고, 심장발작과 뇌혈관질환 발생 위험 감소폭이 약 13퍼센트에서 36퍼센트로 좋아진다. 아스피린은 혈소판의 끈적거림을 줄여주고 혈액이 흐르는 동맥 공간을 좁게 만드는 염증도 줄여준다. 또한 아스피린은 동맥과 면역시스템의 노화도 줄여주는데 이것은 심장발작, 뇌졸중, 발기부전은 물론 대장암, 직장암, 식도암 심지어 유방암과 전립선암까지 모든 질병의 위험인자가 감소한다는 것을 의미한다.

위가 받을 부담을 줄이려면 아스피린 섭취 전후에 따뜻한 물을 반 잔 마셔라. 심각한 위장관 출혈 병력이 있거나 혈액응고 저해제를 복용하고 있다면 혹은 운동을 과도하게 한다면 복용 전에 반드시 의사와 상담해야 한다.

건강 수치 읽기를 습관화하라

체중계 대신 심장혈관질환 위험이 줄어든 정도를 통해 성공지수를 측정해야 한다. 다음은 건강 수치 읽기 목록이다.

- **혈압** • 혈압의 이상적인 수치는 115/76이다. 혈압은 수시로 변하기 때문에 오전, 오후, 밤에 잰 혈압의 평균치를 읽어야 한다. 매월 혈압을 측정해 건강 상태를 모니터한다. 혈압이 높으면 매일 측정해야 한다.

- **혈중 지질 수치** • 혈중 지질 수치의 기준치를 정하려면 지금 채혈을 하고 2년에 한번씩 정기적인 혈액검사를 받아야 한다. 의사는 수치 변화를 보고 식이조절에 대한 상담과 약물처방을 해줄 것이다.

• **HDL 콜레스테롤** • HDL 수치가 40mg/dl 이상이면 양호한 상태라고 할 수 있다. 물론 그 수치가 높으면 높을수록 좋다. 만약 HDL 수치가 100mg/dl 이상이라면 혈액의 흐름이 원활하지 못해 걸리게 되는 심장마비나 뇌졸중에 걸릴 확률은 톱스타가 사람들 눈에 띄지 않고 변화가를 거닐 수 있는 확률보다 낮다. 희귀한 HDL 기능부전증이 있는 경우를 제외하고 HDL 수치가 100 이상인 사람이 심장마비나 뇌졸중에 걸렸다고 보고된 적은 한번도 없다.

• **LDL 콜레스테롤** • LDL 수치가 100mg/dl 이하면 양호한 상태라고 할 수 있다. 그런데 남녀 모두 예순다섯 살 이상이 되면 LDL 수치는 HDL 수치만큼 중요하지 않다는 연구 결과가 있다. 따라서 예순다섯 살 이상의 남녀는 HDL 수치가 지나치게 낮지 않다면 LDL 수치는 크게 신경 쓰지 않아도 된다.

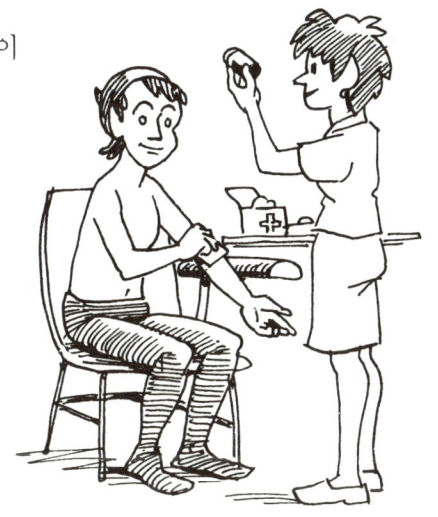

• **공복 혈당** • 100mg/dl 이하면 양호한 상태다.

• **CRP** • 1mg/dl 이하면 양호한 상태다.

근력운동을 하라

누구나 몸에 근육을 조금만 붙여도 건강에 도움을 받을 수 있다. 몸에 근육이 붙게 되면 혈당 수치가 낮아진다. 근육이 많으면 많을수록 인슐린 수용 능력이 증가해 인슐린이 포도당을 세포로 이동시키는 능력이 향상된다. 만약 근육을 늘리면서 체중은 줄인다면 세포막의 화학적 성질이 변해 포도당이 혈액에 방치되는 것이 아니라 몸으로 흡수된다. 우리는 근력 운동으로 근육을 늘릴 수 있다.

당분만 섭취하는 것을 피하라

혈당을 급격하게 높이는 것은 단순당이나 정제 탄수화물이다. 설탕 같은 단순당을 지방이나 단백질과 함께 먹지 않으면 혈당의 급격한 상승을 피할 수 없다. 앞에서 불가피하게 먹을 수밖에 없는 상황이라면 단순당 섭취를 최소한으로 제한해야 한다고 강조했지만, 캔디나 쿠키처럼 그 자체가 설탕 덩어리인 음식은 어떤 이유에서든 먹어서는 안 된다. 이런 음식이 먹고 싶어지면 먼저 빵과 함께 올리브유나 견과류 한 줌을 먹어라. 공복감이 서서히 줄어들면서 혈당 수치가 혈액 내에서 눈부신 향연을 펼치지 못하게 될 것이다.

좀 감질 나는 발견이긴 하지만 계피 _{시나몬} 가 인슐린과 비슷한 효과를 가진 것으로 밝혀졌다. 즉, 혈당과 콜레스테롤 수치는 감소시키면서 뇌의 포만 중추는 만족시켜 주는 것이다. 하루에 반 티스푼의 계피를 먹으면 효과를 볼 수 있다. 시리얼이나 토스트에 뿌려먹거나 스무디에 섞어 먹는 방법이 있다.

크롬을 섭취하라

다양한 음식 특히 버섯에 함유된 크롬은 혈당 조절에 도움이 되는 것으로 추정된다. 보충제인 피콜린산 크롬을 하루에 200마이크로그램 복용할 경우, 인슐린 흡수가 촉진되어 세포의 혈당 사용이 더욱 용이해진다. 이런 효과에 대한 결정적인 단서가 아직 과학적으로 확보되진 않았지만 허리 사이즈와 혈당 조절을 위해 이 보충제 섭취를 권하고 싶다. 인슐린에 대한 세포 감수성을 증가시키는 크롬은 정제 설탕, 밀가루, 운동부족에 의해 감소되기 때문이다.

한 연구에 따르면 피콜린산 크롬 복용자의 경우 10주에 2킬로그램이 빠진 반면 비복용자는 전혀 체중 변동이 없었다고 한다. 특히 마그네슘과 함께 크롬을 복용하면 인슐린 저항성과 관련된 저질 염증 발생률이 낮아진다. 제2형 당뇨병에 걸린 사람은 600마이크로그램의 크롬을 복용해야 효과가 있으며 그 밖의 사람들은 200마이크로그램 이하로 섭취해야 한다. 지나치게 많은 양의 크롬을 섭취할 경우 신장이 손상을 입을 수 있기 때문이다.

자신만의 시간을 가져라

명상이 혈압이나 인슐린 저항 같은 관상동맥질환 예방에 상당히 도움이 된다는 사실을 보여주는 많은 연구가 있다. 누구에게도 방해받지 않을 조용한 공간에서 눈을 감고 긴장을 푼 다음 '오메가-3지방산' 같은 건강 관련 단어에 집중해보라.

● YOU 테스트

당신의 건강 수치는 어떠한가?

혈액을 보는 일은 바퀴벌레나 손톱의 때를 보는 것만큼이나 그리 유쾌하지 않다. 그러나 우리의 목표달성을 위해서는 당신이 어딜 가나 짊어지고 다니는 여분의 살이 어떤 영향력을 발휘하는지 제대로 파악해야 하고 그러려면 혈액 깊은 곳을 들여다볼 수밖에 없다. 여분의 살과 관련된 위험인자의 존재를 알려주는 수치가 혈액에 들어 있기 때문이다. 당신이 그 수치들을 모른다면 병원에 가서 혈액검사를 받도록 하라.

- 혈압: _____
  (동맥에 작용하는 혈액의 힘. 이상적인 수치 115/76)

- HDL 콜레스테롤: _____
  (혈관 막힘을 막아주는 좋은 콜레스테롤의 양. 40mg/dl 이상이면 양호한 상태. 60mg/dl 이상이면 로또에 당첨된 것과 다름없음)

- LDL 콜레스테롤: _____
  (혈관 막힘을 촉진시키는 나쁜 콜레스테롤의 양. 심장질환 위험인자를 갖고 있을 경우 100mg/dl 미만이 이상적이고, 종마처럼 건강하거나 조상 중에 심장질환 전력이 있던 사람이 없을 경우 130mg/dl까지는 괜찮다)

- CRP: _____
  (다양한 질병의 지표인 혈관 내 염증 수치. 이상적인 수치는 1mg/dl 미만이다)

CHAPTER
6

신진대사 모터

호르몬과 비만의 관계

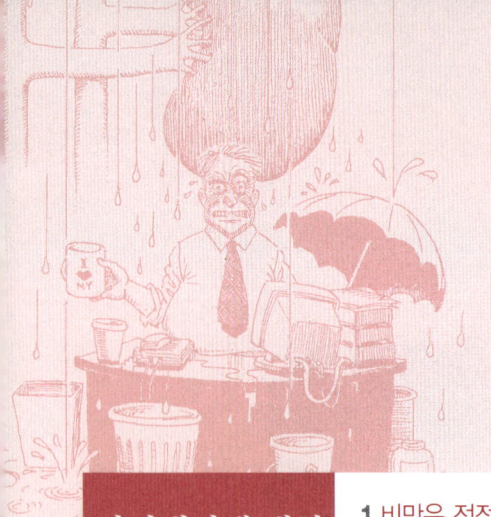

신진대사에 대한 3가지 오해

1 비만은 전적으로 습관 탓이다.
2 대부분의 칼로리는 신체활동을 통해 연소된다.
3 '느린 신진대사'에 적응하는 일은 불가능하다.

나쁜 진 gene, 유전자 은 우리가 학창시절에 입었던 불량 진 jean 과는 전적으로 다르다. 나쁜 유전자는 우리에게 심장병이나 대머리, 정신병, 체중 증가 등으로 더욱 쉽게 다가갈 수 있는 성향을 심어줄 수 있다. 지방을 줄이고 건강한 체중을 유지하는 일과 관련된 드라마에서는 물론 식이요법과 신체활동이 주연이지만, 드라마의 성공을 위해 빼놓을 수 없는 조연은 바로 유전자다. 금붕어만큼 조금 먹어도 돌고래보다 커질 수 있기 때문이다. 다시 말해 좋은 식습관에 대해 불량한 유전적 반응을 보이는 사람이 있는가 하면, 불량한 식습관에 대해 훌륭한 유전적 반응을 보이는 사람 얌체 같으니! 도 있다.

그렇다면 비만 관련 유전인자가 있다는 사실은 어떻게 발견된 것일까? 같은 유전자를 지닌 쌍둥이를 대상으로 실험한 결과, 다른 생활방식과 식습관으로 길러진 두 사람은 체중과 관련해 30퍼센트 정도 비슷한 성향을 보이는 것으로 나타났다. 당신이 '뼈대 있는' 가문 출신이든 환풍구를 빠져나갈 수 있을 정도로 '뼈대 없는' 가문 출신이든 상관없이 유전자를 통해 지방이 대사되는 방식을 알 수는 없다. 그러나 유전자는 당신의 뱃살이 늘어나는 이유, 즉 특정 음식에 대한 선호나 스트레스에 대처하는 방식 등에 대해 많은 것을 알려준다. 가족의 기호도 중요한데, 그것은 요리할 때 버터를 사용할지 올리브유를 사용할지를 결정하는 것이 바로 가족의 기호이기 때문이다.

이 모든 조건을 무릅쓰고 우리가 하려는 일은 진 gene 의 영향력을 감소시켜 진 jean 사이즈를 줄이는 것이다. 우리는 유전적 영향을 받아 특정 체질과 행동방식을 갖게 되는데, 그러한 성향과 불건전한 결정은 올바른 음식을 먹고 몸을 리셋함으로써 유전자가 작동하는 방식을 중성화하거나 최소화할 수 있다. 당신의 선택이 특정 유전자의 활동 여부를 결정하는 것이다. 예를 들어 포도껍질에 들어 있는 항산화제인 플라보노이드는 동맥 노화를 촉진시키는 염증 단백질을 생산해내는 유전자 활동을 중지시킨다.

지금까지 우리는 음식을 먹는 이유와 음식이 이동하는 과정, 저장된 초과 지방의 영향에 대해 알아보았다. 이제는 몸 속에서 지방이 연소되는 방식을 알아볼 차례다. 이번 장에서는 유전자에 의해 선천적으로 지방이 연소되는 방식을, 그리고 7장에서는 자동 지방 연소 엔진의 마력을 높일 수 있는 방식을 알아볼 것이다.

우리의 출발점은 당연히 우리 몸의 자동 온도 조절기이자 여분의 지방 연소장치인 신진대사이다 신진대사는 원래 '변화'를 의미한다.

토막상식

*** 신진대사에 관한 이론에 따르면 추운 날씨(낮은 온도)가 식욕을 자극한다고 한다. 여름보다 겨울에 더 많이 먹고 운동 후에 배가 고프지 않은 이유가 바로 여기에 있다. 그리고 체온이 낮은 사람은 대사활동이 보통사람보다 느려서 체중이 증가하기 쉽다.

당신은 매년 백만 칼로리 정도를 소비한다. 그중 대부분은 당신이 느끼지도 못하는 상태에서 연소되고 있다. 그것은 당신이 숨을 쉬고 잠을 잘 때 에너지로 이용되며 모든 신체기관이 제대로 기능하는 데 사용된다. 당신이 소비하고 저장한 에너지는 일차적으로 몸의 구조물과 장기의 기능을 유지하는 데 사용되는 것이다.

유레카! 당신이 섭취한 전체 칼로리 중 15~30퍼센트만 운동이나 걷기, 나이트클럽에서 춤추기 같은 의도적인 신체활동을 통해 연소된다. 대부분의 사람이 에어로빅이나 요가를 하는 것이 지방을 날려 보낼 수 있는 지름길이라고 생각하지만, 사실 신체활동은 지방 연소의 극히 일부만 차지하고 있을 뿐이다. 대부분의 칼로리는 심장이 펌프질을 유지하고 뇌가 배우자의 생일을 기억하며 간이 간밤에 먹은 폭탄주를 처리하는 데 사용된다.

그렇다고 지방이 연소되는 속도를 늦추거나 올리는 데 영향을 미치는 외부요인이 많지 않다는 것은 아니다. 모든 움직임은 신진대사를 촉진시킨다. 심지어 손가락을 까딱거리고 발을 떠는 등의 무의식적인 행동 과학용어로 비운동 활동 열생산(nonexercise activity thermogenesis), 줄여서 NEAT라고 불린다도 지방 연소에 일조한다.

체온이 1도 높아질 때마다 신진대사율은 14퍼센트 증가한다 단백질을 섭취할 경우에도 비슷한 일이 일어난다. 그리고 잠을 자는 동안에는 대사율이 10퍼센트 감소한다. 유레카! 당신이 12시간 이상을 굶을 경우 신진대사율은 자동적으로 40퍼센트 느려진다. 당신이 식사를 건너뛰면 몸은 끔찍한 기아 상태를 예상하고 연소모드를 저장모드로 재빨리 전환시킨다. 그렇기 때문에 굶는 다이어트가 효과가 없는 것이다. 굶주림에 대한 신체의 공포는 일정한 연소모드에서 비상 저장모드로 신진대사율을 저하시킨다.

반면, 아침을 챙겨먹는 사람의 신진대사 유전자는 항상 활동하는 상태이기 때문에 그들은 아침을 거르는 사람보다 평균적으로 더 날씬하다. 이는 칼로리가 지방으로 전환되어 저장되기 전에 연소되는 경향이 있다는 것을 의미한다.

허리둘레를 줄이려는 악전고투에서 우리는 종종 무시무시한 적들을 만나기도 한다. 그것은 바로 몇몇 호르몬이다. 물론 우리는 십대 소년이 섹스에 집착하거나 폐경기 여성의 지나친 화끈거림 증상이 정상을 벗어난 호르몬 때문이라는 것을 알고 있다. 하지만 당신은 환상적인 몸매와 호르몬이 밀접한 관련이 있다는 사실은 모르고 있을 것이다.

비밀리에 지방을 만드는 것들

살라미 소시지의 유혹에 굴복한 당신의 나약한 의지를 비관하며 소시지로 자신의 머리를 치기 전에 또는 당신이 친구들보다 적게 먹는데도 살은 더 찌는 이유를 도저히 알 수 없을 때, 당신은 호르몬이 생각보다 몸에 많은 영향을 미치고 있다는 사실을 떠올려야 한다. 신진대사와 체중에 영향을 미칠 수 있는 유전적 조건은 내분비계를 구성하고 있으며 호르몬을 분비하는 선腺에 의해 결정되기 때문이다. 주요 신진대사 선은 다음과 같다.

- **갑상선** ● 갑상선호르몬은 우리가 에너지를 태우는 속도에 영향을 미친다. 이 호르몬이 지나치게 많이 분비되면 몸은 너무 빨리 에너지를 소비하게 된다. 극단적인 경우 심장근육이 과도한 신진대사로 약해질 수도 있다. 반대로 이 호르몬이 충분히 분비되지 않으면 신진대사율이 거북이

걸음처럼 느려지는 갑상선 기능저하증에 걸리게 된다.

갑상선호르몬 수치를 알아보는 가장 좋은 방법은 혈액검사다. 갑상선자극호르몬 TSH 수치가 5mIU/liter 이상이면 갑상선 기능저하를 의심해야 하며 이는 갑상선호르몬의 순환을 원활하게 하려는 몸의 필사적인 노력이 실패했다는 것을 의미한다.

뇌하수체에서 분비되는 TSH는 갑상선에게 신진대사를 조절하는 두 종류의 갑상선호르몬을 분비하라고 지시한다. 물론 감소된 갑상선호르몬 수치가 비만의 유일한 원인은 아니지만 수치가 비정상적일 때는 반드시 전문의의 진료를 받아야 한다 갑상선 기능항진증은 불안, 가슴 두근거림, 불면증, 머리카락 및 손톱이 비정상적으로 빨리 자라는 증상을 보인다. 반대로 갑상선 기능저하증에 걸리면 무기력해지고 체중이 증가하며 식욕이 떨어지거나 손톱이 쉽게 부서진다

• **부신** • 신장 위에 원추형 모자처럼 위치한 부신은 시상하부가 생산하는 부신피질자극유도호르몬 CRH, corticotrophin-releasing hormone 에 의해 조절된다. 이 유용한 관계를 통해 부신은 자극받은 성감대처럼 외부 자극에 민감하게 반응한다. 당신이 만성적인 스트레스를 겪고 있을 경우, 부신은 코티솔을 분비하게 되는데 코티솔은 식욕을 감소시키는 호르몬 CRH의 분비를 억제하므로 체중이 증가하게 된다. 또한 증가한 코티솔 분비가 인슐린 감수성을 감소시킴에 따라 당뇨병에 걸리게 되고 지방과 단백질 신진대사에도 부정적 영향을 미친다 그림 6.1

코티솔 수치가 높아지면 신장은 염분과 물을 보유하는 방식으로 대응하고 그 결과 혈압이 높아진다. 동시에 부신이 분비하는 테스토스테론 및 에스트로겐 같은 호르몬의 분비가 증가해 자궁근종, 유방암 같은 비만 관련 질병에 걸리게 된다.

코티솔 수치는 혈액검사나 24시간 내 채취한 소변 샘플을 통해 알 수

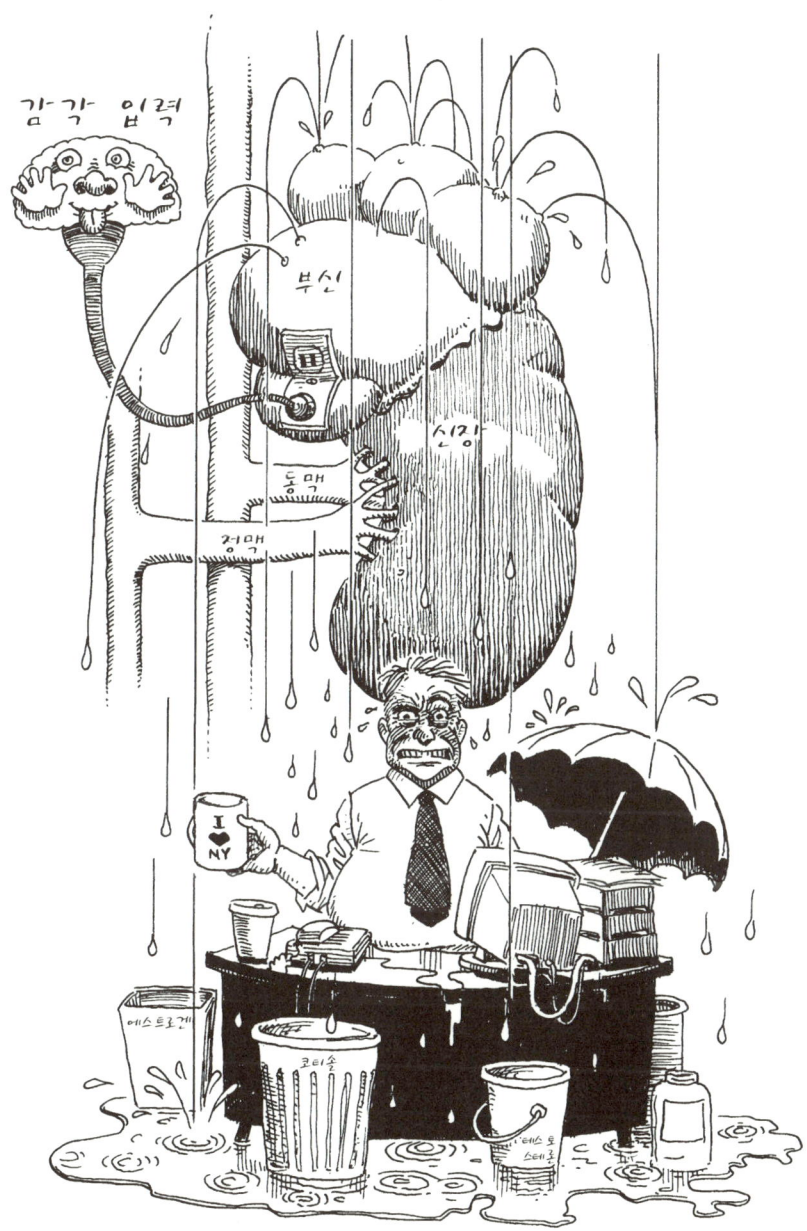

[그림 6.1] 호르몬 고문

지나친 스트레스는 부신을 과도하게 자극하고 결과적으로 코티솔(스트레스 호르몬)과 테스토스테론, 에스트로겐이 비정상적으로 많이 분비된다. 이로 인해 우리는 더 많이 먹게 되고 무서운 속도로 여분의 칼로리를 복부지방으로 저장하게 된다.

있다. 소변 샘플의 코티솔 양이 100밀리그램 이상이면 코티솔 분비가 과한 것이라고 할 수 있다.주의: 검사에 따라 기준 수치가 달라질 수 있다. 이것은 스테로이드계 약물을 복용하는 사람예를 들면 천식환자의 체중이 늘어나는 이유이기도 하다. 코티솔은 스테로이드의 한 형태이기 때문이다이 스테로이드와 운동선수들이 남용하는 스테로이드는 다르다. 운동선수들이 근육을 키울 목적으로 이용하는 단백동화스테로이드(anabolic steroid: 근육증강제)는 테스토스테론과 관련이 있다.

● **췌장** ● 췌장의 주기능은 인슐린 분비다. 인슐린은 혈액에 있는 포도당이 근육으로 이동해 에너지를 내거나 지방으로 축적되도록 돕는 호르몬이다. 이러한 인슐린은 우리에게 덜 먹으라고 지시하는 렙틴과 비슷한 방식으로 작동하지만, 세포에서 인슐린 저항성이 발생하면 식욕통제 기능이 저하된다.

당뇨병 초기에는 올바른 음식 선택으로 자연스럽게 고혈당 음식을 피할 수 있다. 그러나 만약 인슐린 저항성을 극복할 수 있을 정도로 충분한 인슐린이 분비되지 않는 상황에서 고혈당 음식을 먹을 경우, 당신은 포만감을 제대로 느낄 수 없게 되고 식욕이 줄지 않아 결국 주기적으로 엄청난 배고픔을 느끼게 된다.

임무수행 중인 호르몬

당신의 목표가 지방을 모조리 태우는 것이어서는 안 된다물론 당신은 그런 일을 꿈꾸고 있겠지만 말이다. 우리는 평균적으로 탄수화물 2,500칼로리를 주로 간과 근육에 저장하고 있으며 에너지를 필요로 하는 모든 활동에 사용하고 있다. 특히 저장된 에너지는 버스를 잡거나 중요한 미팅에 늦지 않기 위해 전력 질주해야 할 때처럼 순간적으로 많은 에너지를 소모해야 할 경우 요긴하게 사용된다.

한편 우리는 평균적으로 11만 2,000칼로리를 지방으로 저장하고 있다. 이것은 당신이 정상체중일 경우 약 7킬로그램의 지방을 갖고 있다는 것을 의미한다. 우리가 말하고자 하는 것은 필요 이상으로 많은 지방을 갖고 있지 않다면 체지방은 당신의 적이 아니라는 사실이다. 우리가 활동하기 위해서는 지방이 꼭 필요하다. 지방은 우리가 필요할 때 인출해서 사용할 수 있는 에너지 은행계좌인 것이다. 3장에 있는 그림에서 음식이 처리되는 과정을 다시 살펴보라. 그렇다고 신체 모든 곳에 지방계좌를 개설해서는 안 된다.

몸에서 당신에게 더 먹으라고 지시하는 호르몬은 모두 9개이고, 그만 먹으라고 지시하는 호르몬은 14개이다. 신체의 스포츠 에이전트라고 할 수 있는 이 호르몬들은 당신 편이다. 그들은 당신의 건강을 위해 일한다. 물론 당신에게는 유전적 결함이 있을 수도 있다. 당신 몸은 렙틴을 적절히 분비하지 못할 수도 있고, 지나치게 많은 코티솔을 갖고 있을 수도 있다. 또한 렙틴이 당신 뇌에 제대로 전달되지 못할 수도 있고 포만 관련 호르몬 중 제대로 작동하는 것이 하나도 없을 수도 있다.

이런 문제는 의지력만으로 극복할 수 있는 성질의 것이 아니다. 호르몬 회로를 재조정하는 것만이 유일한 해결책이다. 당신은 자신의 신체 생리작용을 이길 수 없다. 하지만 그것이 자신에게 유리한 방향으로 작동하도록 만들 수는 있다.

호르몬의 영향력에 대한 완벽한 사례 중 하나는 5장에서 말한 아디포넥틴 호르몬의 작용 방식

토막상식

❋❋❋ 발톱 손질을 받는 남성만 여성호르몬을 갖고 있는 것은 아니다. 모든 남성이 여성호르몬을 갖고 있으며, 연구 결과 여성호르몬이 남녀 모두에게 이롭게 작용한다는 사실이 밝혀졌다. 남성호르몬이 HDL 수치를 낮추는 반면, 여성호르몬은 HDL 수치를 증가시키기 때문이다. 여성의 높은 에스트로겐 수치는 그들의 동맥이 늙어서까지 경화되지 않는 이유를 부분적으로 설명해준다. 또한 많은 전문가가 남성의 평균수명이 여성보다 짧은 이유를 테스토스테론 과다 노출과 관련짓고 있다.

이다. 우리 몸에 아디포넥틴이 많을수록 체중과 체지방은 줄어든다.이것은 복부지방인 그물막지방과 직접적으로 관련이 있다. 그물막지방이 없다면 그것은 아디포넥틴이 그 주변을 활개치고 다닌다는 것을 의미하기 때문이다.

아디포넥틴은 근육으로 하여금 지방을 에너지로 전환시키도록 만들고 우리의 식욕을 억제한다. 당신이 체중을 줄이면 더 많은 아디포넥틴이 우리 몸에 사용될 수 있다. 유레카! 아디포넥틴 작용은 가장 이익이 되는 인체 메커니즘 중 하나다. 우리가 체중을 줄이면 줄일수록 인체는 더욱 효과적으로 염증을 다룰 수 있게 되는데 이는 아디포넥틴의 보호효과 때문이다. 반대로 체중이 증가하면 염증이 증가하는 이유가 바로 여기에 있다. 자연적인 항염증인자가 줄어들어 염증이 증가하는 것이다.

성호르몬이 뱃살에 미치는 영향

우리는 테스토스테론과 에스트로겐이 체모나 가슴 사이즈에 영향을 미치고 토요일 밤마다 커플들이 이불 아래에서 그레코로만 레슬러처럼 헐떡이는 이유라는 것을 알고 있다. 하지만 성호르몬은 허리 아래쪽 활동에만 영향을 미치는 것이 아니라 뱃살에도 영향을 미친다.

• **열정적인 생식호르몬** • 여성 비만의 흔한 원인 중 하나는 바로 다낭성난소증후군PCOS, polycystic ovary syndrome이다. PCOS는 젊은 여성의 체중 문제 원인 중 10~20퍼센트를 차지하고 있으며 불규칙적인 생리주기와 복부비만, 여드름, 가는 머리카락, 얼굴 등에 남성처럼 털이 나는 신체적 증상을 일으킨다. 이 병에 걸린 사람은 결국 여성적인 외모를 잃게 되는

것이다.

다음은 이런 끔찍한 일이 일어나는 방식이다. PCOS에 걸린 여성은 매우 인색한 난소를 가지고 있다. 그들은 난자를 성숙시켜 난포에서 떠날 준비를 끝마치게 하지만 결정적인 순간에 난자를 놓아주지 않는다. 난자를 내보내고 싶어 좀이 쑤신 난포는 계속해서 자신의 메신저인 에스트로겐을 난소로 보내게 된다. 이 에스트로겐이 난포의 난자 배출 후에 황체로부터 배출되는 프로게스틴이라는 또 다른 난소 메신저와 눈이 맞아 짝을 맺게 되면 엄청난 활약을 펼치게 된다.

PCOS에 걸린 여성에게서 과도하게 분비되는 에스트로겐 중 일부가 남성호르몬인 안드로겐으로 전환되는 것이다. 이로 인해 여분의 체모가 자라게 되고 식욕이 증가하면서 체중이 늘어난다. 실제로 치즈케이크 한 조각에 대한 욕망과 싸우기 위해 많은 여성이 경구피임약을 복용한다. 경구피임약이 에스트로겐과 프로게스틴의 양을 적절하게 제한함으로써 난소를 진정시키고 체중 증가를 저지시키기 때문이다. 물론 이 약만으로 체중을 증가시키거나 감소시킬 수는 없지만 엄청난 식욕을 줄이거나 PCOS가 짊어지고 있는 호르몬의 짐을 덜어줄 수는 있다.

- **테스토스테론** ● 턱수염과 남성의 징후를 만들어내는 테스토스테론은 여성에게도 분비되며, 남녀 모두의 체중 증가에 막대한 기여를 하는 호르몬이다. 테스토스테론 수치는 폐경기 여성이나 나이든 남성에게서 줄어드는 경향을 보인다. 이로 인해 성욕이 감소하면서 근육은 줄고 지방은 많아져 체중이 늘어나게 된다. 체중 증가의 원인 갑상선질환 같은 호르몬 이상이나 성욕 감퇴의 원인 부부싸움, 스트레스, 질 위축 등이 분명하지 않을 때 테스토스테론 패치나 국소도포용 테스토스테론 젤 및 크림을 이용할 경우 추락하는 성욕을 회복할 수 있으며 운이 좋으면 올챙이배에서 벗어날 수도

있다 이건 정말 만약이다!. 그리고 성적 만족도가 증가하면 포만감 유지에 도움이 된다는 연구 결과도 있다. 주의할 것은 아직 테스토스테론이 실험 단계에 있다는 사실이다. 테스토스테론 치료법을 고려 중이라면 여드름, 안면의 털, 이유 없는 분노 등의 부작용과 위험요소가 있다는 것을 감안해야 한다.

✱ 더 효과적인 섹스 다이어트가 있다고? ✱

건강에 좋은 음식에는 또 다른 장점이 있다. 오메가-3지방산이나 테스토스테론 분비를 촉진시키는 아연 등이 함유된 음식이 성욕을 증가시키는 성호르몬 분비를 촉진시킨다는 사실을 알고 있는가? 한편 아스파라거스나 아티초크 같은 몇몇 음식은 그 생김새가 우리의 특정 신체부위와 닮았다는 이유로 오래 전부터 성욕과 관련지어져 왔다. 이 주제는 무작위 이중맹검 임상실험(약의 효과를 객관적으로 평가하는 방법)을 사용하는 일이 어렵기 때문에 여기까지만 언급하고 나머지는 당신의 상상에 맡기겠다.

> YOU 유익한 지침

비만의 숨겨진 원인을 찾아라

우리 중에는 살만 뺄 수 있다면 벌레를 먹거나 종마처럼 운동하는 것도 감수하겠다는 사람도 있지만 그런다고 모두 살이 빠지는 건 아니다. 무릎을 후들거리게 할 정도의 뱃살을 가진 사람의 진짜 희생양이 되어야 할 존재는 바로 호르몬이다. 비만이 당신의 라이프스타일 때문이 아니라고 확신한다면 혈액검사를 통해 호르몬 및 다른 화학물질의 수치를 알아낸 후 호르몬 이상을 치료할 수 있는 약물을 알아보는 것이 바람직하다.

테스트	이상적인 수치
갑상선자극호르몬	5mIU/liter 이하
코티솔	하루 100mg 이하
칼륨	3.5mg 이상
칼슘	8~10mg
황체형성호르몬(LH)/ 난포자극호르몬(FSH)	각각의 수치보다 두 수치의 비율이 더 중요하다. LH와 FSH의 이상적인 비율은 3:1
유리 테스토스테론	남성의 경우 200mg/dl 이상, 여성의 경우 20~70mg/dl

PCOS를 점검하고 해결하라

PCOS는 유리 테스토스테론 등 혈액검사를 통해 진단할 수 있다. 당신의 황체형성호르몬과 난포자극호르몬의 비율이 3:1 이상이라면 PCOS에 걸렸다는 것을 의미한다. 호르몬 분비를 조절하는 경구피임약 및 난소와 췌장 사이에서 일어나는 십자포화를 예방하고 간에서 일어나는 염증반응을 진정시켜 신체의 인슐린 민감도 증진에 도움을 주는 당뇨약 메트포민(글루코파지)이 치료제로 이용되고 있다.

CHAPTER 7

움직여라

지방을 더 빨리

연소시키는 법

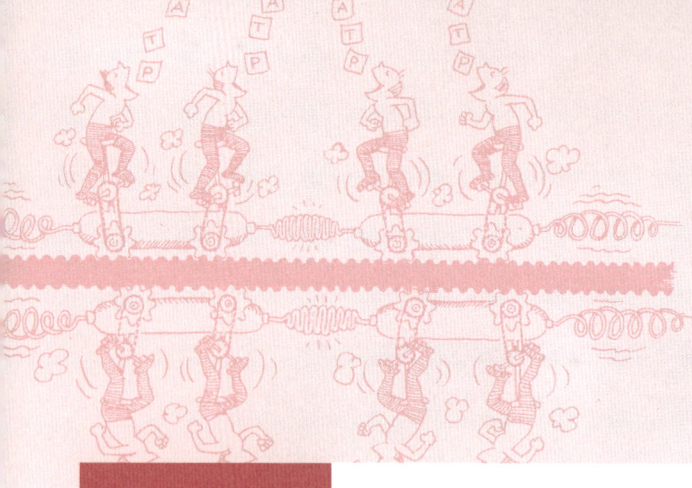

운동에 대한 3가지 오해

1 웨이트트레이닝을 하면 몸집이 커진다.
2 지방을 없애는 가장 좋은 운동은 유산소운동이다.
3 근육을 키우려면 웨이트트레이닝을 해야 한다.

우리는 상자를 들어 올리거나 아기를 안을 힘을 주는 것이 근육이라는 사실을 알고 있다. 쇼핑몰을 돌아다니거나 막 출발하려는 기차를 타기 위해 전력 질주할 수 있는 힘을 주는 것도 근육이다. 하지만 근육의 이점을 이용하기 위해 우리가 가전기구 배달부나 올림픽 투포환선수가 될 필요는 없다. 뱃살관리에서 근육의 진정한 매력은 근육이 늑대 떼처럼 지방을 마구 잡아먹는다는 사실에 있다. 물론 호르몬이 신진대사의 대부분을 관장하긴 하지만 근육도 여분의 칼로리를 태워버리는 데 적극적이다.

유레카! 근육은 운동, 정원 손질, 섹스 등 우리가 움직일 때마다 칼로리를 태우는 대사능력을 발휘한다. 이러한 근육의 진가는 고장 난 스케이트보드를 탈 때만큼 느리게 움직이긴 해도 지속적으로 칼로리를 소모한다는 데 있다. 지방 1킬로그램이 고작 2~5칼로리를 소모하는 반면 근육 1킬로그램은 현재 상태를 유지하는 데만 하루에

80~240칼로리를 소모한다. 결국 근육이 조금만 붙어도 시간이 흐를수록 근육과 지방의 신진대사율과 매일 소모하는 칼로리의 양에 엄청난 차이가 생긴다는 얘기다. 당신 몸에 물 한 병 크기의 근육을 만들면 당신은 냉장고 가득한 양의 지방을 태울 수 있게 된다.

'근육' 하면 보통 헐크 호건Hulk Hogan의 근육처럼 어마어마하게 큰 근육이나 브래드 피트Brad Pitt의 복근, 힐러리 스웽크Hilary Swank의 어깨근육처럼 조각 같은 근육을 생각하지만, 우리가 근력운동을 한다고 해서 운동선수처럼 덩치가 커지거나 근육이 울퉁불퉁 나오는 것은 아니다.

적절한 계획에 따라 올바른 근육을 사용해 운동을 하면 몸집은 커지지 않고 몸에 탄력이 생기면서 여분의 칼로리를 태울 정도의 근육만 붙게 된다. 무엇보다 희소식은 근육의 각종 혜택을 누리기 위해 값비싼 기구를 집안에 들이거나 스포츠센터에 등록할 필요가 없다는 것이다. 당신에게 필요한 운동도구는 오로지 당신 몸뿐이다. 당신 몸이 곧 당신의 스포츠센터다.

> **토막상식**
>
> ❋❋❋ 운동을 보약이라고 생각하라. 연구 결과에 따르면 운동은 항우울제를 복용하는 것과 마찬가지로 우울증을 개선하고 우울증 발병 위험을 낮춰준다고 한다. 매일 30분씩 걸으면 유방암 발병률은 30퍼센트 감소하고 생존률은 70퍼센트 증가한다. 심근경색 환자의 생존률도 무려 80퍼센트까지 높아진다.

체력을 키워주고 지방을 연소시키는 근육

심장이나 식도 같은 장기를 움직이는 불수의근과 달리 골격근은 힘줄과 인대로 뼈에 연결되어 있으며 서로 짝을 이루고 있다. 따라서 한 근육이 뼈를 한쪽 방향으로 움직이게 하면 다른 근육이 같은 뼈를 다른 방향으로 움직이게 한다. 예를 들어 우리가 팔꿈치를 굽히면 이두박근이 팔

> ### 토막상식
>
> ✱✱✱ 1960년대부터 미국인의 텔레비전 평균 시청시간이 증가하면서 미국인의 평균 허리 사이즈도 같은 비율로 증가했다. 우리는 텔레비전을 보느라 발로 뛰며 해야 하는 바깥일을 내팽개치기 일쑤고, 텔레비전을 보는 동안에는 다음 광고 시간에 냉장고로 달려갈 생각만 하며 그 사이 할 일 없는 손은 쉴 새 없이 음식을 집어 든다. 이는 일주일에 텔레비전 시청시간이 평균 17시간이나 되는 어린이들에게 특히 심각한 문제가 되고 있다.

꿈치 위와 아래를 같이 잡아당기는 동안 삼두근은 팔꿈치 위와 아래를 서로 밀어낸다.

물론 우리는 근육의 생물학에 대해 상세하게 설명함으로써 연신 하품을 쏟아낼 만큼 당신을 지루하게 만들 수도 있다. 하지만 당신의 열렬한 지지자인 우리는 당신에게 꼭 필요한 사실만 알려줄 것이다.

당신을 빠르고 강하게 만드는 골격근은 스파게티의 면발처럼 생긴 근섬유 다발로 이루어져 있다. 그리고 이 근섬유는 접이식 사다리처럼 서로 밀리면서 겹쳐지는 근원섬유로 이루어져 있다.

당신의 뇌가 근육에게 걷거나 소파를 들어 올리라거나 혹은 연인의 귀에 키스를 하라는 등의 메시지를 보내면 근육은 마치 접이식 사다리 봉이 차곡차곡 포개지듯 수축된다. 그러면 뇌는 원하는 순간에 근육의 움직임을 멈추게 한 뒤 고리 및 걸쇠 같은 것을 이용해 이완되거나 수축된 상태로 근육을 유지한다 그림 7.1. 당신은 이 근육 사다리의 양쪽 봉을 단련해서 체력을 키울 수 있다. 즉 양쪽 봉을 위아래로 움직이게 하는 힘을 향상시켜 궁극적으로 당신의 스태미나를 강화할 수 있는 것이다.

> ### 토막상식
>
> ✱✱✱ 근육을 만들고 회복시키는 데 단백질이 필요한 건 사실이지만, 생각보다 그 양은 많지 않다. 단백질 일일권장량은 고작 60그램 정도이다. 즉, 조그만 닭가슴살 한 조각이면 충분하다. 운동을 하면 단백질 필요량이 증가하지만 아주 많은 양이 아니기 때문이다. 물론 앞에서 언급했듯 단백질을 많이 섭취할수록 그만큼 식욕은 줄어든다.

근섬유를 잡아당기기 위해 애쓰는 근육의 구조는 칼로리를 마구 소비하며 페달을 전속력으로 밟아대는 사이클 선수와 비슷하다 그림 7.1. 그리고 수축과 스트레칭으로 생긴 탄력성은 운동으로 긴장된 근육이 이완되는 데 도움이 된다.

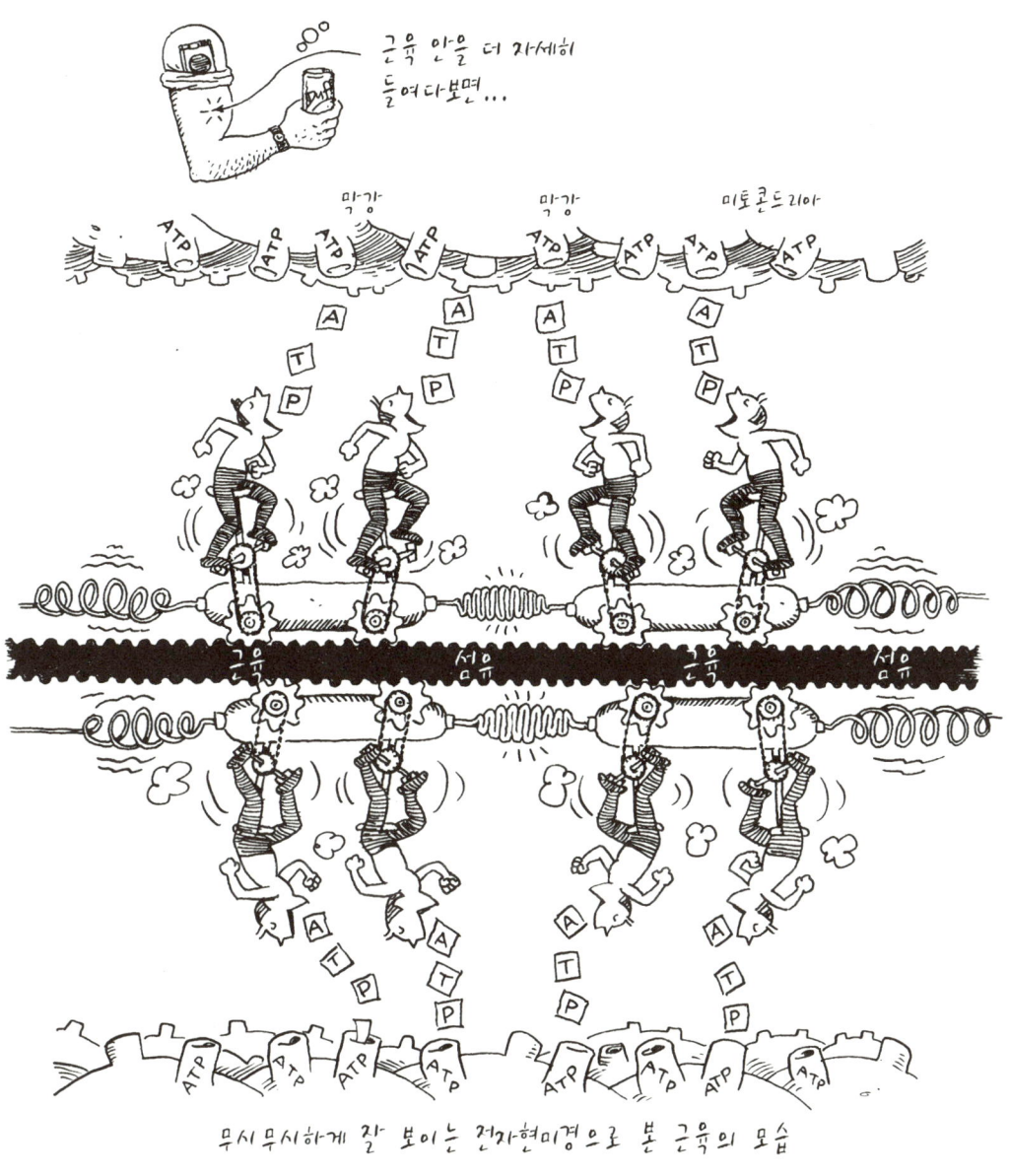

[그림 7.1] 근육 구조

미토콘드리아는 우리가 섭취한 에너지로 ATP(세포 기능을 유지하는 에너지)를 만들어 근섬유에 공급한다. 즉 근육세포가 트랙과 짝을 이뤄 미닫이문처럼 근섬유를 움직여서 수축시키거나 이완시키는 것이다.

토막상식

✱✱✱ 스포츠 음료 광고는 우리의 눈길을 확 사로잡을 만큼 멋지지만, 스포츠 음료가 정말로 필요한 경우는 당신이 한 시간 이상 운동을 했을 때뿐이다. 장시간의 운동 후 부족해진 수분은 물보다 스포츠 음료가 더 빨리 보충해준다. 스포츠 음료 속에 함유된 전해질이 수분 흡수를 도와주기 때문이다. 하지만 짧은 운동 후에 스포츠 음료를 마시거나 불필요하게 자주 마시면 스포츠 음료에 들어 있는 칼로리만큼 더 소비해야 하므로 체중감량에 불리하다.

근육운동은 크게 근지구력운동과 근력운동으로 나뉘며, 이것은 사다리 구조에 각각 다른 영향을 미친다.

근지구력운동은 근육을 더욱 강력하게 키워주기 때문에 수축에 필요한 에너지를 생산하고 사용하는 근육의 능력을 증가시킨다. 하지만 근력을 키우려면 사다리 봉을 강화시키는 운동을 해야 한다. 즉, 더 크고 강하고 튼튼한 근섬유 구조를 만들어야 한다. 이것은 웨이트트레이닝을 통해 가능하다.

당신이 웨이트를 당기거나 밀어내는 것 같은 저항운동 웨이트트레이닝 을 하면 근섬유에 자잘한 파열이 생기게 된다. 그러면 당신의 몸은 "네가 내 사다리를 부수겠다면 다음에는 더 강하고 큰 사다리를 만들어 네 코를 납작하게 만들어주마"라고 반응하게 된다. 실제로 당신 몸은 보란 듯이 더 크고 강한 사다리 봉을 만들어놓는다 걷기는 당신의 에너지 사용 능력과 사다리의 힘을 모두 증진시킨다. 걷기가 우리 프로그램의 핵심인 이유 중 하나가 바로 여기에 있다. 당신은 규칙적인 근력운동으로 근육을 늘릴 수 있고, 늘어난 근육은 지방 연소에 도움이 된다. 비유적으로 말해 당신은 스파게티의 면발을 더 많이 만드는 것이 아니라 더 두껍고 강하게 만드는 것이다.

근육은 당신 몸의 일차적인 에너지 소비자다. 즉, 에너지 소비 VIP 고객이다. 근육을 활활 타고 있는 불길로 생각해보라. 불길에 나무토막을 던져 넣으면 눈 깜짝할 사이에 불길이 나무토막을 삼켜버릴 것이다. 하지만 성냥개비 하나에 불을 붙여놓은 격인 지방이 같은 나무토막을 태우는 데는 몇 년이 걸리게 된다. 당신이 핫도그를 먹으면 근육이 지방보다 훨씬 더 빨리 핫도그를 소비하기 때문에 몸에 축척되는 지방의 양은 줄어든다.

유레카! 몸에 조금이라도 근육을 더하면 당신이 사용할 수 있는 에너지는 증가하는 반면 지방은 덜 쌓이게 된다. 저항운동이 유산소운동보다 지방을 연소하는 데 더욱 효율적일 수 있는 이유가 바로 여기에 있다. 이는 우리가 근육을 키우기 위한 어떠한 노력도 하지 않으면, 서른다섯 살부터 10년마다 근육의 약 5퍼센트가 손실된다는 것이 심각한 결과를 초래할 수 있다는 사실을 말해준다.

도막상식

❋❋❋ 당신 몸에는 의식적으로 운동을 시킬 수 있는 근육뿐 아니라, 장이나 식도 주변에 있는 근육처럼 통제할 수 없는 근육도 있다. 이런 불수의근은 당신이 아무리 복근운동을 해도 강화되지 않는다.

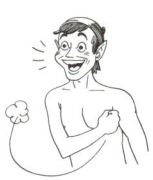

우리 조상인 사냥꾼과 채집꾼, 가임여성은 아이들이 걸어 다니고 부족의 더 젊은 남성이 사냥을 하게 되는 서른다섯 살 정도까지만 근력을 필요로 했다. 결과적으로 서른다섯 살이 지난 그들의 몸은 근육에 완전히 신경을 끄게 되었고 근육 소실에 점차 적응하게 되었으며 그것을 일상적으로 받아들이게 되었다.

그러나 현대인은 근육을 잃을 경우 체중 증가라는 엄청난 역풍을 맞게 된다. 만약 당신이 운동을 해서 근육을 만들지 않는다면 현재 체중을 유지하기 위해 10년마다 120~420칼로리를 줄여서 섭취해야 한다. 다시 말해 당신이 서른다섯 살 이후 어떠한 저항운동도 하지 않은 채 같은 양의 음식을 계속 먹는다면 체중이 늘어나게 된다는 얘기다.

❋ 당신의 근육 양은 얼마나 될까? ❋

체중이나 허리둘레 등 허리 사이즈와 관련된 측정은 비교적 쉽게 할 수 있지만 근육의 양 계산은 그보다 약간 까다롭다. 물론 거울을 통해 복근이 악어 등가죽처럼 생겼는지 직접 확인해볼 수는 있다. 근육의 양을 측정하는 간접적인 방법 중 하나가 체지방률을 검사해보는 것이다. 체지방률이 낮을수록 근육의 양은 많아진다(체지방률은 헬스클럽에서 체성분검사기로 측정할 수 있다). 사실 건강에 중요한 것은 근육의 양이 아니라(우리는 대부분 8~15킬로그램의 근육을 가지고 있다) 허리 사이즈다. 그러므로 우리는 나이가 들면서 줄어드는 근육의 양을 유지하기 위해 근력 강화운동을 충분히 해야 한다.

또한 나이가 들면 근육에 근력과 근지구력을 실어주는 단백질도 어느 정도 잃게 된다. 불행 중 다행으로 우리는 운동을 함으로써 단백질과 근육의 양을 재건하고 이를 유지해 체중이 증가하는 일을 예방할 수 있다. 다음은 이를 위해 당신이 해야 하는 일이다.

토막상식

❋❋❋ 특정 부위의 지방을 뺄 목적으로 집중적인 운동을 한다고 해서 당장 그 부분의 지방이 빠지는 것은 아니다. 어느 부위의 지방을 연소할 것인지는 몸이 결정하므로 운동을 통한 부위별 체중감량은 사실상 불가능하다. 만약 가능했다면 우리는 헬스클럽에서 이중턱살을 빼려고 운동하는 사람을 수없이 보았을 것이다. 대신 특정 부위를 집중적으로 운동하면 그 부위의 근육이 늘어나게 된다. 이는 지방이 연소되면서 날씬하고 강한 근육이 보기 좋게 생겨나기 때문이다.

★ 매일 30분씩 걸으면 근력과 근지구력을 제공하는 단백질을 재건하는 데 큰 도움이 된다.
★ 저항운동은 일주일에 한 번 30분간 하거나 두 번 15분씩, 세 번 10분씩 할 수도 있다.

구체적인 운동 프로그램은 11장에서 설명하고 있으며 여기서는 우선 근육이 헤비급 권투선수와 비슷하다는 점을 말하고 싶다. 즉, 근육은 지방을 사정없이 때려눕히는 능력이 탁월할 뿐 아니라 무겁기도 하다. 이에 따라 운동과 함께 건강식을 먹기 시작한 사람들 대부분이 눈에 띄게 줄어들지 않는 체중 때문에 초기에는 엄청난 실망과 좌절을 맛본다. 유레카! 이것은 단순히 근육이 지방보다 훨씬 무겁기 때문에 나타나는 현상이다. 당신에게 약간의 근육이 생기고 지방이 줄었어도 당장 체중계의 눈금에는 눈에 확 띄는 변화가 없다. 하지만 허리 사이즈나 전반적인 체형은 줄어들게 된다. 당신이 초기의 과도기를 잘 견뎌내고 꾸준하게 운동을 하면 체성분과 신진대사, 체중, 그리고 허리 사이즈에 일어나는 엄청난 변화를 실감하게 될 것이다.

> **토막상식**
>
> ✳✳✳ 웨이트트레이닝은 프리웨이트와 웨이트머신을 이용한 운동으로 나뉜다. 바벨이나 덤벨 같은 프리웨이트와 웨이트머신 중 하나를 택하는 것은 바다장어와 민물장어 중 하나를 고르는 것과 비슷하다. 프리웨이트는 들어올리면서 균형도 잡아야 하기 때문에 균형감각 발달에 도움이 된다. 반면 웨이트머신은 바른 자세를 취하도록 모양이 잡혀져 있기 때문에 잘못된 자세로 인한 부상을 예방하는 데 도움이 된다.

우리가 운동을 해야 하는 진짜 이유

문제는 근육을 현재 상태로 유지하는 것이 아니라, 더욱 키우는 방법을 찾는 것이다. 그것도 전문 보디빌더처럼 보이지 않으면서 날렵하고 튼실한 근육을 키우는 게 중요하다. 그 해답은 운동에 있다. 하지만 그 운동은 당신이 생각하는 방식이 아닐 수도 있다. 사람들은 대부분 운동을 크게 조깅이나 수영 같은 근지구력운동과 벤치프레스 같은 근력운동으로 구분한다. 어떤 종류의 운동이든 당신이 신체활동을 하면 칼로리는 소모된다. 하지만 가장 강력하고 지속적인 지방 연소 장치는 수영이나 달리

> **토막상식**
>
> ✳✳✳ 코엔자임Q10이라는 보충제는 세포 내에서 포도당을 ATP로 전환하는 데 꼭 필요하다. 연구에 따르면 코엔자임Q10은 근육기능을 10~30퍼센트 향상시키고 산화 스트레스로부터 근육을 보호해준다고 한다. 그러므로 성분표에 코엔자임Q10이 기록된 약이나 보충제를 찾아라.

도막상식

❋❋❋ 운동선수 중에는 크레아틴 보충제에 열광하는 사람도 있다. 그들은 크레아틴이 근육을 키우는 데 탁월한 효과가 있고 홈런과 아웃 혹은 세계 신기록과 3등의 차이를 만들어낸다고 믿는다. 실제로 크레아틴은 세포 에너지뿐 아니라 힘과 속도를 증가시키는 데 효과가 있다. 그러나 근육 크기가 증가하는 것은 근육 내 수분 축적의 결과일 뿐이다.

한편, 운동 후 단순당과 단백질을 섭취하면 근육이 빨리 회복되는 데 도움이 된다(사과 한 개와 견과류 한 줌 정도가 적당하다).

기를 할 때가 아니라 근력운동 후에 만들어진다. 근육이 우리 몸의 가장 든든한 동맹군 중 하나인 이유가 여기에 있다. 이제부터 근육 중의 근육을 만드는 법뿐 아니라 당신이 원하는 허리 사이즈를 만들어주는 효과적이면서도 쉬운 방법을 전격 공개하겠다. 대부분의 다이어트 프로그램이 운동의 중요성을 경시하는 경향이 있지만 우리는 건강을 증진시키고 허리 사이즈를 줄이는 데 신체 활동이 필수적이라고 생각한다. 뱃살관리 운동 프로그램에는 근력운동 외에도 심혈관 강화운동_{유산소운동}과 유연성운동이 포함된다. 세 가지 운동이 조화롭게 이뤄진다면 당신 몸은 환상적인 변화를 겪게 될 것이다.

★ 운동을 하면 신진대사가 활발해져 운동을 하지 않았을 때보다 빠른 속도로 에너지를 소모시키며 투쟁-도피반응_{인간이 생존을 위협받는 스트레스 상황에 빠졌을 때 맞서 싸우거나 도망가는 판단을 내리는 시스템}을 촉진시키는 교감신경을 자극함으로써 식욕을 줄여준다. 직접 실험해보라. 배고픔이 느껴지기 시작할 때 가볍게 걷거나 조깅을 해보라. 그러면 어느새 식욕이 감쪽같이 사라져버린다.

★ 운동은 관절에 무리를 주는 체중을 줄이는 데 도움이 된다. 체중이 줄어들면 당신이 무릎과 엉덩이, 발목, 등에서 겪었던 통증이 줄어들 것이다. 통증이 줄어들면 행동패턴이 긍정적으로 변하면서 결과적으로 운동을 더 하고 싶은 충동을 느끼게 된다.

★ 운동은 뇌의 쾌락중추를 자극하는 엔도르핀의 분비를 촉진시킨다. 엔도르핀이 분비되면 당신에게 통제력이 생기는데 이로 인해 당신의

통제권 밖에 있던 식욕이 줄어들게 된다.
- ★ 운동은 우울증을 줄여주고 긍정적인 사고방식을 증가시킴으로써 일상적인 결정을 긍정적인 방향으로 내리도록 도와주며 음식을 진정제로 사용하지 않도록 해준다. 또한 운동은 소파나 의자, 침대 등으로 인해 당신의 뱃살관리가 망가지지 않도록 돕는다.
- ★ 운동은 당신의 혈관을 깨끗하고 막히지 않게 함으로써 고혈압이나 나쁜 콜레스테롤의 증가, 기억력 감퇴, 협심증, 심근경색 같은 비만 관련 질환의 발병률을 낮춰준다.

✻ 중국인이 즐기는 태극권 ✻

중국 베이징에서 아침에 눈을 뜨면 수백 명의 사람이 특이한 자세로 태양을 맞이하는 모습을 볼 수 있다. 마치 허공에 있는 악마와 레슬링을 하는 것처럼 보이지만 사실 그들은 태극권을 수련하고 있는 것이다. 태극권은 몸의 균형과 중심을 잡고 긴장을 풀어주는 운동이다. 당신은 태극권을 명상운동이나 균형감각을 발달시키는 데 이용할 수 있다.

운동의 이점을 열거하자면 끝이 없지만, 이 정도로도 충분히 알아들었을 것이다. 당신은 운동의 혜택을 누리기 위해 하루에 세 시간씩 운동할 필요가 없다. 사실, 운동이 좋은 이유는 유해한 가공식품이나 변명처럼

> ### ✽ 지나치게 운동을 하는 것은 아닐까? ✽
>
> 아무리 좋은 것도 지나치면 해가 될 수 있다. 운동에 장점이 많은 것은 사실이지만, 지나치면 탈이 나게 되어 있다. 일주일에 6,500칼로리 이상을 운동으로 소모하거나(어림잡아 13시간 정도) 연속 2시간 이상 유산소운동을 하면, 운동에 따라 다르긴 하지만 관절에 무리가 생기고 몸이 지나치게 산화 스트레스를 받게 되며 그로 인해 수명이 줄어든다.

당신의 삶에서 뭔가를 빼는 것이 아니라 뭔가를 더할 수 있기 때문이다. 일단 근육운동만 제대로 하면 뱃살은 저절로 빠질 것이다. 운동을 시작하면 몸에 여러 가지 외부반응이 일어나게 된다. 일단 땀이 나고 여기저기가 쑤시며 만든 지 한 달이 지난 마카로니 샐러드 같은 냄새를 풍길 수도 있다. 동시에 눈에 보이지 않는 내부반응도 일어나게 된다. 즉, 근육의 크기와 혈액의 흐름, 혈액의 화학성분에 변화가 일어나는 것이다.

건강식을 병행한 운동을 한다고 곧바로 지방흡입술처럼 지방이 줄어드는 것은 아니지만 지방흡입술에 대한 더 많은 정보는 부록을 참조하라, 적어도 일주일 안에 당신은 체형의 변화를 보고 느끼게 될 것이다. YOU 다이어트에 따라 운동과 식사를 병행하면 체성분 변화로 2주 안에 허리둘레가 5센티미터는 줄어든다. 그러니까 일어나서 움직여라.

도막상식

✱✱✱ 운동 강도를 높이면 몸은 일반적으로 지방보다 탄수화물을 더 많이 에너지로 이용한다. 이를 잘못 이해한 사람들은 운동 강도를 높이면 몸이 더 이상 지방은 소모하지 않고 탄수화물만 사용한다고 생각한다. 그러나 강도 높은 운동으로 소모되는 전체 칼로리는 강도 낮은 운동으로 소모되는 칼로리보다 훨씬 많다(이때 지방보다 탄수화물을 약간 더 사용한다). 따라서 전반적으로 강도 높은 운동을 할 경우 강도 낮은 운동을 할 때보다 더 많은 지방이 연소된다.

> YOU 유익한 지침

판타스틱 4가지 기초운동법

신체활동과 운동은 채소와 마찬가지로 모양, 크기, 맛이 다양하고 건강에 유익하다. 당신의 건강 수준과 경험에 근거해 다음의 네 가지 운동을 당신의 삶에 어떻게 포함시킬지 생각해보라.

★ **걷기**: 우리는 쇼핑몰에서, 집 근처에서 그리고 냉장고와 침대를 오가며 걷는다. 어떤 형태의 걷기라도 건강에 유익하다. 하루에 적어도 만 보를 걸어야 최고의 효과가 있다. 하지만 온전히 걷기만을 위해 하루 30분을 할애해야 한다. 여의치 않으면 10분씩 세 번 걷는 것도 괜찮다. 걷기는 지구력을 높여줄 뿐 아니라 근력운동을 위한 준비운동이기 때문에 모든 운동의 기본이라 할 수 있다. 사실 걷기는 다른 어떤 운동보다 사람들이 많이 하는 운동이다. 열심히 걸어라. 그러면 당신은 텔레비전 편성표에 목을 매지 않고 보다 활동적이 될 것이다.

★ **근력운동**: 덤벨이나 운동기구, 밴드, 그리고 자신의 체중 등을 이용한 모든 근력운동은 근섬유를 강화하고 근육의 크기를 늘려 결국 여분의 칼로리를 모두 소모시킨다. 나아가 당신은 더욱 효과적으로 칼로리를 소비할 수 있게 되고 나이로 인한 체중 증가를 예방할 수 있다. 그러면 가장 효과적인 근력운동은 무엇일까? 많은 사람이 이두박근이나 종아리 근육처럼 주변 근육을 키우는 데 지나치게 많은 시간을 할애하는 경향이 있다. 하지만 효과적인 근력운동은 다리나 상체의 근육 가슴, 어깨, 등의 근육, 복근같이 몸의 중심축을 구성하는 근육의 단

련을 통해 이뤄진다.그림 7.2 이런 큰 근육이 바로 당신의 기초 근육이다. 무엇보다 희소식은 근력운동을 하기 위해 운동기구를 구입할 필요가 전혀 없다는 것이다.

간단한 예로 복근운동 자체는 지방을 태우지 못하지만 중심 근육을 강화시켜 주기 때문에 지방이 빠지면 나올 데는 나오고 들어갈 데는 들어간 매끈한 복근이 생기게 된다. 특히 복근운동은 허리 부상을 막아주는 근육 지지층을 만들어주므로 복근이 탄탄할수록 허리가 받는 압박이 줄어든다. 기초공사 없이 집을 지을 수 없듯 복근과 중심근육은 건강한 몸을 만들기 위한 토대라고 할 수 있다.

★ **심혈관 강화운동** 유산소운동: 일정 시간 심장박동을 빠르게 만드는 심혈관 강화운동은 심폐지구력을 강화하고 칼로리를 태우며 심장기능을 개선하고 혈압을 낮춰준다. 이 운동으로 인한 땀 역시 몸에 쌓일 수도 있는 독소를 배출하는 데 도움이 된다.

★ **유연성운동**: 스트레칭을 운동이나 일상생활 동작으로 확대해 근육을 풀어주면 유연성이 좋아져 관절에 부상이 생기는 것을 막아주고 기분도 좋아진다. 스트레칭은 죽은 지 일주일 된 바퀴벌레처럼 몸이 뻣뻣하게 굳지 않도록 해주고 명상에 도움이 되며 몸에 집중하는 동안 자신에게도 집중할 수 있게 해준다. 더욱이 근육이 유연할수록 넘어지거나 사고가 나도 부상을 덜 입는다.

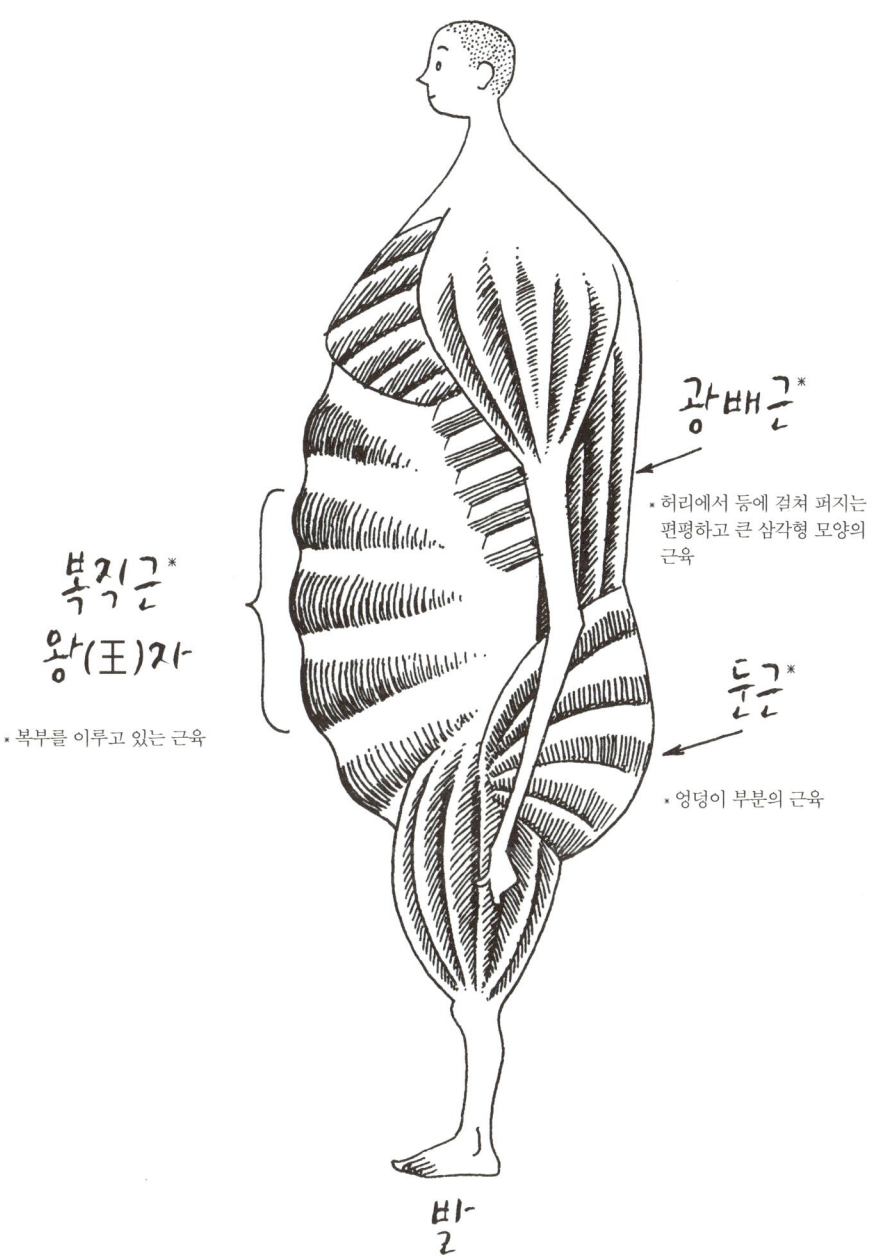

[그림 7.2] 탄력지대

기초 근육이 단단한 몸통과 엉덩이, 등, 복부를 가졌다고 생각해보라. 아마도 당신은 지방과의 싸움에서 이두박근이나 종아리 근육에 신경 쓰지는 않을 것이다.

인생에 핑계는 없다

운동을 하라고 하면 흔히 "시간이 없다"거나 "너무 복잡하다"는 변명을 둘러댄다. 사실 현대인은 누구나 바쁘다. 아마도 당신은 공 12개를 저글링하는 광대보다 더 바쁠 것이다. 물론 거실 바닥에서 팔굽혀펴기를 하는 것보다 소파에 앉아 있는 것이 훨씬 더 쉽다. 그러나 시간과 복잡함은 더 이상 변명거리가 되지 못한다.

첫째, YOU 운동 프로그램을 하는 데는 많은 시간이 필요하지 않다. 하루에 30분을 걷고 일주일에 30분만 근력운동을 하면 된다. 이 정도의 시간도 낼 수 없다면, 당신의 문제는 시간이 아니라 건강과 행복을 위해 그만큼의 시간도 낼 수 없을 정도로 삶을 통제하지 못하고 있다는 것이다.

둘째, 당신은 헬스클럽에 가거나 멋진 운동기구를 이용할 필요가 없다. 간단한 운동기구나 이미 갖고 있는 기구를 사용해 집에서도 얼마든지 운동을 할 수 있기 때문이다. YOU 운동 프로그램에서 당신은 자신의 몸을 웨이트로 이용하게 된다. 이렇게 하는 편이 헬스클럽에서 기구를 이용하기 위해 앞사람이 잡지를 다 볼 때까지 기다리는 것보다 훨씬 낫다. 물론 "너무 피곤해서", "스트레스를 받아서" 아니면 "너무 바빠서"라고 핑계를 대는 것은 쉽다. 그런 사람에게 우리가 해줄 수 있는 말은 "그것 참 안됐군요"밖에는 없다. 당신의 지방 덩어리를 없앨 수 있는 유일한 길은 변명을 없애는 데서부터 시작되기 때문이다.

움직이면 빠진다

신체활동에서 과소평가된 것 중 하나가 생각 없이 계속 움직이는 것이다

앉아서 다리를 떠는 것도 여기에 해당한다. 연구 결과에 따르면 안절부절못하는 사람이 느긋한 사람보다 대개는 더 마른 경향을 보인다고 한다. 예를 들어 식사량이 똑같은 두 사람 중, 이메일을 보내는 사람보다 직접 가서 말하는 사람의 체중이 덜 나갈 거라는 얘기다.

이들이 마른 체형을 유지하는 이유는 달궈진 프라이팬처럼 지방을 태우는 음식이나 장기, 세포 때문이 아니라 끊임없이 움직이기 때문이다.

그렇다고 하루 종일 조바심치거나 다리를 떨거나 손가락으로 계속 뭔가를 두드리면 젓가락처럼 비쩍 마르게 된다는 뜻은 아니다. 하지만 수많은 연구 결과가 보여주듯 조금이라도 더 많이 움직일수록 하루에 소모하는 칼로리가 증가하는 것은 분명하다. 어디에 있든 움직일 구실을 찾아라. 일어나 설거지를 하라. 전화할 때도 일어나서 움직여라. 동료에게 질문이 있으면 메신저를 이용하는 대신 직접 찾아가서 물어보라. 회의 중에 발가락으로 바닥을 가볍게 두드려라. 움직일 수 있을 때마다 움직이면 신진대사가 조금씩 촉진되어 궁극적으로 큰 효과를 볼 수 있다.

복근을 조여라

어디서나 할 수 있고 또한 해야만 하는 복근운동이 있다. 마치 꼭 끼는 청바지를 입으려고 할 때처럼 배꼽 부분이 쏙 들어가게 숨을 들이마시고 엉덩이를 조여라. 머리꼭대기가 천장에 매달린 줄에 의해 당겨지고 있다고 가정하고 자세를 잡아보라. 그리고 그 자세를 유지하라. 이를 통해 당신은 이상적인 자세를 갖출 수 있으며 복횡근 *거들을 입은 것 같은 효과를 내는 복근* 운동도 하게 된다. 엘리베이터를 타거나 줄서서 기다릴 때, 직장에서 일을 하거나 걸을 때 항상 이 자세를 유지하라.

반드시 해야 하는 운동 요약보고서

해야 하는 운동	채워야 하는 운동량
걷기	하루 종일 누적된 걸음이 총 만 보가 되어야 하며 적어도 30분은 연속적으로 걸어야 한다.
근력운동	일주일에 30분 웨이트트레이닝을 한다.
심혈관 강화운동	일주일에 세 번 최대 심박수 220에서 나이를 뺀 수의 80퍼센트 수준에서 20분간 한다. 예를 들어 쉰 살이라면 목표 심박수는 220에서 50을 뺀 수에 0.8을 곱한 136이 된다. 심박수는 운동 강도를 평가하는 데 이용할 수 있다. 운동 강도를 1에서 10까지로 봤을 때 당신은 7에서 8의 강도로 운동을 해야 한다.
유연성운동	하루에 5분 정도 한다.

● YOU 테스트

당신의 운동능력은 어느 정도인가?

체중감량 계획을 얼마나 달성했는지 측정하는 방법에는 여러 가지가 있다. 예를 들어 줄어든 치수를 재거나 다양한 운동을 통해 운동능력을 측정할 수도 있다. 다음의 테스트를 통해 당신은 자신의 운동능력이 얼마나 발전했는지 알아볼 수 있다. 각각의 테스트를 하기 전에 적어도 5분 정도는 걷거나 가벼운 운동을 해서 몸을 충분히 풀어주어야 한다.

● **심폐지구력** ● 운동 후 심장박동수를 재 심장의 능력을 측정할 수 있다. 18분간 최대 심박수 220에서 자신의 나이를 뺀 수의 80~85퍼센트로 운동을 하고 3분간 최대 심박수로 운동한 후 맥박을 재라. 운동을 멈춘 후 2분이 지나면 심박수는 66 이하로 내려가야 한다. 평소에 이런 식의 운동을 규칙적으로 해본 적이 없다면 시행하기에 앞서 의사의 상담과 진찰을 받아야 한다.

● **근력** ● 상체 근육의 근력과 근지구력을 측정하기 위해 팔굽혀펴기를 해본다. 남성은 정식으로 해야 하지만 여성은 무릎을 땅에 대고 해도 된다. 서른 살 남성은 적어도 35번은 해야 한다. 서른 살 이후부터 일흔 살이 될 때까지 10년마다 5개씩 줄여라. 서른 살 여성은 무릎을 땅에 댔을 경우 45번은 할 수 있어야 한다. 서른 살 이후부터 여든 살이 될 때까지 10년마다 5개씩 줄여라.

● **유연성** ● 바닥에 앉아 다리를 앞으로 쭉 펴고 약간 벌린 상태에서 허리의 유연성을 측정한다. 손을 겹쳐 손끝을 맞춘 상태로 몸을 앞으로 숙여

서 발을 향해 뻗는다. 마흔다섯 살 이하 여성은 손이 발끝보다 5~10센티미터 앞까지 닿을 수 있어야 하며 마흔여섯 살 이상의 여성은 손이 발끝까지 닿아야 한다. 마흔다섯 살 이하 남성은 손이 발끝까지 닿아야 하며 마흔여섯 살 이상의 남성은 손이 발끝보다 7~10센티미터 못 미치는 데까지 닿아야 한다.

CHAPTER

8

감정의 과학

감정과 음식의 화학작용

감정에 대한 3가지 오해

1 탐식하는 것은 극단적인 배고픔 때문이다.
2 음식 섭취 욕구는 혀끝 입맛(맛봉오리)에 좌우된다.
3 유혹에 저항할 수 있는 가장 강력한 무기는 의지력이다.

우리 조상들은 살기 위해 먹었다. 그들은 배가 고팠기 때문에 먹었고, 상대 부족과의 싸움에서 이겼을 때 승리를 기념하기 위해 먹었다. 하지만 우리는 다르다. 우리는 화가 났을 때, 지루할 때, 스트레스를 받았을 때, 우울할 때, 좌절했을 때, 영화를 볼 때, 친구와 만났을 때, 지나치게 바쁠 때 그리고 지나치게 바쁘지 않을 때 먹는다. 대화가 필요할 때 초콜릿을 먹고 목욕으로 긴장을 풀어야 할 때 아이스크림 한 통을 비우며 샌드백을 흠씬 두들겨야 할 때 몇 봉지의 감자튀김을 먹는 것처럼 우리가 감정적인 반응이라고 생각하는 것이 사실은 화학작용에 의한 특성과 별반 다르지 않다는 사실을 아는가?

앞에서 우리는 몸 안에서 일어나는 '배고픔을 자극하는 화학작용'을 자세히 알아보았다. 우리의 식습관을 통제하는 조절장치는 바로 렙틴과 그렐린이다. 그러나 먹는 행위는 감정에 의해 야기되는 경우가 많다.

8장과 9장에서 우리는 뇌와 감정이 우리가 먹는 음식의 종류와 방법에 관계하는 방식을 알아볼 것이다. 감정은 비만 문제에서 가장 소홀히 다뤄지는 부분이지만, 이것은 많은 사람이 과식을 하는 진정한 원인이다.

당신의 포만중추가 위치한 시상하부는 마음과 육체가 함축적으로 연결된 부분이기도 하다. 시상하부의 죽마고우인 뇌하수체가 다양한 메시지를 전달하기 위해 신체의 다른 부위에 화학물질을 보내기 때문이다. 음식에 대한 생리학적, 심리적 필요성이 긴밀하게 연결된 이곳에서 체중감량 경기의 승패가 결정된다고 할 수 있다.

당신도 잘 알다시피 우리가 감정을 달래기 위해 먹을 때 손에 들고 있는 것은 셀러리가 아니다. 감정의 지배를 받아 통제력을 상실한 우리는 말초적인 감각을 충족시키기 위해 먹는다. 그 결과, 대용량 쿠키를 한 톨도 남기지 않고 먹어치우게 된다. 그것은 단순한 쿠키가 아니라 녹말, 설탕, 소금이 지방과 함께 범벅된 욕망의 대상이다.

감정 : 해부학

이제부터 설명하게 될 다섯 가지의 뇌 화학물질은 주로 우리 감정에 영향을 미치는 것으로, 우리가 특정 시간에 음식을 먹는 이유에 대한 단서를 제공할 뿐 아니라 많은 체중감량 약물의 주요 화학물질이기도 하다.

우리는 이러한 화학물질 사이에서 일어나는 복잡한 상호작용 메커니즘과 비감정적 영향에 대해서는 생략할 것이다. 전 세계적으로 극소수의 사람만 완전히 이해하고 있는 이 복잡한 상호작용 메커니즘은 실재하는 것이지만, 먹는 행위에 대한 감정의 과학을 이해하는 데 반드시 필요한 것은 아니기 때문이다. 우리를 먹는 행위로 인도하는 감정과 스트레스에 대처하기 위해서는 먼저 배고픔과 기분에 영향을 미쳤던 뇌 화학물질이 우리가 먹는 '이유'도 통제한다는 사실을 알아야 한다.

- **노르에피네프린** • 우리 조상들의 '싸움과 도주 스트레스 반응'의 주요 화학물질이다. 호랑이의 날카로운 송곳니와 맞서 싸울지 아니면 안전한 동굴로 줄행랑을 칠지를 지시하는 물질이 바로 노르에피네프린이다.

- **세로토닌** • 당신을 기분 좋게 해주는 신경전달물질로 항우울제의 주요 표적이다.

- **도파민** • 뇌에 있는 놀이동산이라고 할 수 있다. 쾌락과 보상시스템을 작동시키며 특히 중독에 민감하다. 우리가 고통을 느끼지 못하도록 돕는 물질 중 하나이기도 하다.

- **GABA** gamma-aminobutyric acid • 자연계에 존재하는 아미노산의 하나로 신경전달 억제물질이다. 마취제가 외부 세계에 대한 몸의 반응을 감소시키는 것과 마찬가지의 작용을 한다.

- **산화질소** NO • 요가 수행자 같은 화학물질로 당신을 진정시켜 주는 성분을 갖고 있다. 이 강력한 뉴로펩티드는 신체 혈관을 이완시키는 매우 생명력이 짧은 가스라고 할 수 있다.

토막상식

❖❖❖ 뇌에서 세로토닌 수치가 떨어지면 우리 몸은 배고픔을 느끼게 되고 스스로를 보호하기 위해 십대 소녀들이 톱스타에 열광하듯 탄수화물을 갈망하게 된다. 장시간 아무것도 먹지 않으면 세로토닌 수치가 급감하게 되고 우리의 신체 기계가 음식을 달라고 아우성치게 되는 것이다. 세로토닌 수치를 일정하게 유지하기 위해 5-HTP 보충제를 복용하는 사람이 있다. 5-HTP는 세로토닌으로 전환되는 트립토판의 대사 산물로 세로토닌 생성을 자극한다. 6주간의 임상 연구에서 5-HTP를 복용한 사람들은 평균 6킬로그램이 감량된 반면 복용하지 않은 사람들은 평균 2킬로그램이 감량되었다. 5-HTP의 부작용으로 구역질 증세가 나타날 수도 있지만, 5-HTP 300밀리그램을 섭취한 여성 중 약 90퍼센트가 다이어트를 시행하는 중에 포만감이 있었다고 응답했다.

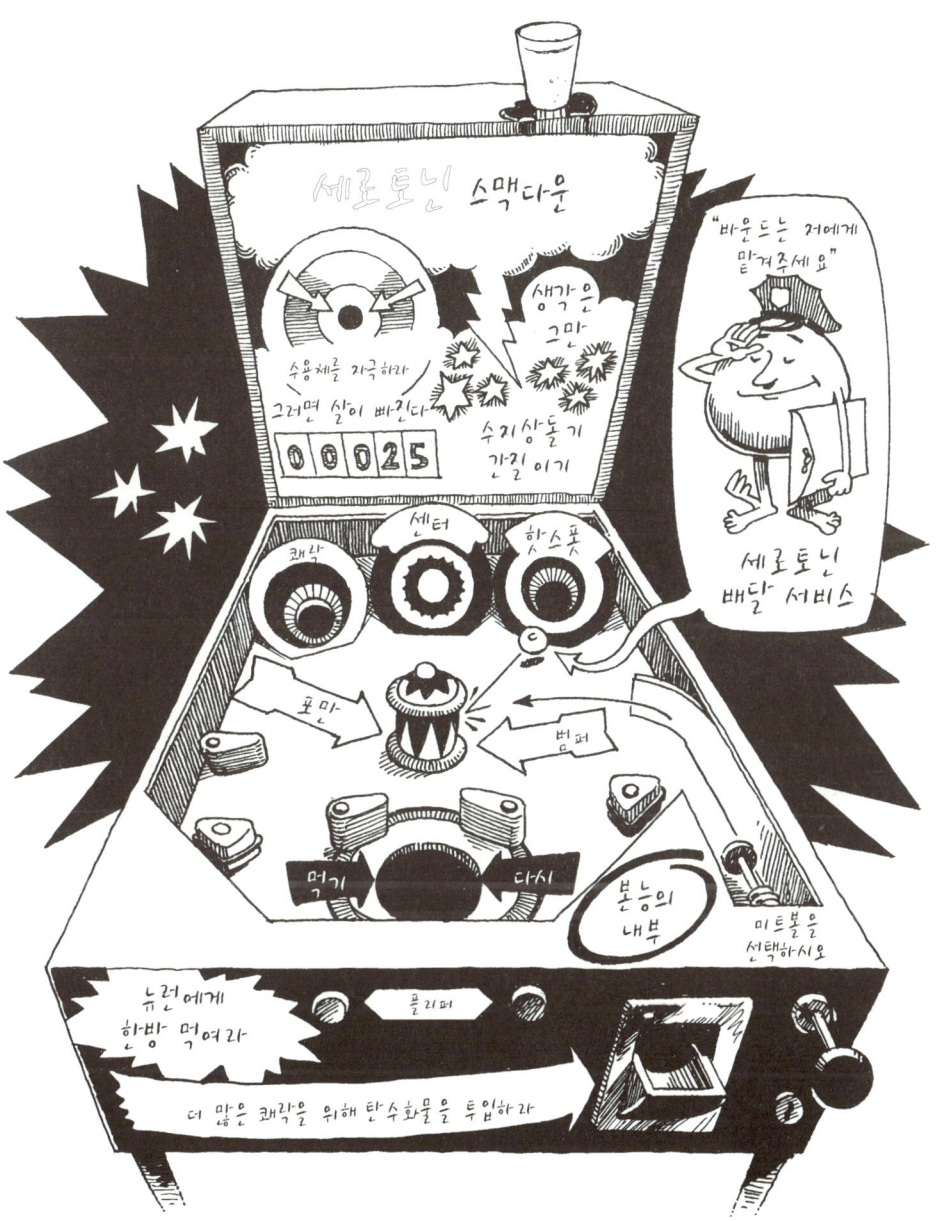

[그림 8.1] 감정게임

세로토닌은 우리의 쾌락 핫스폿(hot spot)을 자극하고 포만 범퍼에 마구 부딪히면서 뇌 안을 종횡무진 튕겨 다닌다. 그러나 음식 섭취와 감정 플리퍼가 공을 놓치게 되면 음식(특히 탄수화물)에 대한 우리의 본능적 욕망이 되살아난다.

감정과 화학물질의 관계

그러면 전혀 상관이 없어 보이는 이 모든 화학물질이 우리가 허쉬바나 츄파춥스를 먹는 일과 무슨 관련이 있는 걸까? 이 관계를 쉽게 풀어 보기 위해 세로토닌을 예로 들어보겠다. 우리 뇌를 소형 핀볼게임기로 가정해 보자 그림 8.1.

우리는 서로 메시지를 주고받는 수백만 개의 신경전달물질을 갖고 있다. 신경전달물질인 세로토닌이 플리퍼 핀볼게임기에서 공을 받아치기 위해 상하로 움직이는 막대를 이용해 신호를 보내면 그 신호는 우리가 기분 좋은 상태라는 메시지를 뇌에 전달한다. 이 메시지는 기분 좋은 핀볼이 엄청난 득점을 올리면서 흥분한 채 미친 듯이 뇌 속을 튕기며 다닐 때 가장 강렬하다. 그러나 우리가 공을 놓치게 되면, 즉 뇌세포가 세로토닌을 흡수해서 분해하

✱ 기분을 전환시키는 음식 ✱

최근의 연구 결과는 기분에 따라 우리가 먹는 음식이 결정된다는 사실을 보여준다. 연구진은 성격과 음식이 충돌하는 방식을 보여주기 위해 사람들의 식단을 분석했다. 즉, 체질을 바탕으로 우리를 조종해 특정 음식을 먹게 만드는 기분의 작동 방식을 연구한 것이다. 연구 결과 많은 기분이 특정 신호를 보낸다는 사실이 밝혀졌다. 예를 들어 스트레스를 받은 부신은 짠 음식에 대한 욕망이 담긴 신호를 거침없이 내보냈다. 그렇다면 당신이 선호하는 음식은 당신에 대해 무엇을 말해줄까?

당신이 다음 음식에 손을 댄다면...	당신은 아마도...
고기처럼 질긴 음식이나 단단해서 우두둑 깨무는 소리가 나는 음식	화가 난 상태일 것이다.
단 음식	우울한 상태일 것이다.
아이스크림처럼 부드럽고 달콤한 음식	불안한 상태일 것이다.
짠 음식	스트레스를 받은 상태일 것이다.
파스타처럼 양이 많아 포만감을 느끼게 하는 음식	외로우며 성적으로 불만족스러운 상태일 것이다.
물불을 가리지 않고 손에 닿는 모든 음식	질투심에 눈이 먼 상태일 것이다.

면 장밋빛으로 보이던 세상이 돌연 잿빛으로 변하게 된다. 그렇게 되면 뇌는 이미 놓친 공을 대신해 다른 공으로 득점을 올리고 싶어 한다. 그 다음 공은 저하된 세로토닌을 대신해서 신속하고 자연스럽게 우리를 기분 좋게 해주는 음식의 형태이기 십상이다.

우리가 다른 공을 이용해 욕망을 충족시키고자 할 때, 불행하게도 우리는 세로토닌을 즉각 분비해주는 음식을 이용하는 경우가 많다. 예를 들어 단것을 먹게 되면 당을 통해 인슐린이 뇌에서 세로토닌 생산을 활성화시키고 그로 인해 기분이 좋아지거나 우리가 진짜로 느끼고 있을지도 모르는 스트레스, 고통, 지루함, 분노, 좌절 등의 감정이 본색을 감추게 된다.

그러나 핀볼게임기에서 세로토닌은 하나의 공일뿐이다. 우리에게는 범퍼와 범퍼를 오가며 식욕과 욕망에 대한 메시지를 전달하기 위해 악전

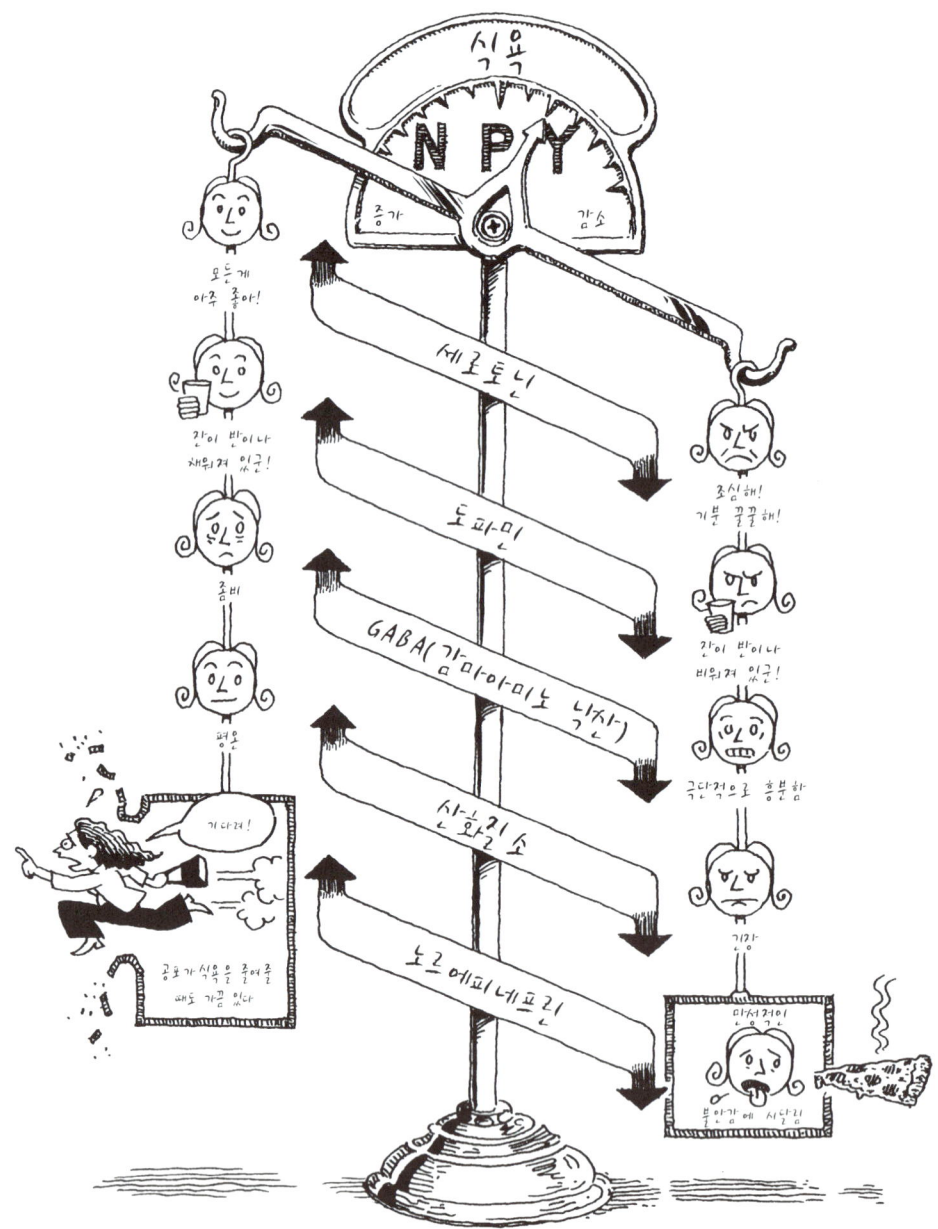

[그림 8.2] 균형을 잃은 저울

감정을 조절하는 뇌 호르몬은 식욕에도 영향을 미친다. 이 호르몬의 분비가 충분하지 않을 경우 저울이 NPY 쪽으로 기울어지면서 식욕을 자극하게 된다.

고투하는 다른 많은 화학물질이 있다. 이해를 돕기 위해 이러한 화학물질을 저울의 일부라고 가정해보자. 세로토닌과 도파민처럼 긍정적인 기분과 관련된 물질이 저울의 윗부분을 차지하고 있다면 당신은 화학적으로 향상된 상태다. 반면 그러한 물질이 저울의 아랫부분을 차지하고 있다면 당신은 화학적으로 가라앉은 상태라고 할 수 있다. 그림 8.2

유레카! 가라앉은 상태는 당신을 불안하게 만들고 결국 당신은 긍정적인 호르몬의 수치를 높이기 위해 단순당 같은 음식을 찾게 된다. 마약이 작동하는 방식도 이와 마찬가지다. 마약 사용자는 호르몬의 향상된 상태를 원해서가 아니라 가라앉은 상태를 피하기 위해 약물을 복용하는 것이다. 우리는 신경화학물질의 안정된 상태를 유지하기 위해 끊임없이 싸우는 중이라고 할 수 있다. 이러한 화학물질의 수치가 높아지면 체중이 줄고, 수치가 낮아지면 궁극적으로 체중이 늘어나는 음식을 먹게 된다.

당신의 두개골 아래에서 벌어지는 일이 당신의 허리둘레에서 일어나는 일에 지대한 영향을 미치는 이유가 바로 여기에 있다. 음식에 대한 욕망을 조절하는 감정 방식을 알게 되면 당신은 좀더 쉽게 욕망에 저항할 수 있게 되거나 욕망을 완전히 떨쳐버릴 수 있다. 당신의 목표는 충족감을 주는 기분 좋은 호르몬의 수치를 일정하게 유지하는 것이다. 아울러 당신이 '뇌에는 친절하지만 허리에는 불친절한' 음식을 찾게 만드는 상황, 즉 호르몬이 갑자기 상승하거나 뚝 떨어지는 일이 절대 생기지 않도록 해야 한다.

9장에서 우리는 음식 섭취와 배고픔 그리고 체중 증가에 관여하는 감정의 심오한 부분에 대해 보다 자세히 알아볼 것이다.

● **YOU 유익한 지침**

자신에게 유리한 음식을 섭취하라

모든 음식은 위와 혈액 그리고 뇌에 서로 다른 영향을 미친다. 다음은 배고픔에 영향을 미치는 몇몇 영양소와 뇌 화학물질이다.

★ 칠면조에는 기분을 향상시키고 우울증을 감소시키는 세로토닌 분비를 자극하는 트립토판이 함유돼 있다. 트립토판은 단순당에 대한 욕망을 절제하는 데 도움을 주기도 한다.

★ 생선에 함유된 오메가-3지방산은 뇌를 활성화하고 콜레스테롤을 낮추는 효과가 있다. 특히 최근의 연구 결과 임신한 여성의 우울증 감소에도 탁월한 효과가 있다는 사실이 밝혀졌다. 9장에서 자세히 살펴보겠지만, 우리는 우울증으로 인해 말초적인 자극과 감정을 충족시키고자 탐식을 하게 된다. 어쩌면 오메가-3지방산 섭취 부족이 우울증이 발생하는 또 다른 원인인지도 모른다.

맛을 음미하라

건강에 해로운 음식에 대한 욕망을 완전히 떨쳐낼 수 없다면 적극적으로 그 음식의 냄새를 맡아보고 입 안에 굴리면서 혀로 맛을 음미하라. 무언가 단것으로 보상을 받으려 하는 경우, 코코아가 70퍼센트 이상 함유된 다크초콜릿과 건전한 스트레스 해소책인 명상을 적극 추천한다.

우리는 세로토닌 분비를 증가시켜 기분을 향상시킬 수 있는 방법을 연구 중에 있다. 이 연구가 성공한다면 우울해진 당신이 눈에 띄는 음식을 닥치는 대로 폭식하는 일은 더 이상 없게 될 것이다. 어쩌다 한번 해로운 음식에 손이 가는 것까지 탓하진 않겠다. 그것은 당신을 폭식으로 이끌어 체중을 증가시키기보다 오히려 폭식을 막아주는 예방책으로 작용할 수 있기 때문이다.

숙면을 취하라

잠을 충분히 자야 날씬해진다. 유레카! 원기를 회복하는 데 필요한 7~8시간을 자지 못할 경우, 몸은 정상적인 양의 세로토닌과 도파민을 분비하지 못한 신경에게 보상해줄 수 있는 다른 방법을 찾게 된다. 그 보상은 세로토닌과 도파민을 즉각 분비시키는 단 음식에 대한 욕망 충족으로 이뤄지게 마련이다. 잠이 부족할 경우, 몸의 전반적인 시스템에 오류가 발생하며 식욕을 자극하는 NPY 수치가 증가하기도 한다.

한편, 수면 부족은 나이를 먹는 것만큼 중요한 요소이다. 나이가 들수록 뇌에서는 수면 호르몬인 멜라토닌을 더 적게 분비하고 동시에 탄수화물 섭취에 대한 욕구가 증가하기 때문이다.

CHAPTER

9

누구를 비난해야 할까

실패한 다이어트의 심리학

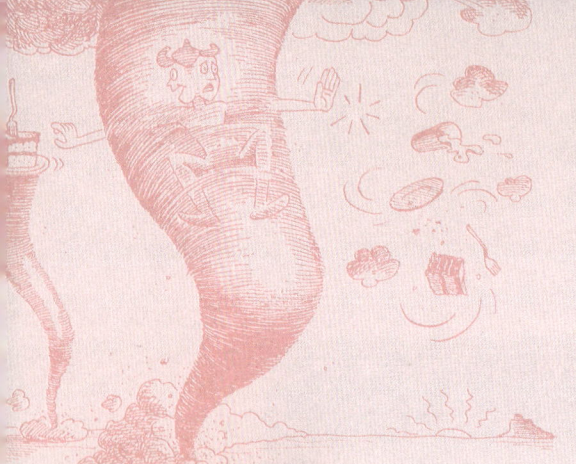

다이어트에 대한 3가지 오해

1 마른 사람이 되고 싶다는 의지력만 있어도 다이어트에 성공한다.
2 다이어트를 시도하지 않는 것보다 시도해보고 실패하는 게 낫다.
3 다이어트를 하는 동안에는 작은 실수도 해서는 안 된다.

　다이어트는 본질적으로 생각하고 또 생각하게 만든다. 수감자가 탈옥에 대해 생각하는 것보다 더 많이 음식에 대해 생각하게 만드는 것이다. 당신은 칼로리에 대해 생각해야 하고 먹는 시간대를 생각해야 하며, 크래커 반쪽을 먹어도 되는 시간을 생각해야 한다.
　대개는 음식을 먹지 않는 일에 골몰한 나머지 먹는 일에 관해서는 단 두 가지 기준만 세우게 된다. 즉, 다이어트에 100퍼센트 충실하거나 아니면 아예 다이어트를 하지 않는 게 낫다고 생각하는 것이다. 셀러리가 아니면 갈비, 당근이 아니면 쿠키, 오이가 아니면 페페로니 소시지를 먹겠다는 것이 당신의 요지부동한 신념이다.
　사실 우리는 체중과 음식에 대해서는 지나치게 생각하는 반면, 먹는 방식과 그 이유에 대해서는 충분히 생각하지 않는 경향이 있다. 체중감량을 할 때, 우리는 보통 가장 강력한 무기라고 생각하는 뇌를 이용한 원칙 "나는 이 음식의 유혹에 넘어가서는 안 돼!" 과 자존심 "나는 이 따위 음식은 입에도 대지 않을 만큼 똑똑해!" 의 형태로 심리적 공격을 단행한다.

그런데 흥미롭게도 우리가 끊임없이 먹도록 만들어 대부분의 다이어트를 실패하도록 만드는 강력한 감정적 원인이 존재하는데, 그것은 바로 뇌이다.

다이어트를 시도하면서 우리는 자신을 질책의 회오리바람 속으로 밀어 넣는 실패의 시스템을 만들어낸다. 그렇다면 과연 그 비난의 대상에서 제외될 수 있는 것이 있을까? 전문가들은 식당에서 무료로 제공하는 빵이나 남산만한 크기로 나오는 일인분 음식 같이 비만을 조장하는 사회적 요인에 비난의 화살을 보낸다. 우리는 패스트푸드를 비난하고 엄청난 기름기 때문에 패션 잡지의 표지모델을 비난하며 매일 치즈케이크 한 조각만 먹는다며 우리의 자존심에 금이 가게 하면서 비현실적인 몸매로 우리를 조롱하기 때문에, 주 60시간의 노동시간을 비난 하루 종일 앉아 있게 만들기 때문에 한다. 또한 솜털처럼 푹신한 소파와 리얼리티 텔레비전 쇼 밤새 앉아 있게 만들기 때문에, 입에 침이 고이게 하는 소시지를 비난한다.

하지만 당신이 진정으로 비난하는 대상은 당신 자신이다. 당신은 자신의 체중감량 노력을 틀어지게 만든 것은 식당이나 음식 제조업자, 치즈 크러스트피자가 아니라 당신의 마음이라고 생각한다.

뱃살과의 싸움은 결국 정신적으로 '만약 이렇게 했다면'의 혼란 상태로 귀결되게 마련이다. 즉, 당신은 입을 통해 들어오는 어떤 음식이든 스스로 통제하지 못했다는 사실에 자괴감을 느끼게 된다. 그것도 해마다, 매일 끼니마다 그리고 매번 음식이 입에 들어올 때마다 '만약 내게 포크카틀릿에 저항할 수 있는 의지력만 있었다면', '만약 내가 밥 한 공기만 먹고 그만 먹었다면', '만약 내게 절제력과 힘, 원칙, 추진력, 뱃살을 빼야 할 동기만 있었다면' 하고 끊임없이 자괴감에 빠져 스스로를 질책하게 된다.

하지만 당신이 진짜로 해야 할 일은 뇌를 책망하는 것이다. 유혹에 저항하고 현명한 결정을 내리며 알아서 건강에 도움이 되는 선택을 하는 일은 전적으로 당신의 마음에 달려 있기 때문이다. 우리가 통제할 수 있어야 한다고 생각하는 스트레스, 불안, 우울증 같은 감정과의 싸움에서 우리는 생리적으로 마음에 의존할 수밖에 없다. 많은 연구가 감정 수치가 높은 사람이 그렇지 않은 사람보다 과체중이거나 비만일 확률이 더 높다는 사실을 보여준다. 따라서 우리가 다이어트를 포기하고 사람들이 지나가다가 한번쯤 쳐다볼 정도로 몸집을 키우게 된다면, 우리는 마음이 뱃살과의 싸움에서 승리할 만큼 강하지 못하다고 생각해야 한다. 즉, 다이어트에 실패하는 것은 행동이 아니라 당신을 배반한 마음 때문인 것이다.

과학적인 측면에서 볼 때, 과식은 약물중독과 약간 비슷한 방식으로 이뤄진다. 실제로 많은 연구 결과가 비만인 사람의 뇌에 약물중독인 사람의 뇌에 있는 것과 비슷한 보상중추가 있다는 사실을 밝혀내고 있다.

만약 당신이 스트레스를 받고 있다면, 당신은 시상하부와 자신의 기분에 따라 변하는 화학물질의 존재를 기억해야 한다. 당신이 스트레스를 받으면 뇌의 청색반점이라고 불리는 곳에서 신경전달물질의 분비를 자극한다. 그러면 당신 몸은 자극받은 신경전달물질을 진정시키면서 스트레스와 맞서기 위해 노력한다. 예를 들면 흡연, 음식 섭취, 섹스, 약물 등을 통해 스트레스를 해소하는 것이다.

당신이 음식 섭취로 스트레스를 풀 경우, 당신은 뇌에 있는 보상중추를 자극하게 된다. 이때 만족을 느낀 보상중추의 약발이 떨어지면 당신은 가라앉은 기분을 향상시켜 고요함과 편안함을 느끼기 위해 또 다시 음식에 손을 대게 된다. 이러한 스트레스와 불안감의 신경화학적 작용 때문에 당신이 작심하고 세운 계획을 지키기가 더욱 힘들어지는 것이다.

이보다 흥미로운 것은 배고픔과 포만감의 화학물질인 NPY와 CART가

분비되는 시상하부 바로 옆의 유두체_{한 쌍의 유방과 비슷하게 생겨 이렇게 불리게 됨}이다. 이 부분은 음식에 대한 기억을 저장하고 있는데 배고프다는 신호를 받게 되면, 뇌는 이 부분에 저장된 기억을 뒤지게 되며 그로 인해 건강에 좋지 않은 음식을 포함해 예전에 먹었던 음식에 대한 욕망이 샘솟게 된다.

더불어 혀와 입술, 입의 움직임을 조절하는 중추인 뇌의 두정부도 마른 사람과 비만인 사람에게 다르게 작동한다. 뇌 스캔으로 알아낸 결과에 따르면 비만인 사람은 단것의 유혹을 받을 경우 이 부분이 활성화하며, 반대로 마른 사람은 단것의 유혹을 받아도 이 부분이 휴지休止 상태를 유지했다. 이를 통해 감정적인 음식 섭취에서 단것이 어떤 사람에게는 영향을 미치는 반면, 또 다른 사람에게는 영향을 미치지 않는다는 사실이 밝혀졌다 그림 9.1.

당신이 뱃살과 치열한 전쟁을 벌인 적이 있다면, 다이어트의 성공과 실패에 대한 책임을 고작 3파운드_{1파운드는 0.4536킬로그램}밖에 안 되는 뇌에게 전적으로 전가했을지도 모른다. 그것은 빅맥이나 삼겹살 같은 막강한 적에 맞서 뇌가 정면대결을 펼칠 수 있을 것이라고 기대했기 때문이다. 그러나 우리 뇌에는 "피자 좀 보내줘"라고 신호를 보내는 일이 주된 임무인 호르몬과 신경전달물질이 너무 많다. 따라서 당신의 의지나 인내심이 이러한 메시지를 제압할 수 있기를 기대하는 것은 새끼손가락으로 달리는 기차를 세우려고 시도하는 것과 마찬가지라고 할 수 있다.

다이어트를 회피하는 이유

자유분방한 지방이 마음껏 활개 치는 사람들에 대해 잠깐 생각해보자.

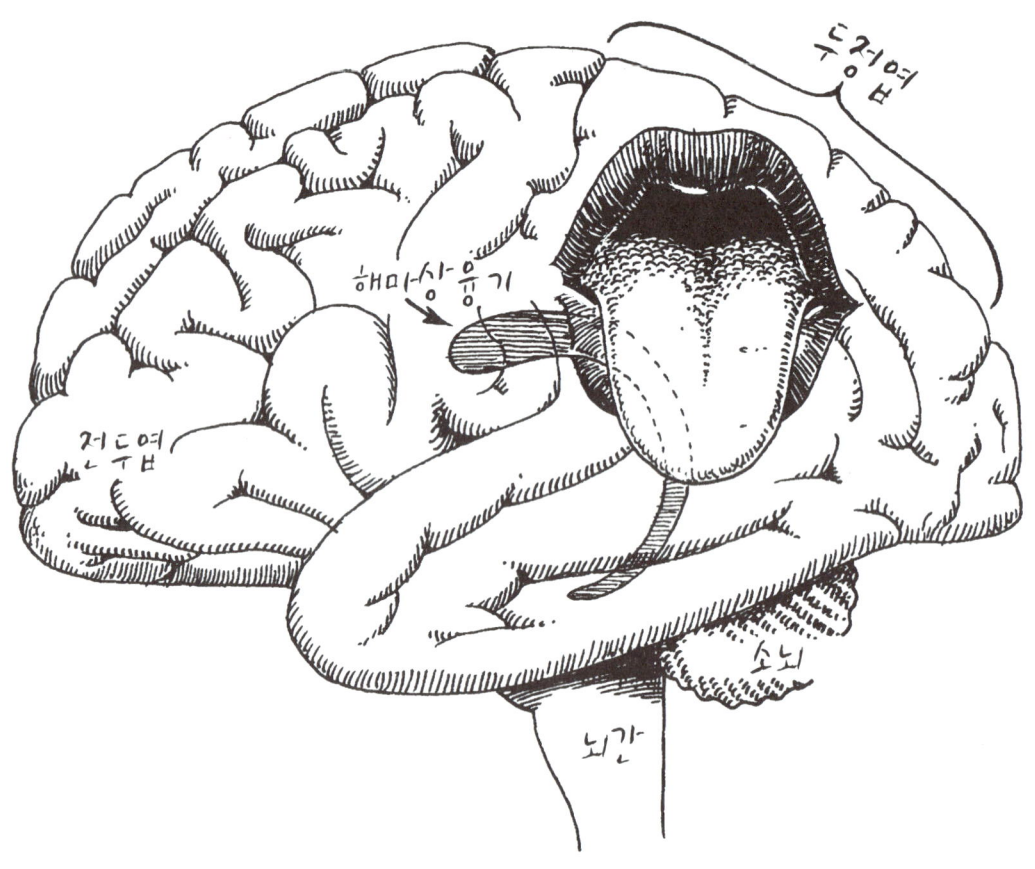

[그림 9.1] 음식과 뇌
우리가 단것을 먹으면 뇌의 운동피질에 불이 들어오면서 입술과 혀, 입의 운동을 관장하게 된다. 뇌의 변연계에 있는 해마는 음식에 대한 기억을 조절하는데 엄격하게 다이어트를 시도하고 있는 사람이 특정 음식에 대해 참을 수 없는 욕구를 갖게 되면 불이 들어오면서 그 사람의 저항력과 의지력을 제압한다.

그런 사람들 중에는 유머 있고 친절하며 자상하고 매력적인데다 말솜씨가 논리정연한 사람도 있다. 그야말로 거대한 몸집을 제외하면 정말 완벽하다 우리는 이구동성으로 "그가 날씬했더라면 대단했을 텐데"라고 말하곤 한다

그 한 가지 결점이 불러일으키는 아이러니한 상황을 이해할 수 없다는 사실이 우리를 괴롭히는 주요 원인이다. 성공적인 경력을 쌓아갈 만큼 똑똑한 사람과 밤마다 냉장고에 넣어둔 쿠키를 세 살 난 어린애처럼 숨어서 야금야금 먹어치우는 사람을 어떻게 동일인물이라고 생각할 수 있을까? 이것은 뭔가가 잘못된 것이다.

그 문제는 당신이 생각하는 것처럼 허리 부근에 있는 것이 아니라 뇌에 있다. 그는 자신의 건강에 문제가 있다는 것도 알고 허리둘레가 목성만하다는 것도 알고 있다. 다이어트가 자존감과 자신감과의 싸움이라는 것도 알고 있다.

유레카! 그러나 그는 자신이 회피자에 속할 수 있다는 사실은 모르고 있다. 그는 비만에 대한 개인적이거나 공공연한 경멸과 혐오에서 비롯된 심리적 토네이도에 마구 휘둘리며 속으로 전전긍긍하다가 토네이도에서 벗어날 수 없을 것을 두려워한 나머지 자신의 상황을 직시하는 일을 전적으로 회피하게 된다 그림 9.2.

다음은 회피자들의 사고방식이다 당신의 얘기처럼 들린다면 고개를 끄덕여라

일단 다이어트나 건강한 식습관 계획으로부터 조금이라도 일탈하게 되면 차라리 계획 전체를 포기하는 게 낫다고 생각한다 고개를 끄덕였는가?. 그러한 회피자의 사고방식은 벗어날 수 없는 사이클에 휘말리게 만든다. 그들은 뚱뚱하다. 그들은 살을 빼기 위해 나름대로 노력한다. 그러다가 계획이 조금 틀어져버린다. 그들은 사람들이 수군거리는 공공연한 실패를 두려워한다. 그들은 사람들과 거리를 두기 시작한다. 그리고 더 이상

다이어트에 대해 말하지 않는다. 다이어트를 완전히 포기한 그들은 치즈 케이크를 마음껏 먹는다. 살이 찐다. 또 다시 살을 빼기 위해 노력한다. 그리고 똑같은 일이 반복된다.

극단적으로 다이어트를 하든 좀더 여유 있게 다이어트를 하든 모든 회피자의 몸무게는 마치 로데오선수처럼 급격히 들쑥날쑥 한다. 이처럼 생리적으로 체중이 증가했다 줄어드는 일이 끝없이 반복되는 것을 체중순환weight cycling이라고 한다. 그러나 진정한 회피자가 생겨나는 이유는 체중순환의 생리적 영향이 아니라 심리적 영향 때문이다.

그들은 건강에 좋지 않은 음식을 피하는 대신, 그들을 도와주려는 사람이나 건강한 식습관 같은 것을 피하는 경향을 보인다. 무엇보다 회피자는 다이어트와 관련된 다음의 두 가지 강력한 감정으로부터 스스로를 분리시키려고 안간힘을 쓴다.

죄책감: "제발 저들이 알아차리지 못하길"

과거에 당신이 어떤 종류의 다이어트를 시도했든 당신은 분명 금지된 음식 목록을 갖고 있었을 것이다. 고단백질 다이어트를 했다면 목록에 감자가 있었을 것이고 저지방 다이어트를 했다면 목록에 치즈가 있었을 것이며, 탄수화물 제한 다이어트를 했다면 부엌에 발도 들여놓지 못했을 것이다.

그러나 불행히도 하지 말라고 하면 더 하고 싶은 것이 사람의 심리인지라 감자나 치즈가 눈앞에 어른거리거나 10분 만에 부엌을 몇 번씩 들락거리며 감자튀김 봉지를 만지작거리게 된다. 그러다 보면 결국 두 손 들고 항복할 수밖에 없는 것이다. 이때 당신이 패한 것은 금지된 음식 목

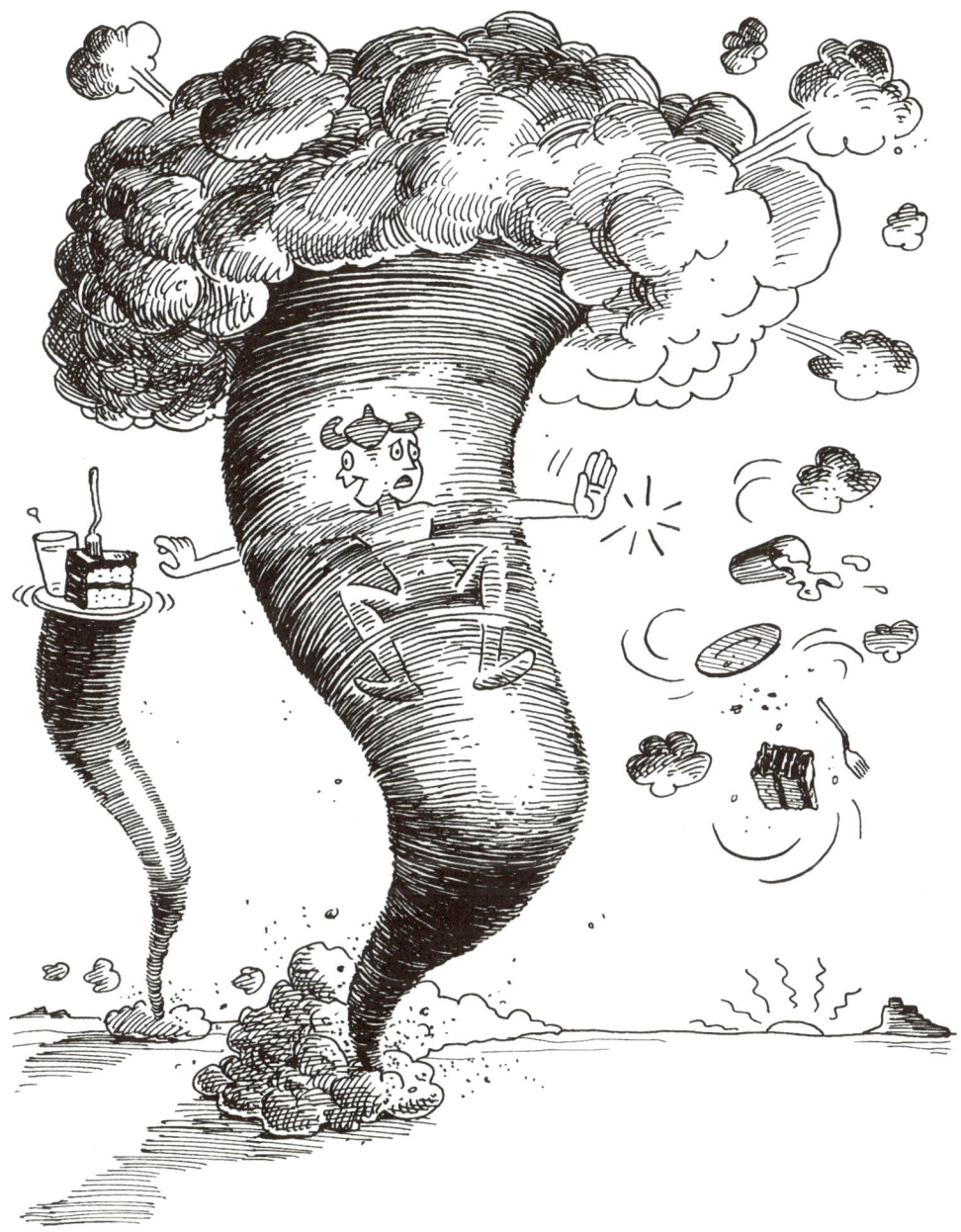

[그림 9.2] 소용돌이 심리
우리가 음식과 전쟁을 치를 때 우리 의식에 죄책감과 수치심을 불러일으키는 회오리바람이 강력하게 불어 닥친다. 그 부수적 피해는 뱃살이 받게 된다.

록으로 자신을 무장했기 때문이 아니라 감자 몇 개나 치즈 한 조각, 감자튀김 세 조각을 먹은 걸 일급 다이어트 살인행위로 간주했기 때문이다.

약간의 일탈행위일 뿐인데 당신은 다이어트가 완전히 끝장났다고 지나치게 확대 해석하는 것이다. 그렇게 계획한 다이어트 원칙으로부터 벗어났다는 사실을 인식한 순간 당신은 죄책감을 느끼게 된다. 이것은 모든 다이어트 회피자에게 적용된다. 그처럼 금지된 음식을 먹었다는 사실에 죄책감을 느끼게 되면, 당신은 잠재의식적으로 피자가 먹고 싶지만 당근으로 욕구를 억눌러야 할 때마다 어깨를 짓누르는 죄책감을 느끼기보다 비만의 결과에 대처하는 것이 더 쉽다고 결정을 내린다.

수치심: "이런, 저들이 알아버렸어"

다이어트를 하는 동안 자신이 원칙을 어겼다고 느끼는 사람이 갖게 되는 죄책감보다 더 좋지 않은 감정은 바로 수치심이다. 원칙을 배반한 당신은 자신에게 성공할 만한 힘이 부족하다고 느끼게 된다. 당신은 지난 일주일간 점심식사로 양상추만 먹는 걸 보아온 배우자나 동료들에게 뭐라고 말해야 할지 심각하게 고민한다.

당신이 진실을 말할 경우, 예상되는 그들의 반응은 대개 부정적이다. 역시 실패했구나? 고작 일주일밖에 안 되었는데 벌써 포기한 거야? 결국 참지 못하고 치킨을 먹었단 말이야! 이런 비난을 들으면 당신은 비만에 대한 사회적 혐오감에서 비롯되는 공개적인 굴욕감을 느끼게 된다.

죄책감보다 훨씬 더 치명적인 이런 수치심으로 당신은 스스로 다이어트 회피자 대열에 들어선다. 회피자들은 괜히 다이어트를 한다고 나서서 만천하에 자신이 실패자라는 사실을 드러내기보다 아예 다이어트를 하지 않고 뚱뚱해지는 게 낫다고 생각한다.

실제로 어떤 연구에서는 다이어트를 선언한 후 아이스크림을 한 숟갈씩 훔쳐 먹는 것보다 애초에 다이어트를 하지 않는 것이 건강에 더 좋다는 사실을 밝혀내기도 했다. 다이어트는 대개 살이 쪘다 빠졌다 하는 것을 반복하는 체중순환과 요요현상으로 귀결되게 마련인데, 이것이 일정하게 비만 상태를 유지하는 것보다 건강에 더 해롭기 때문이다. 이것은 아마도 뺀 것보다 더 많은 체중이 늘어나는 대부분의 체중순환자가 엄청난 스트레스와 수치심으로 고통을 겪기 때문일 것이다.

만약 당신이 체중과 씨름하며 수년간을 보냈다면 당신도 이와 비슷한 죄책감과 수치심을 경험했을 것이고 심지어 비슷하게 행동했던 적도 있을 것이다. 즉, 자신이 세운 다이어트 계획을 100퍼센트 수행하지 못할 경우 차라리 마음껏 먹는 게 낫다고 결론을 내리고는 많은 음식을 빠른 시간 안에 먹어치우는 것이다.

회피는 정상적인 사고방식이다. 장애물에 부딪히면 사람들은 보통 장애물을 우회해서 갈 수 있는 길을 찾는 대신 왔던 길로 되돌아가기로 결정을 내린다. 어느새 감자튀김 네 개가 한 줌으로 늘어나더니 곧바로 두 줌으로 바뀌고, 두 줌은 다시 한 봉지로 바뀌는 것이다. 그렇게 먹고 나서 16초 정도가 지나면 대개 엄청난 죄책감에 사로잡히게 된다. 그 결과 금지된 음식을 한 입 먹었든 한 접시를 먹었든 상관없이 당신의 원칙 불이행은 모든 것을 망쳐버리고 만다.

음식 먹는 일을 감정적으로 통제하는 전략 중 하나는 과거에 먹은 음식 때문에 자신을 책망하지 말고, 미래에 먹을 음식에 집착하지 않으며 현재 먹는 것에 의미를 두는 것이다.

음식을 대하는 우리들의 자세

불행한 일은 우리의 체중감량을 도와주는 사고방식이 위와 같은 행동과 심리도 촉진시킨다는 사실이다. 즉, 전부가 아니면 아예 포기해버리는 사고방식이 우리의 다이어트를 지배한다.

우리가 사실로 받아들이는 다이어트 원칙은 대부분 상식적이라기보다 과대 포장된 거짓이라 할 수 있다. 본 영화가 실제로 전달할 수 있는 것보다 더 많은 기대감을 부추기는 감질 맛 나는 예고편과 마찬가지로 대부분의 다이어트가 지닌 문제는 예고편에 있는 것이 아니라 본편의 줄거리에 있다.

전형적인 다이어트 드라마는 초반부터 적을 공격하기 위해 전투를 준비하는 영웅적인 다이어트 전사를 전면에 보여준다. 용기와 결단력으로 단단히 무장한 영웅은 음식에 대한 완전한 지배력을 획득하기 위해 눈앞에 날아다니는 초콜릿바와의 전면전에 철저하게 대비한다. 그러나 우리의 영웅이 깨닫지 못하는 사실이 하나 있는데, 그것은 그가 내심 믿고 있는 비밀병기인 기병대가 결코 도착하지 않으리라는 것이다. 결국 전투는 점점 더 치열해지고 영웅은 정신적, 육체적으로 지치게 되며 그 끝이 보이지 않는 싸움으로 어제 먹었던 세 줄기의 셀러리와 방울토마토로부터 얻었던 에너지는 금세 소모되어 버린다. 결국 우리의 영웅은 필사적으로 피자를 원하게 된다.

카메라를 영웅에게 가까이 들이대면 그가 음식 반란자들의 또 다른 공격을 막아내는 데 필요한 의지력을 달라고 신에게 조용히 빌고 있다는 사실을 알 수 있다. 그러나 간신히 내적 평화를 얻게 된 영웅은 숨 돌릴 틈도 없이 엄청난 속도로 질주하는 트럭의 굉음 때문에 바짝 긴장하게 된다. 영웅을 향해 다가오는 트럭은 그가 목 빼고 기다렸던 과잉 식욕자들의 지방부대에서 파견한 지원병이 아니라 자신들이 만든 새로운 쿠키를 무료로 나눠주는 걸스카우트들이 탄 미니밴으로 밝혀진다.

✻ 당신은 변화할 여지가 있는가? ✻

행동뿐 아니라 정신도 우리의 삶을 변화시킨다. 다음은 변화를 일으키는 데 가장 효과적인 네 단계로 과학적으로 입증된 것이다.

긍정적이 되어라 | 긍정의 힘이 코치나 상사, 부모에게 효과가 있다면 뱃살을 관리하는 사람에게도 분명 효과가 있을 것이다. 당신이 몸무게 때문에 자학하거나 우울하거나 푹푹 찌는 8월에 지하철역 안에 있는 것보다 더 불쾌감을 느낀다면 당신이 해야 할 첫 번째 일은 모든 것을 재정립하는 것이다. 당신은 자신이 할 수 있는 일이 무엇이고 그 일을 어떻게 할 수 있으며, 그것이 당신에게 효과적인 이유와 성공할 수 있는 방법에 대해 생각할 필요가 있다. 체중감량 전쟁에서 당신이 흔들리지 않는 자신감만 갖고 있다면 당신은 언제든 부정적인 생각을 격퇴시킬 수 있다. 죄의식과 수치심이라는 부정적인 감정을 과감히 떨쳐버린다면 당신은 식습관 장애에 부딪힐 때마다 장기적인 안목으로 합리적인 결정을 내릴 수 있을 것이다.

주위의 도움을 받아라 | 주변에 당신을 마이크로소프트사의 금고보다 더 뚱뚱하게 만들려고 하는 방해꾼이 득실거린다는 것을 당신은 잘 모를 것이다. 당신 곁에는 목요일 회의 때마다 한바구니 가득 캔디를 갖고 오는 상사가 있고, 당신이 우울할 때 롤케이크를 들고 오는 친구가 있으며 마가리타와 치즈나초를 차려놓고 주말을 기념하자고 유혹하는 배우자가 있다. 물론 그들의 의도에는 잘못된 것이 없다. 단지 당신을 위로하고자 하는 그

들의 노력이 오히려 당신에게 해를 끼친다는 사실에 문제가 있을 뿐이다. 이런 상황에서 당신이 해야 할 일은 당신의 목표와 장애물, 그리고 당신의 약점 및 강점을 잘 알고 있는 사람들로 이뤄진 든든한 지원시스템을 구축하는 것이다. 이런 원조자는 당신의 공명판이자 위로자 혹은 책임 측정자가 되어줄 것이다. 당신이 매일 겪었던 투쟁과 성공 여부를 그들에게 공개적으로 밝힐 경우 당신이 영구적으로 변화할 가능성은 훨씬 더 커진다.

작은 변화를 시도하라 | 사랑의 표현에서부터 뇌물수수 행위까지 모든 움직임은 변화의 심리를 촉발시킬 수 있다. 만보기나 새 조깅화 구매하기, 헬스클럽 회원권 끊기, 싱크대 찬장과 냉장고에 가득 쌓인 불량식품 내다버리기, 또는 자신의 발전 과정을 컴퓨터 파일에 기록하기 등 얼핏 사소해 보이는 작은 변화가 장기적인 성공에 결정적인 기여를 할 수 있다. **유레카!** 이처럼 작은 변화를 이룩한 사람이 그렇지 않은 사람보다 자신의 특정 계획을 실천할 확률이 무려 3배나 높다는 연구 결과도 있다. 작은 변화가 당신의 뱃살관리 점화장치의 열쇠라는 사실을 명심하라.

이제 실천하라 | 일단 작은 변화에 성공했다면 모든 준비가 완료된 것이다. 일일권장량에 해당하는 음식을 제대로 챙겨 먹어라. 오늘 30분 걸었다면 내일도 30분 걷고 그 다음날도 30분 걸어라. 반드시 지켜야 할 것은 하루에 적어도 30분은 걸어야 한다는 사실이다(처음부터 한번에 30분을 걷는 일이 무리라면 시간을 줄이고 횟수를 늘리는 방법도 괜찮다). 두 번째로 실천해야 할 일은 하루 채소섭취량을 두 배로 늘리고 가능하면 세 배까지 늘리는 것이다. 중요한 것은 결정적인 한 발을 내딛으면 다른 한 발도 따라온다는 사실이다.

다이어트를 시도하는 사람들의 마음자세는 대부분 그들이 처음으로 갖게 되는 기대감을 반영한다. 우리가 다이어트에 돌입할 만반의 준비를 끝냈을 때, 우리는 성공요인과 과자가 영양분의 연쇄살인범이라는 사실을 알고 있고 또한 나름대로 다이어트 규칙을 갖고 있다.

다이어트가 진행되는 과정과 그 과정에서 발생하는 희망은 우리가 뇌의 작동방식이 심리적, 화학적이라는 사실을 기억하는 한 우리에게 호의적인 쪽으로 작동한다. 그러나 다이어트에 대한 우리의 기대는 대부분 젓가락처럼 말라야 한다는 쪽으로 기울게 되어 있다. 그 결과, 우리에게는 오직 두 가지 선택권만 주어진다. 즉 완전한 순종에 따른 보상을 받거나 완전한 실패에 따른 벌을 받게 되는 것이다.

우리는 다이어트를 제외한 다른 모든 삶의 영역에서는 관대한 마음으로 실수의 여지를 허락한다. 타율이 4할인 야구선수는 명예의 전당에 이름을 올리게 되고 농구선수가 올스타가 되기 위해서는 던진 공 중 절반만 성공하면 된다. 변호사가 모든 소송에서 항상 이기는 것은 아니며 부모가 늘 올바른 결정을 내리는 것도 아니다.

사실 우리는 대부분 매일 크고 작은 실수를 저지른다. 우리는 그런 실수로부터 교훈을 얻거나 똑같은 실수를 반복하지 않기 위해 노력하거나 아니면 적어도 실수로 인한 피해 정도를 최소화할 수 있는 법이라도 배우려고 애쓴다. 그런데 유독 다이어트에 대해서는 폭탄제거 전문가 수준의 정확성을 고집한다. 한 치의 잘못이나 실수도 용납하려 하지 않는 것이다. 어떤 이유가 있더라도 일단 원래 계획으로부터 1센티미터만 일탈하면 모든 상황은 종료된다. 그때 우리가 현관문을 열자마자 하는 첫마디는 십중팔구 "다이어트는 물 건너갔으니까 오늘 저녁에는 삼겹살 먹자"일 것이다.

이 책에 소개된 비결을 통해 당신은 자신의 마음을 재프로그램해서 먹는 일에 따르는 죄의식과 다이어트에 따르는 죄의식, 가끔씩 건강에 좋지 않은 음식을 양껏 먹었을 때 따르는 죄의식으로부터 벗어나는 법을 배울 수 있다. 무엇보다 당신은 처음으로 먹는 한 조각의 피자나 케이크가 다이어트의 운명을 결정짓는 것이 아니라는 사실을 깨달아야 한다. 치명적인 지방과 체중 증가를 부르는 것은 두 번째, 세 번째, 네 번째, 다섯 번째…로 먹는 피자가 축적된 결과라고 할 수 있다.

이 책에서 제시하는 우리의 프로젝트를 시작할 때, 당신은 몸의 반응에 귀를 기울여야 하고 욕구와 감정에 현명하게 대처해야 한다. 그러면 시간이 지남에 따라 당신은 올바르게 먹는 법과 욕구를 다스리는 법을 자연스럽게 배우게 될 것이다. 그리고 그때가 되면 올바른 식습관에 대한 강박관념으로부터 벗어나 자신이 저지른 사소한 잘못을 너그럽게 용서할 수 있을 것이다.

유레카! 당신이 아직까지 깨닫지 못하고 있는 진실은 다이어트에 대한 지나친 생각에서 벗어나야만 과식하는 버릇을 고칠 수 있다는 사실이다.

영혼의 역할

우리가 음식을 감당하기 어려운 감정의 진정제로 이용한다는 것은 더 이상 새로운 사실이 아니다. 우리는 직장에서 받은 스트레스 때문에 앉은 자리에서 도넛 열 개를 먹어치우기도 하고 말을 듣지 않는 아이들 때문에 할인점에서 스낵코너로 직행하기도 한다. 또한 하루를 무사히 마쳤다는 안도감에 잠자리에 들기 전에 아이스크림 통을 끌어안고 퍼먹기도 한다.

그러나 여기에서 감정과 비만이 충돌하는 방식에 대한 우리의 논의에 종지부를 찍는 것은 마치 일회용 반창고와 얼음주머니만 있으면 모든 질병을 치료할 수 있다고 말하는 것과 같다. 비만으로 고통 받는 사람들 중 상당수는 태평양 한가운데보다 더 골이 깊은 감정 문제를 안고 있으며, 음식을 통한 자가 치료로 더 강한 힘에 대한 욕구를 충족시키려고 눈물겹게 애쓰고 있기 때문이다. 만약 당신이 그런 사람들 중 하나라면 당신은 렙틴이나 그렐린, NPY 따위에는 관심도 없을 것이다.

비만해지는 것은 자신이 날씬해질 가치가 없다는 사실에 대한 두려움을 잊고자 하는 자긍심의 문제와 깊은 관련이 있다. 우리가 이런 사실을 알아낼 수 있었던 것은 연구나 실험을 통해서가 아니라 생생한 삶의 현장을 추적하거나 비만 환자와 진솔하게 면담하고 도넛 중독자의 절규를 귀담아 들은 결과라고 할 수 있다.

이제 우리는 견고한 과학의 안전지대에서 행해지는 전형적인 연구로는 이해하기가 불가능한 영역에 발을 들여놓아야 한다. 과학적 사고로는 비만과 관련된 정신적, 감정적, 심리적 문제를 '입증'하기가 매우 어렵기 때문이다.

그러면 이 문제에 대해 본격적으로 얘기해보자. 많은 사람, 특히 여성은 뱃살을 관리하는 데 있어서 자긍심이 상당히 결여되어 있다. 이와 관련하여 자긍심이 무엇인지에 대해 좀더 깊이 파고들어 보자.

예를 들어 장애를 극복했거나 목표를 성취했을 때, 자신에 대한 존중감이 발생한다고 가정해보자. 그러면 뱃살관리에 들어갔을 때 난관 먹음직스러운 스파게티을 극복하지 못했거나 목표 고등학교 동창회 때까지 10킬로그램 감량를 달성하지 못하면 무슨 일이 벌어질까? 두말할 것도 없이 자긍심은 총에 맞은 새보다 더 빠르게 곤두박질친다. 추락한 자긍심을 회복하기 위해서는 비현실적인 몸무게나 다이어트 방식, 신병훈련소의 식사 규칙보다 더 엄격한 식단 등 실현 불가능한 규칙을 세우지 말고 극복 가능하거나 달성 가능한 자신만의 방식을 찾아야 한다.

그러면 한 발 물러서서 자긍심에 대한 감정적 욕구와 헐렁한 옷에 대한 육체적 요구 관계가 발전하는 방식을 살펴보자. 젊은 시절, 우리는 매일 직장과 집을 오가는 일상적이고 기계적인 현실보다 무언가 의미 있고 깊이 있는 삶을 갈구하게 된다. 그것은 종교가 될 수도 있고 다른 사람에게 봉사하는 삶일 수도 있으며 세계가 점점 진보하고 있다는 신념일 수도 있다. 우리는 '그것'을 찾거나 탐험하는 일에만 관심을 쏟을 뿐 '그것'이 무엇인지는 그리 신경 쓰지 않는다.

다른 한편으로 우리의 영혼을 만족시키려면 화학적, 생물학적 토대가 마련되어야 한다. 여성이 출산을 하게 되면 옥시토신이라는 호르몬의 분비가 늘어나는데, 이것은 가족과 함께 있을 때나 종교적 경험을 겪는 중일 때 혹은 자신의 존재에 대한 본질을 느끼는 순간에 소속감과 행복감을 느끼도록 해준다. 다시 말해 옥시토신 수치가 증가하면 평온함도 그만큼 깊어지게 된다.

산화질소 웃음을 유발하는 가스인 아산화질소와 혼동하지 말 것 도 자긍심과 참살이에 영향을 미치는 화학물질이라는 주장이 제기되고 있다. 희망이나 낙관주의 같은 긍정적인 특질이 산화질소가 몸 전체로 분비되는 것과 관련이 있다고 밝혀진 것이다. 같은 원리대로라면 산화질소가 분비될 경우 불안감이나 스트레스 같은 감정을 줄이는 데 효과가 있을 수도 있다. 그러나 이런 화학물질의 효과는 단지 몇 초만 지속될 뿐이다. 긍정적인 효과를 지속적으로 얻으려면 오른쪽 대뇌 카르마로 자신의 육체를 끊임없이 자극해야 한다. 영혼의 충족감은 인지할 수 있는 삶에만 존재하는 것이 아니라 생화학적으로도 존재한다고 할 수 있다. 그러한 충족감은 주린 배를 채우거나 근육을 키우거나 마음의 욕망을 충족시키는 것이 아니라 영혼의 욕구를 채우고자 하는 보다 강렬한 충동이다.

자, 진정하고 마음을 가라앉혀라. 우리는 흥분한 당신이 이 순간 무슨 말을 하려는지 알고 있다. 당신은 영혼과 휘핑크림 한 통을 말끔히 비우는 일이 대체 무슨 관련이 있는지 따지고 싶을 것이다. 결론부터 말하자면 그 둘은 서로 떼려야 뗄 수 없는 깊은 관계라고 할 수 있다.

우리는 보통 심오한 내적 갈망과 그것을 영원히 채우지 못하리라는 불안감을 전면에 드러내거나 인정하는 대신, 음식과 술로 공허감을 달래기 일쑤다. 당신은 영혼이 갈구하는 '그것'을 충족시키지 못하는 데서 오는 허무감을 채우기 위해 서둘러 치킨 한 마리를 먹어치운다. 그렇지 않은가? 우리는 그렇다고 확신한다. 당신이 추구하는 모든 행위 중에서 당신이 전적으로 통제할 수 있는 일 중 하나가 먹는 것이기 때문이다. 그림 9.3.

당신에게는 원하는 음식을 원하는 곳에서 원하는 방식으로 먹을 수 있는 자유가 있다. 심지어 옷을 입고 먹을지 홀딱 벗고 먹을지도 당신에게 달려 있다. 이런 완벽에 가까운 자유 때문에 먹는 일은 당신을 기분 좋게 만들어준다.

하지만 아이러니하게도 음식은 벽의 갈라진 틈을 감추기 위해 사용되는 페인트와 같다. 페인트는 일시적으로 틈을 감춰줄 수는 있지만, 절대로 문제의 근원을 해결해주지는 못한다. 유레카! 만약 당신이 이처럼 눈 가리고 아웅 하는 식의 해결법을 계속 고집한다면 당신은 결국 토네이도 같은 사이클에 내동댕이쳐져 영원히 육체적, 감정적 충족감을 얻을 수 없게 될 것이다. 혹시 다음과 같은 일이 반복되지 않는지 자신을 살펴보라.

★ 당신은 무언가 보다 의미 있는 일을 열심히 갈구한다.
★ 하지만 그 일을 찾지 못하면 당신은 허전한 기분을 달래기 위해 먹

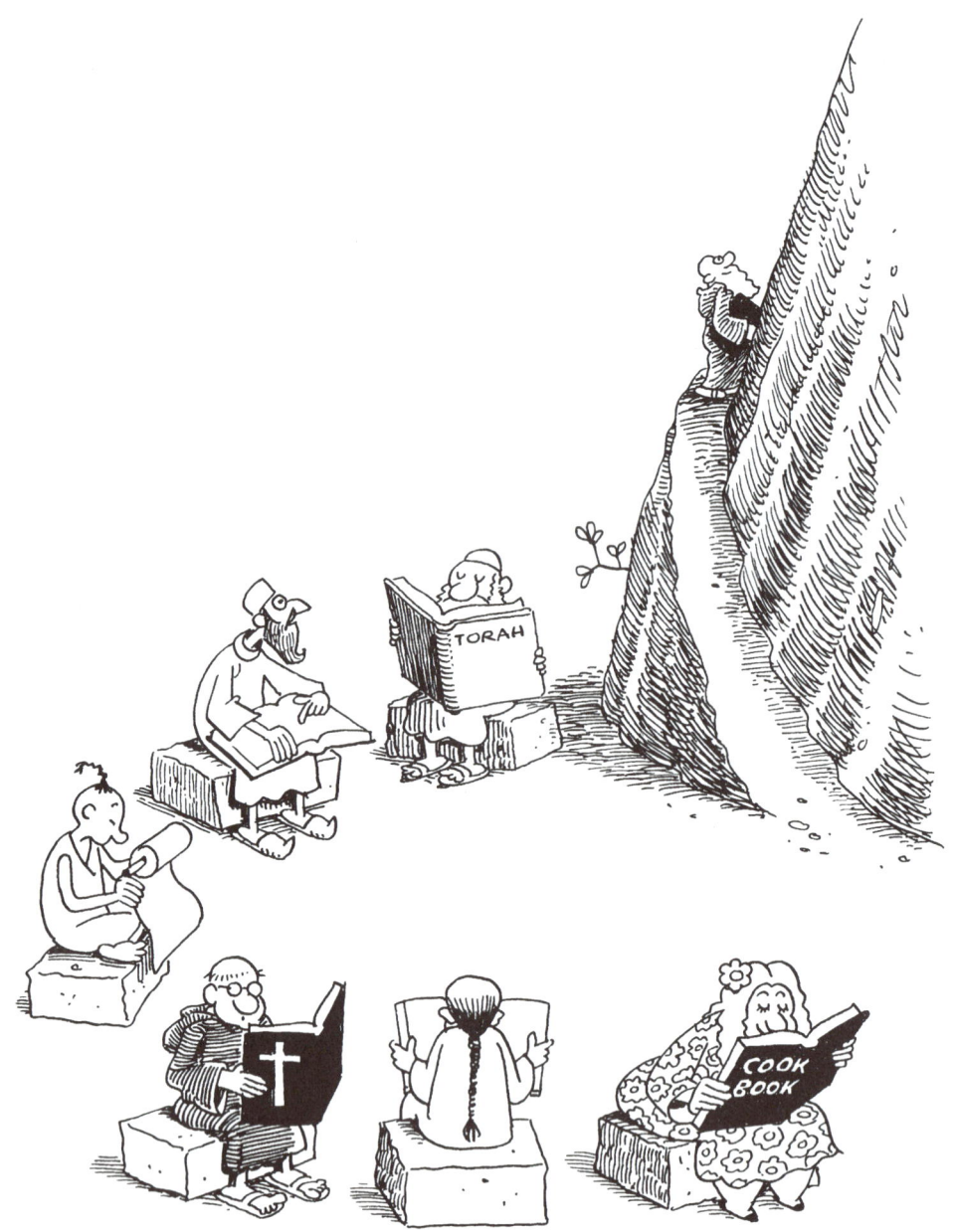

[그림 9.3] 삶의 진정한 의미
우리는 신성한 종교적 전통을 포함해 다양한 곳에서 영적 길잡이를 구한다. 또한 우리 대부분은 그처럼 심오한 내적 욕구를 일시적으로 만족시켜줄 수 있는 것을 부엌에서 찾곤 한다.

는다.
* 그리고는 몸무게가 늘어나는 것 때문에 기분이 불쾌해진다.
* 결국 당신은 몸무게를 통제하지 못했다는 사실 때문에 자신이 날씬해질 자격이 없다고 자학하게 된다.
* 그 여파로 당신의 자긍심은 무서운 속도로 곤두박질친다.
* 그러면 당신은 음식을 진정제 삼아 마음을 달랜다. '그것'을 찾을 수 없게 되자 음식으로 공허감을 달래는 것이다.

흥미로운 것은 내면의 좌절감을 은폐하기 위해 음식을 이용하는 많은 사람이 이러한 토네이도의 혼돈 속에서 살기를 진심으로 원한다는 사실이다. 그들은 자신이 날씬해진다는 생각을 엄청나게 두려워한다. 뚱뚱하다는 사실이 그들의 실패와 우울함 그리고 탐식에 대해 면죄부를 주기 때문이다.

그렇다면 이 이론은 많은 사람이 자신의 몸에 이런 짓을 하는 이유에 대해 뭐라고 얘기하고 있는 걸까? 단도직입적으로 당신은 자신의 몸에 왜 이런 짓을 하는가? 당신이 자신의 몸에 이처럼 잔인한 짓을 하는 이유는 이런 사고방식이 당신에게 안전지대를 제공하기 때문이며, 당신의 지방덩어리가 현실을 직시하지 않을 수 있도록 직접적·비유적으로 보호막이 되어 주기 때문이다.

당신이 계속해서 수동적인 삶에 대해 변명거리를 만들어낸다면 당신은 직접 삶이라는 경기장에서 뛰어다닐 필요가 없어진다. 당신은 몸무게를 줄이기 위해 눈물겨운 노력을 하지 않아도 되고 비키니에 억지로 몸을 구겨 넣을 필요도 없으며, 탈옥자보다 더 헐떡거리며 가족과 소풍을 갈 필요도 없게 된다. 어떤 사람은 지방 자체가 실패의 상징이라고 말하지만 우리 대부분에게 지방은 실패로부터 도피하는 한 수단이다. 지방이 삶에 뛰어 들어 치열하게 경쟁하거나 참여하지 않는 일에 대해 당신의 면죄부가 되어 주기 때문이다.

그러면 이제 옥시토신을 자가 투여하고 산화질소를 한껏 들이마시는 일을 제쳐두고 당신은 어디로 가야 할까? 당신이 이 부분을 지나친다고 해서 자긍심과 관련된 모든 문제가 연기처럼 금방 사라지지는 않을 것이다. 이 문제를 해결하기 위해서는 어느 정도 시간이 필요하고 이 토네이도가 굉장한 힘으로 몰아친다는 사실도 제대로 인식하고 있어야 한다.

우리는 당신에게 자긍심을 완전히 뜯어고치라고 요구하는 것도 아니고 그럴 수 있다고 기대하지도 않는다. 단지 이 심오한 감정 때문에 우리 사회가 당신의 허리둘레에 더욱 민감하게 반응하는 것이라는 사실을 당신이 인식하길 바랄뿐이다. 당신이 음식을 심리적 진통제로 이용하고 있다는 사실을 깨닫기만 해도 음식 진통제를 자제하는 데 도움이 될 수 있다.

이제 이 감정 수하물의 보증기간이 만기되었다고 간주하자. 이 수하물은 더 이상 당신 것이 아니니 심리 쓰레기매립지에 버려 영원히 없애버리자.

> **YOU 유익한 지침**

진짜 배고플 때만 먹어라

우리는 정말로 배가 고파서 음식을 먹기도 하지만 감정적인 이유_{오전 10시까지 새 보고서를 제출하라고 다그치는 상사 때문에 열 받아 있는 상태}로 무언가를 아작아작 깨물어 먹기도 한다. 문제는 이 둘 사이의 차이를 구별하는 일이 쉽지만은 않다는 데 있다.

이 문제를 해결하기 위해 당신은 '포만감 척도 테스트'를 이용할 필요가 있다. 다음 계산법에 따라 하루 동안 배고픔의 정도를 기록해본다. 중요한 것은 당신의 위가 당신에게 말하는 것에 집중해야 한다는 점이다. 스트레스_{아이들 때문에 화가 머리끝까지 난 상태, 배우자가 일 때문에 또 늦는 상황}, 습관_{간식을 먹지 않으면 왠지 허전한 기분} 같은 외부적인 요인에 의해 나타나는 것은 여기에 해당하지 않는다. 이 테스트를 통해 당신은 자신이 진짜로 배가 고픈지 아닌지를 알 수 있다. 더불어 당신은 감정이 아니라 위가 지시하는 대로 식습관을 들일 수 있을 것이다.

- ★ 0 Tank= 배고픈 상태. 중학교를 졸업한 이후 아무것도 먹지 못한 것처럼 허기진 상태.
- ★ 1/2 Tank= 약간 배고픈 상태. 퇴근길에 흔히 겪는 것처럼 슬슬 배가 고파지지만 참을 수 있는 상태.
- ★ 3/4 Tank= 배고프지 않으면서 만족스런 상태. 음식을 먹지 않고 더 오래 버틸 수 있는 상태. 저녁을 먹기 전에 약간의 견과류를 먹었거나 우유 등을 한 잔 마신 상태.
- ★ Full Tank= 배부르고 편안한 상태. 건강에 좋은 식단으로 적정량을

먹은 상태.
* Overflow Level S stuff = 배가 꽉 찬 상태. 밥 반 공기를 더 먹지 말았어야 하는 상태.
* Overflow Level OS overstuff = 지나치게 배부른 상태. 배에서 요동치는 소리가 귀에 들릴 정도의 상태.
* Overflow Level BP Button Pop = 단추가 떨어져 나갈 정도로 배가 터질 듯한 상태. 추석이나 설날의 전형적인 상태. 배탈이 날 확률이 높은 상태.

이 테스트의 효과를 보려면 출출한 느낌에 냉장고를 열고 먹을 게 있나 없나를 살필 때마다 당신은 배고픔의 정도를 따져봐야 한다. 그리고 찬밥으로 김치볶음밥을 해먹는 것이 정말로 배가 고파서인지 아니면 배고픔과 전혀 상관없는 이유 때문인지를 생각해봐야 한다. 가장 바람직한 상태는 3/4 Tank와 Full Tank를 유지하는 것이다. 항상 만족스런 상태를 유지해 규칙적인 식습관을 들일 수 있기 때문이다.

2주 동안 이 테스트에 따라 배고픔 정도를 측정하다 보면 자연스럽게 자신이 먹는 이유를 알게 되는 것은 물론, 감정이 아니라 위를 충족시키기 위해 먹는 것이 습관화할 것이다.

선택한 것을 고수하라

삶에서 다양성은 양념 같은 역할을 하지만, 다이어트에서는 그것이 죽음과도 같다. 당신이 한 끼 식사에서 선택할 수 있는 음식이 많을 경우, 좋은 식습관에서 벗어나 나쁜 식습관에 빠져들 확률이 높아진다. 예를 들어 식당에 갔을 때 전화번호부만한 메뉴판을 보게 되면 괜한 유혹에 넘어가기 쉽다. 지방 폭탄 세례를 피하는 한 가지 방법은 하루에 한 끼만이라도 선택의 여지를 없애는 것이다. 세 끼 중에서 한 끼를 선택해 습관화하라고 하면 사람들은 대개 점심밥을 선택한다. 닭가슴살 샐러드나 새싹 비빔밥 같은 건강메뉴를 선택해 매일 점심밥으로 그것만 먹어보라. 농담이 아니라 정말로 매일 그 음식을 점심밥으로 먹어야 한다.

유레카! 먹을 수 있는 음식의 종류를 제한하는 것이 체중조절에 도움이 된다는 사실을 입증하는 연구는 매우 많다. 애완견을 한번 생각해보라. 우리가 기르는 강아지는 매일 같은 먹이를 주었을 때는 몸무게를 일정하게 유지했지만, 이것저것 가리지 않고 주자마자 손바닥 만했던 푸들이 거대한 마스티프처럼 변해 버렸다.

어떻게 이런 일이 벌어지는 것일까? 그것은 우리가 서로 맛이 다른 다양한 음식으로 식사할 경우 포만감을 유지하기 위해 더 많은 칼로리를 섭취하도록 되어 있기 때문이다. 추석 때 우리는 이미 다양한 음식을 먹어 배가 터질 듯한데도 송편이 들어갈 공간은 여전히 남아 있지 않은가. 다양한 맛이 나는 음식으로 식사를 하면 우리는 맛봉오리를 만족시키기 위해 더 많은 음식을 먹게 된다.

그렇다고 우리가 질리도록 한 음식만 먹도록 하려는 것은 아니다. 하루 한 끼만이라도 이런 습관을 들이면 식욕이 줄어 음식에 대해 지나치게 자주 생각하지 않게 된다는 것을 알려주는 것이다. 실제로 우리는 환자들에게 하루 두 끼를 같은 메뉴로 식사하도록 조치한다. 그것이 적절한 식습관 형성을 위한 뇌의 자동화에 도움이 되기 때문이다. 또 다른 요령으로 엑스트라 라이트 버진 올리브유를 이용하면 맛은 덜하지만 식욕조절에는 도움이 된다.

충족감을 대신할 수 있는 것을 찾아보라

파스타보다 오이가 더 좋다고 판단하는 것처럼 우리 모두에게 합리적인 선택을 할 수 있는 능력이 있었다면 다이어트 산업이 수십억 달러의 수입을 올리는 일은 없었을 것이다. 문제는 먹는 것이 감정적, 중독적인 행동이라는 사실이다.

우리는 대개 도넛이 우리 몸에 수류탄과 같다는 사실을 알고 있다. 그럼에도 시내에서 산 도넛이 집에 도착하기도 전에 절반 이상 없어지는 일은 일상적으로 일어난다. 또한 직장에서 스트레스를 가장 많이 받는 사람이 살도 가장 많이 찐다는 사실을 보여주는 연구들도 있다. 그렇다면 여기서 중요한 것은 비합리적이고 감정적이며 중독적인 행위를 어떻게 현명하고 합리적이며 바람직한 결정으로 바꿀 수 있느냐 하는 것이다.

첫째, 건강에 좋은 음식으로 임시 음식 목록을 작성한 다음, 냉장고에서 뱃살에 기여하는 음식을 모두 없애야 한다. 이 방법에 대한 자세한 설명은 12장에 나와 있다.

둘째, 음식이 일시적으로 달래주는 결핍감을 채울 수 있는 다른 일을 찾아야 한다. 전통적으로 대부분의 사람은 겉으로 보이는 자신의 외모로부터 자아만족을 얻었다. 그러나 그런 자아만족은 잠깐 동안만 지속될 뿐이다. 그러므로 우리는 진정한 내면의 기쁨을 얻을 수 있고 열정의 대상이 될 수 있는 가족, 직업, 취미 등을 찾아내 그것에 집중해야 한다.

손에 뭔가를 쥐어라

우리는 보통 비디오게임기 앞에 죽치고 앉아 있으면 십중팔구는 뚱뚱해질 거라고 생각한다. 하지만 사실은 그렇지 않다. 비디오게임을 하는 것과 비만이 직접적으로 관련이 없다는 사실을 보여주는 연구는 많이 있다. 양손에 조종기를 들고 젓가락질보다 더 빠른 속도로 손가락을 움직이느라 팝콘을 집어먹을 여유가 없기 때문이다. 심지어 어떤 게임은 발로 조종해야 하는 풋매트까지 있어 제대로 운동효과를 볼 수도 있다. DDR이 좋은 예다. 그 자체로도 즐거움을 선사하는 슈퍼마리오와의 데이트가 건강에도 도움이 된다니 이보다 기쁜 소식이 또 있을까? 유레카! 비디오게임이든 정원 손질이든 집안 청소든 손과 뇌에 일거리를 쥐어준다면 뇌를 자신이 원하는 상태로 만들 수 있다. 즉, 당신은 먹는 것에 대한 생각에서 벗어날 수 있을 뿐 아니라 자동적으로 입에 넣을 음식을 찾지 않게 된다.

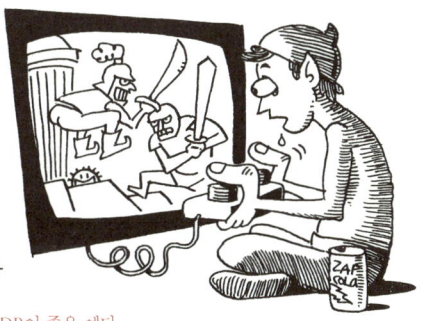

걸어라

YOU 운동 프로그램의 토대는 매일 최소한 30분씩 걷는 것으로 다져진다. 불가피한 경우 3회로 나눠 10분씩 걷는 것도 괜찮다. 단 30분을 모두 걸은 후에는 다른 사람에게 그 사실을 알려야 한다. 30분씩 걷고 다른 사람에게 알리는 일은 천지가 개벽해도 반드시 매일 해야 하는 일이다. 이것은 육체

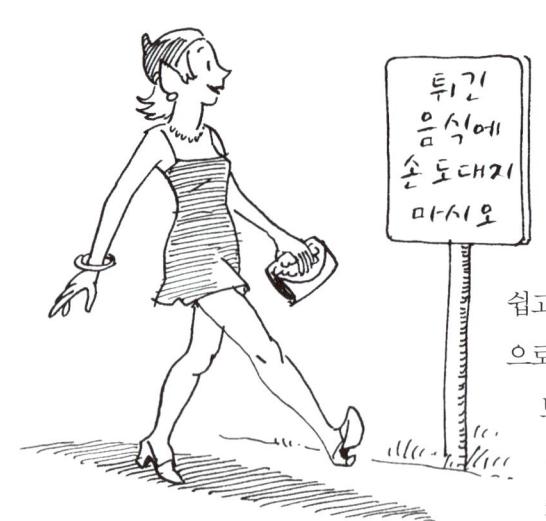

적 효과를 위해서이기도 하지만 넓게는 심리적 효과를 위해서이다. 난관을 극복하고 목표를 달성하는 일로부터 자존감이 생기기 때문이다.

유레카! 매일 30분씩 걸어라. 걷기는 쉽고 누구나 할 수 있으며 지속적으로 가능한 일이다. 또한 걷기는 토네이도에서 빠져나와 생생한 삶으로 뛰어들기 위한 첫걸음이다. 많은 사람이 자신은 날씬해질 자격이 없다고 생각한다. 매일 걷는다면 당신에게 날씬해질 자격이 충분히 생긴다. 그리고 다른 사람에게 그 사실을 말한다면 당신은 자신이 한 일에 대해 더 큰 뿌듯함을 느끼게 될 것이다.

명상에 잠겨보라

뭔가 먹어야만 할 것 같은 강한 충동에 휩싸일 때마다 조용한 곳에 앉아 자신의 삶에 대해, 그리고 젓가락을 들게 만들고 냉장고를 열게 만드는 것의 정체에 대해 곰곰이 생각해보라. 사랑하는 가족과 친구에게 당신이 지금 먹으려고 하는 음식을 권하겠는가? 우는 것도 괜찮고 생각하는 것도, 명상하는 것도 괜찮다. 사실 우리는 뱃살이 3인치 더 늘어났다는 생각으로 고통을 배가시키는 대신, 명상으로부터 많은 것을 배울 수 있다. 어떤 사람은 기도와 명상을 통해 자신의 잠재욕구를 충족시킬 힘을 얻기도 한다.

스킨십을 하라

육체적, 심리적으로 타인과 긍정적 관계를 맺어라. 걷기가 끝났을 때 전화해야 한다는 사실을 기억하라. 옥시토신 분비가 증가할 경우 혈압이 낮아지고 스트레스로 인한 부정적 영향이 줄어든다는 사실을 입증한 연구가 있다.

이 연구는 또한 식욕을 조절하는 CCK 분비가 원활하고 사교와 스킨십이 많은 사람일수록 옥시토신 수치가 증가한다는 사실도 알아냈다. 사교나 스킨십을 할 기회가 거의 없다면 매주 마사지를 받는 것도 좋은 방법이다. 마사지는 옥시토신 분비를 증가시키는 것으로 알려진 명상이나 최면술과 마찬가지로 체중감소에 도움이 될 수 있다. 학대 받는 사람이 뱃살 관리에 어려움을 겪고 있는 이유 중 하나가 스킨십에 대한 두려움과 옥시토신 분비의 감소 때문일 수 있다고 한다.

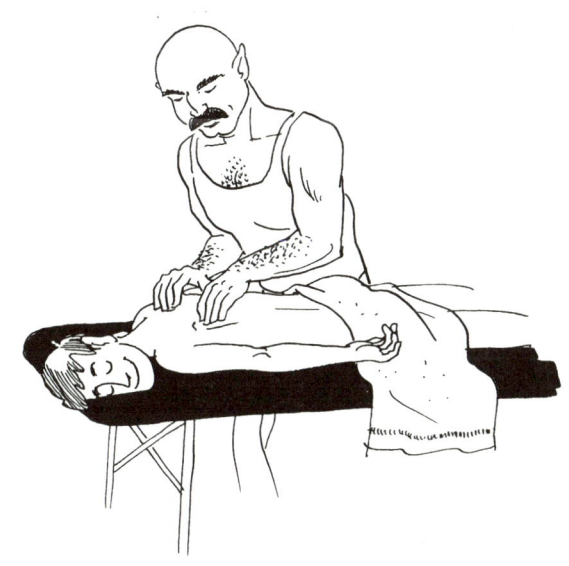

● YOU 테스트

왜 살을 빼고 싶은가?

사실 당신은 모든 것을 알고 있다. 당신은 거울 속에 비친 모습을 통해, 느낌을 통해, 허벅지에 걸려 더 이상 올라오지 않는 청바지를 통해 살을 빼야 한다는 사실을 알고 있다. 그러나 당신이 영원한 변신을 꿈꾼다면 자신이 몸에 무슨 짓을 저질렀는지 아는 것만으로는 충분하지 않다. 당신은 자신의 몸을 스스로 학대한 이유도 알아야 한다. 즉, 당신의 뱃살을 겁없이 늘어나게 만든 감정적, 물리적 원인을 알아야 하는 것이다.

이를 위해 당신은 '왜' 테스트를 통해 스스로를 점검해야 한다. 당신이 체중을 줄이고 싶은 이유와 줄이고는 싶지만 그럴 수 없는 이유에 대해 진짜 답을 얻을 때까지 체중과 관련해 '왜'라고 스스로 질문해야 한다는 얘기다. 질문은 이런 식으로 이뤄질 것이다.

★ 왜 너는 살을 빼고 싶지? 왜냐하면 내가 대학교 때 입던 청바지를 입고 싶기 때문이지.
★ 왜 너는 그 청바지가 입고 싶지? 왜냐하면 지금보다 더 많은 자신감을 갖고 싶기 때문이지.
★ 왜 너는 더 많은 자신감을 원하지? 왜냐하면 새로운 사람을 만날 때 더욱 당당할 수 있기 때문이지.
★ 왜 너는 새로운 사람을 만나길 원하지? 왜냐하면 나는 이성친구와 헤어진 지 얼마 안 된 상태이고, 새로운 이성을 만나고 싶기 때문이지.

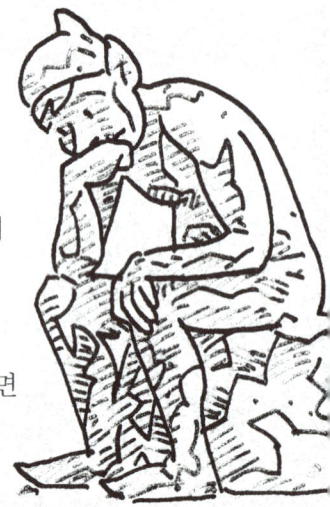

★ 왜 너는 새로운 이성을 원하지? 왜냐하면 외롭기 때문이지…

아마도 이 질문의 연쇄고리는 첫 번째 질문과 마지막 대답이 자연스럽게 연결되는 이쯤에서 끊어질 것이다. 당신은 외롭기 때문에 살을 빼고 싶어 한다. 그런데 살이 찌는 이유도 똑같다. 당신은 외롭기 때문에 살이 찐다.

YOU 테스트

성격 테스트

당신은 잠자리에 들기 전에 먹은 야식과 터질 듯한 청바지가 별로 상관이 없다고 주장할 수도 있다. 이것은 정말 그럴 듯하면서도 억지스런 변명이다.

다음의 성격 테스트를 통해 어떤 마음자세와 태도가 살을 빼고 건강해지는 일을 방해하는지 알아보자 로버트 쿠시너(Robert Kushner) 박사의 테스트 전문은 www.diet.com에서 볼 수 있다. 각 문항당 1점씩 부여한다. 이 테스트 점수를 모두 더하면 당신의 식습관과 운동습관이 어떻게 허리 사이즈에 영향을 미치는 알 수 있다.

당신의 얘기처럼 들리는가?	체크하라	왜냐하면 당신이 …이라는 의미이기 때문이다.
먹는 방식		
"나는 매일 식사패턴을 바꾼다."		**식사불규칙형**(Meal Skipper): 당신은 자주 식사를 거르며 정해진 식사시간이나 방식도 없다.
"나는 낮에는 새 모이만큼 먹고 밤에는 돼지처럼 먹는다."		**야식애호형**(Nighttime Nibbler): 당신은 전체 칼로리의 50퍼센트 이상을 저녁과 잠들기 전 사이에 섭취한다.
"나는 대부분의 음식을 식당에서 사먹거나 배달시켜 먹는다."		**편의추구형**(Convenient Diner): 당신은 전형적인 외식형이라고 할 수 있다. 당신이 먹는 모든 음식은 포장되거나 냉동 상태이거나 전자레인지에 돌릴 수 있다.

"나는 과일이나 야채를 먹을 때 오물을 먹는 것처럼 느껴진다."		**과일혐오형**(Fruitless Feaster): 당신은 극단적인 경우를 제외하면 오로지 고기와 감자, 파스타, 빵, 디저트만 먹는다.
"내겐 정말 금지 명령이 필요하다. 눈에 음식이 보이면 먹지 않을 수가 없다."		**간식충성형**(Steady Snacker): 당신은 세 끼 식사 외에도 음식이 눈에 띄면 언제든지 먹는다.
"나는 밥 세 공기를 기본으로 먹고 피자 한 판도 혼자서 거뜬하게 먹어치운다."		**양집착형**(Hearty Portioner): 당신은 음식의 질에는 신경 쓰지 않고 가능한 많이, 빨리 먹는다.
"나는 친구와 식사할 때는 샐러드를 먹지만 집에 있을 때는 양푼에 밥을 비벼 먹는다."		**고무줄형**(Swing Eater): 당신은 건강에 좋은 음식만으로 절도 있게 식사하지만 한번 삐끗하면 건강에 좋지 않은 음식을 엄청나게 먹어댄다.
	운동 방식	
"나는 손가락을 까딱 하는 정도의 육체활동만 즐긴다."		**소파애착형**(Couch Champion): 당신은 땀 흘리는 것을 싫어한다. 그래서 사실상 운동을 거의 하지 않는다.
"내가 운동을 하지 않는 이유는 헬스클럽에 있는 모든 사람이 일류모델 뺨칠 정도의 몸매를 자랑하기 때문이다."		**주눅형**(Uneasy Participant): 당신은 자신의 몸매에 대한 불만 때문에 남들 앞에서 운동하는 것을 끔찍하게 싫어한다.
"나는 운동을 좋아하지만 한번이라도 거르면 오중충돌한 자동차처럼 돼버려 다시 헬스클럽으로 돌아가기가 힘들다."		**올인형**(All-or-Nothing Doer): 당신은 며칠이나 몇 주 동안은 아주 열심히 운동을 한다. 그러다가 갑자기 그만두고 더 이상 아무것도 하지 않는다.

"나는 3년 동안 한 치의 오차도 없이 똑같은 운동을 고수하고 있다."	**판박이형**(Set-Routine Repeater): 당신은 꾸준히 운동하지만 살은 빠지지 않는다. 당신 몸이 그 운동방식에 길들여졌기 때문이다.
"나는 운동기계가 고장 나 다치거나 운동을 지나치게 해서 오히려 건강이 악화될까봐 걱정된다."	**근심걱정형**(Tender Bender): 당신은 운동을 할 수 없을 정도로 상처를 입었거나 건강을 잃어 아플까봐 걱정한다.
"나는 정말 운동을 좋아하지만 러닝머신 위에서 20분 걷는 건 물론, 면도할 시간조차 없다."	**마음굴뚝형**(Rain-Check Athlete): 당신은 너무 바쁘고 피곤해서 운동할 시간을 낼 수 없다.

대처 방식

"나는 음식이 푹신한 베개만큼이나 위안이 된다는 사실을 알고 있다."	**감정적 폭식형**(Emotional Eater): 당신은 스트레스를 받거나 초조하거나 피곤하거나 우울하면 무조건 먹는다.
"나는 몸매를 가리기 위해 임산복보다 더 헐렁한 옷을 입는다. 정말 몸매와 외모 때문에 죽고 싶은 심정이다."	**자학형**(Self-Scrutinizer): 당신은 자신의 몸을 매우 수치스러워하며, 몸매와 자긍심을 별개로 생각하지 못해 일상적인 일을 부정적인 쪽으로 결정하게 된다.
"나는 다이어트계의 소크라테스다. 행동으로 실천하기보다 살을 빼기 위한 일을 생각하는 데 더 많은 시간을 보낸다."	**영원한 고뇌형**(Persistent Procrastinator): 당신은 체중감량의 중요성을 알고 있고 살을 빼고 싶다는 말도 입에 달고 살지만 막연하게 생각만 할뿐 행동으로 옮기지는 않는다.
"나는 서커스 광대보다 더 많이 곡예를 부린다. 나 자신을 위한 시간은 삶의 리스트 마지막에 올라 있다."	**광대형**(People Pleaser): 당신은 심성이 착한 사람으로 가족과 친구, 동료들에게 책임을 다하고 헌신적이며 항상 자신보다 그들을 우선적으로 생각한다.

"나는 쉴 틈이 없다. 해야 할 일을 정리하면 책 한 권으로도 부족할 지경이라 브레이크를 걸 수 없다."	질주형(Fast Pacer): 당신은 늘 해야 할 일이 산더미 같기 때문에 라이프스타일을 향상시키기 위해 생각하거나 계획을 세울 시간이 없다.
"나는 살을 빼기 위해 안 해본 것이 없다. 그런데 어떤 것도 효과가 없었다. 정말 절망스럽다."	의심형(Doubtful Dieter): 당신은 모든 것을 시도해보지만 아무것도 효과가 없다고 말한다. 그 결과 당신은 자기패배적인 태도를 갖게 된다.
"나는 내 일을 훌륭하게 해내고 있으며 가정생활도 완벽하다. 다이어트에서도 그만큼 성공하고 싶은데 만족스런 성과를 거둔 적이 한 번도 없다."	과욕형(Overreaching Achiever): 당신은 집과 직장에서 성공적인 삶을 살고 있으며 다이어트에서도 마찬가지의 성공을 거두고 싶어 한다. 그러나 당신의 지나친 목표와 기대 때문에 당신은 항상 좌절하고 낙담하며 불만을 갖게 된다.

*허락을 받고 쿠시너 박사의 저서 《성격별 다이어트(Personality Type Diet)》를 일부 게재함.

당신의 점수

음식 먹는 방식과 기분 대처 방식, 행동 운동 방식이 각각 몇 점인지 모두 더해보라. 가장 높은 점수를 받은 영역이 당신이 가장 관심을 쏟아야 할 부분이다. 어느 영역에서도 점수가 4점 이상이면 하늘이 두 쪽 나도 그 부분을 집중 관리해야 한다. 예를 들어 음식이 6점이고 기분이 4점이며 행동이 2점이라면 당신은 행동보다 음식과 기분에 더 신경 써야 한다. 물론 하루 30분 걷기는 절대 빼먹어선 안 된다. 여기엔 결코 예외가 없다.

이 테스트를 회피하지 말라

회피자들은 대개 자신이 부당한 대접을 받고 있다고 느끼며 타인의 부정적인 평가에 매우 민감하다. 다음 목록에서 자신에게 부합되는 것이 4개 이상이라면, 당신은 강한 회피성향을 갖고 있다고 할 수 있다.

* 나는 친밀한 상호접촉과 관련된 활동은 피한다. 겨드랑이의 암내 때문이 아니라 상대방의 비난이나 거절이 두렵기 때문이다.
* 상대방이 나를 좋아하게 될 거라는 확신이 없으면 나는 관계 맺기를 주저한다.
* 내 사회생활 모습은 공정한 시각을 지닌 심판이라기보다 서툰 풋내기에 가깝다.
* 불을 끄지 않으면 나는 절대 옷을 벗지 않는다.
* 내 모든 인간관계는 고등학교 때와 별반 다르지 않다. 나는 상대방의 비난과 거절을 미리 걱정하고 두려워한다.
* 나는 당황하거나 실수할까 두려워 그럴 가능성이 있는 일에는 개입하지 않는다.
* 새로운 사람을 사귀게 됐을 때 나는 벌거벗고 해변에 있는 것처럼 부끄러움을 느낀다. 그 사람과 함께 있는 상황을 벗어날 수만 있다면 무슨 짓이라도 할 수 있을 것 같다.

CHAPTER
10

유턴하기

다이어트에 대한 고정관념을

180도 바꾸는 법

You on a Diet

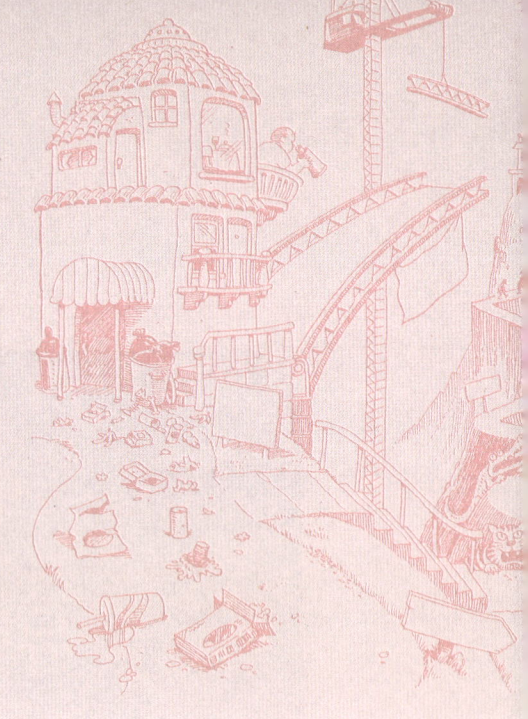

이제 당신은 인체 화학물질의 작동 방식과 기능을 알기 위해 퀴리부인이 될 필요가 없다는 사실과 그 화학물질과의 싸움에서 당신이 언제나 패자가 된다는 사실을 알게 되었을 것이다. 또한 당신은 뇌와 인체에서 일어나는 화학물질의 변화가 행동, 감정, 그밖에 모든 것을 지배하는 데 큰 역할을 담당한다는 사실도 알게 되었을 것이다.

그렇지만 당신은 좀더 미묘한 방식으로 화학적 작용 방식을 변화시킬 수 있으니 크게 실망할 필요는 없다. 예를 들어 긍정적으로 생각하고 사회적 교류를 활발히 하면 기분을 좋게 해주고 식욕을 감소시켜 주는 세로토닌 수치가 증가하게 된다. 이것은 다른 방법으로 이뤄내는 더욱 구체적인 화학변화를 보완하기 위해 당신이 마음, 의지력, 원칙, 동기처럼 실체가 없는 개념을 이용하는 방식이다. 이 모든 것은 당신이 가끔 당면하게 될 삼겹살 회식 같은 장애물을 극복할 수 있도록 도와줄 것이다.

본격적으로 다이어트를 시작하기에 앞서 감정을 당신에게 유리한 방향으로 이용할 수 있는 방법을 알아보기 위해 다이어트를 하는 한 전형적인 여성의 심리 속으로 들어가보자. 사실 다이어트를 시도하는 수많은 사람이 자신이 살을 뺄 필요가 있고 또한 실제로 빼기를 원하면서도 고통(?)없이 현재의 비만한 몸매에 안주하려 한다. 특히 여성은 출산을 하고 나면 열여덟 살 시절보다 10킬로그램, 20킬로그램 혹은 그 이상으로 늘어나게 된다.

여기서 예를 든 여성은 이미 그 몸무게에 익숙해져 금요일마다 벌어지는 친구들과의 모임을 손꼽아 기다리며 작아진 옷을 걸어둔 옷장문은 아예 열려고 조차 하지 않는다.

유레카! 물론 그 모든 책임은 그녀에게 있다. 그녀는 체중을 줄이는 데 따를 수 있는 죄책감과 수치심, 고통과 어려움을 겪는 대신 안락하고 편안한 삶을 선택한 것이다.

그 여성은 두 개의 길 중에서 하나를 선택할 수 있다. 하나는 현재 서 있는 언덕 꼭대기에 머물면서 계속 편안하게 지내는 것이고, 다른 하나는 멀리 보이는 아름다운 산 정상 그녀의 체중감량 프로젝트의 궁극적인 목적지에 오르려고 노력하는 것이다. 그 산 정상에 올라서면 그녀는 더 작은 사이즈의 옷을 입을 수 있고 병원을 찾는 횟수가 줄어들며 지금보다 훨씬 건강해질 뿐 아니라 삶의 질도 개선될 것이다. 그 산 정상이야말로 그녀가 꿈에 그리던 장소일지도 모른다 그림 10.1.

문제는 언덕으로부터 산 정상까지 가는 길에 편안하게 갈 수 있는 직선코스 다리가 놓여 있지 않다는 사실이다. 산 정상에 도달하려면 그녀는 현재 서 있는 편안한 언덕에서 내려와 걸어야 하는데 도중에 몇 번이나 험준한 곳을 지나야 하고 오르는 게 불가능해 보이는 비탈을 오르고 또 올라야만 한다. 그 과정에서 그녀는 자신에게 '아름다운 산꼭대기에

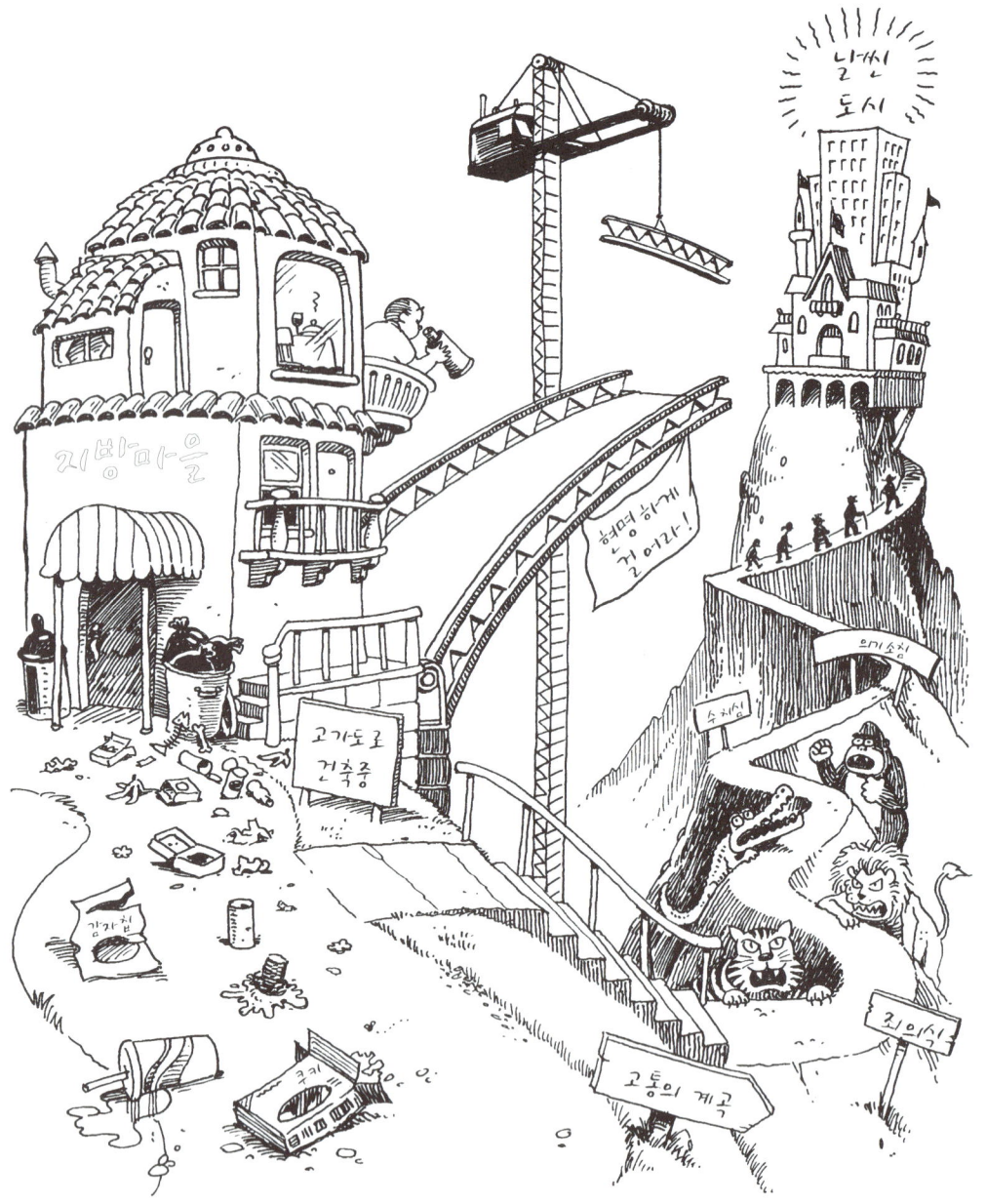

[그림 10.1] 올바른 길

위풍당당하게 서 있는 '약속의 땅'에 가려면 먼저 험준한 계곡으로 내려가야 한다. 현명한 다이어트를 한다는 것은 약속의 땅에 도달하기 위해 필요한 다리를 짓는 일과 같다.

오르려고 내가 이렇게 고생하는 것이 과연 잘하는 일일까?' 혹은 '내가 지금 서 있는 언덕에서도 나는 충분히 만족스럽잖아?'라고 묻게 된다.

그 여성은 고작 한두 번 다이어트를 시도하고 나서 이런 식으로 생각하게 된다. 사실 잠시나마 운동을 하고 식단을 바꿔 짜증과 배고픔을 견뎌내는 불편한 변화를 인내하는 것보다 약간 불만족스러운 몸매라도 편히 지내는 게 훨씬 쉽다. 산 정상에 이르는 길은 이 여성뿐 아니라 다이어트를 시도하는 수많은 사람이 헤쳐 나가기에 지나치게 좁고 험난하다. 그래서 많은 다이어트 시도자가 길을 떠나자마자 편안했던 원래의 언덕으로 되돌아간다. 그것도 심리적으로나 허리 사이즈로 볼 때 훨씬 더 넓어진 언덕으로 말이다.

대부분의 다이어트 시도자는 산 정상에 오르면 더욱 향상된 건강과 높아진 자긍심을 얻게 된다는 전망을 약속해도 정상에 도전하길 꺼린다. 따라서 우리가 해야 할 일은 언덕과 산 정상 사이에 다리를 놓는 일이다. 현명한 음식 선택의 다리와 힘들이지 않고 똑똑하게 할 수 있는 운동 계획에 대한 다리 말이다. 또한 우리는 한번 발을 헛디뎌 피자와 치킨의 심연으로 추락하지 않도록 다양한 전략과 기술로 그 다리를 지지해줘야 한다.

지금 당장 시작하라

이제 당신이 해야 할 첫 번째 일은 지금 당장 시작하는 것이다. 큰 변화를 일으킬 작은 행동을 지금 당장 실천하자.

사람들은 보통 어떤 계획을 실천하기에 앞서 동기를 구하려는 경향이 있다. 그러나 진정한 동기는 실천 후에 오는 경우가 많다. 매일 30분씩 걷거나 저녁을 배부르게 먹기 전에 견과류를 한 줌 먹는 등의 작은 변화를 시도해보라. 그러면 어느새 당신에게 더 많은 변화와 성공에 대한 동기가 부여될 것이다.

우리의 목표는 당신이 가능한 한 고생하지 않고 그 다리를 건널 수 있도록 돕는 것이다. 그러기 위해 우리는 당신에게 다이어트와 배고픔, 악마 같은 체중계로부터 당신이 느끼게 마련인 불편한 감정을 피할 수 있는 수단을 제공해줄 것이다. 산 정상에 오르는 길이 약간 가파르게 느껴질지도 모르지만 당신이 밑바닥에서부터 시작한다고 생각해서는 안 된다. 우리는 다양한 전략과 YOU 다이어트, YOU 운동 프로그램 등을 재료로 산 정상에 오르는 다리를 놓아줄 것이다.

> **YOU 유익한 지침**

유턴 주문을 외워라

당신이 GPS 위성 내비게이션 시스템이 장착된 자동차를 운전하고 있다면 그 사용법을 알고 있을 것이다. 당신이 목적지를 입력하면 그 기계는 위성을 이용해 당신의 현재 위치와 최종 위치를 파 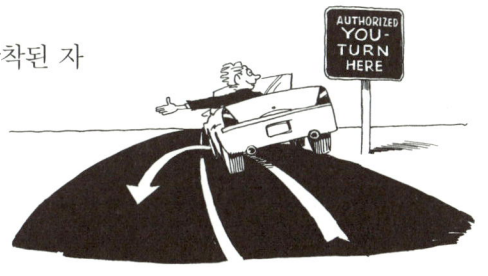 악한 다음 당신이 언제 무엇을 해야 할지 정확하게 말해준다. "전방 4킬로미터 앞에서 좌회전하십시오", "직진하십시오", "차선을 오른쪽으로 바꾸십시오"라고 말해주는 것이다.

그런데 당신이 실수로 반대로 회전하는 바람에 잘못된 길로 들어섰다고 가정해보자. 당신이 실수를 해도 GPS는 당신을 열 받게 하지도 않고 책망하지도 않으며 차라리 절벽으로 차를 몰고 가는 것이 낫다고 말하지도 않는다. 대신 친절하고 상냥한 목소리로 이렇게 말한다.

"다음 유턴 U-turn 가능한 지점에서 곧바로 유턴하십시오."

유레카! GPS는 이미 벌어진 실수를 인정하고 당신이 올바른 길로 재진입할 수 있도록 묵묵히 안내한다. GPS는 여러 번의 실수도 군말 없이 용인하고 그때마다 당신이 제대로 길을 찾을 수 있도록 돕는다.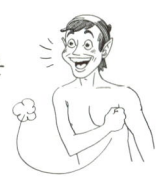

우리가 당신에게 원하는 것이 바로 이런 마음자세다. 당신은 잘못된 길로 들어설 수 있다. 당신은 핫도그 앞에서 좌회전하고 애플파이 앞에서 우회전하며 간혹 스파게티와 치즈크러스트피자가 만나는 간선도로에 진입할 수도 있다. 이런 한순간의 잘못 때문에 당신은 다이어트 절벽으로 차를

10장_ 유턴하기: 다이어트에 대한 고정관념을 180도 바꾸는 법

몰고 가 파괴적인 폭식의 나락으로 추락해야만 할까? 절대 그렇지 않다. 길을 잘못 들어섰을 때 당신이 해야 할 일은 원래 목적지로 가는 길을 알려주는 도로표지판에 더욱 주의를 기울이는 것이다. 당신이 손가락에 묻은 휘핑크림을 핥아먹었다고 해서 자포자기 심정으로 바구니에 가득한 빵을 그 자리에서 먹어치워서는 안 된다는 얘기다.

지금 이 순간 당신이 해야 할 일은 목적지에 도착하기 전까지 자신이 수많은 난관에 봉착하리라는 사실을 인정하는 것이다. 잘못된 선택을 한 순간 곧바로 건강한 식습관을 포기하는 회피자나 패배자의 정신 상태를 갖는 대신 실수에 정면 대응해야 한다. 이는 YOU 다이어트 주문을 외움으로써 가능해진다.

"다음 유턴 가능한 지점에서 곧바로 유턴YOU-Turn하자."

"다음 유턴 가능한 지점에서 곧바로 유턴YOU-Turn하자."

"다음 유턴 가능한 지점에서 곧바로 유턴YOU-Turn하자."

이 주문과 함께 다시 옳은 길로 들어서면 된다.

건강한 식습관을 해치는 것은 어쩌다 한번 먹는 후식이나 피자 한 조각이 아니라 그 이후에 연쇄적으로 일어나는 폭식이다. YOU 다이어트 주문을 외워 길을 잘못 들어선 바로 그 지점으로 되돌아오자. 인간이기 때문에 당신은 실수할 수 있다. 또한 개인적 판단이 배제된 이 주문을 통해 실수를 올바로 잡을 수 있다.

이 주문이 효과가 있는 이유는 무엇일까?

* YOU 다이어트 주문은 당신이 어쩔 수 없이 음식을 섭취하는 힘든 상황에 직면했을 때, 정신적인 클러치의 역할을 해준다.
* YOU 다이어트 주문은 당신에게 자신감과 긍정적인 사고방식을 심어주고, 손실은 최초의 실수 때문이 아니라 그 실수를 다루는 법을

알지 못할 때 발생한다는 사실을 알려준다.
* YOU 다이어트 주문은 당신이 체중을 줄이려고 노력하는 이유를 더욱 공고하게 해준다. 즉, 장기간의 건강에 대한 전망이 한순간의 삼겹살에 대한 유혹을 훨씬 능가하는 것이다.

공략해야 할 체중범위를 알아두라

우리가 다이어트의 성공과 실패를 가늠하는 가장 일반적인 척도는 체중계 눈금이다. 만약 목표 체중보다 더 감량했다면 성공한 것이라 생각하고, 그러지 못했을 경우에는 실패했다고 생각한다.

그러나 장기적인 관점에서 체중은 조금씩 오르락내리락한다. 체중을 줄이려고 노력하는 도중에 체중이 약간 증가하거나 감소했던 경험을 누구나 해본 적이 있을 것이다. 한 예로 인체의 수분 양은 먹는 음식에 따라 쉽게 변한다.

탄수화물 제한 식이요법 앳킨스 다이어트을 하면 초기에 체중이 빠르게 줄어드는 이유가 여기에 있다. 즉, 탄수화물이 부족하게 되면 근육에 저장되어 있던 글리코겐이 사용되는데 저장된 글리코겐이 이용될 때 다량의 수분이 함께 빠져나가면서 체중이 줄어들게 된다. 그러나 탄수화물이 보충되면 글리코겐이 근육에 다시 비축되는 과정에서 수분을 함께 끌어들인다. 그러면 곧바로 체중이 증가한다. 그러므로 탄수화물 제한 다이어트 초반에 3~5킬로그램이 빠졌다면 지방이 빠진 것이 아니라 일시적인 수분 손실 때문이라고 생각해야 한다.
이런 오해를 피하기 위해 당신은 정확한 목표 체중을 설정하는 대신 목표 체중의 대강 범위를 정해야 한다. 당신이 다른 사람에게 알려주는 체중도 딱 떨어지는 수치일 필요가 없다. 당신은 자신의 체중을 이상적인 범위 안으로 생각해야 하는 것이다. 그런 식으로 생각하면 우선 수분 양의 변화처럼 일어나기 쉬운 자연적인 변동을 참작하게 되고 심리적으로도 긍정적인 영향을 받게 된다. 당신은 극단적인 성공과 실패의 잣대 역할을 하는 체중계의 눈금에 목매지 않게 될 뿐 아니라, 강한 확신으로 몸이 변할 거라는 사실을 스스로에게 주입하게 된다.

끝까지 책임져라

당신은 체중 범위를 이용해 목표로 정해 놓은 이상적인 체중과 허리 사이즈 수치를 조절할 시기를 정할 수 있다. 이때 줄자와 체중계를 사용해 정기적으로 체중과 허리 사이즈를 재면 된다. 아니면 뱃살이 지나치게 늘어났을 때 곧바로 알아챌 수 있도록 꽉 끼는 허리띠를 매고 다니는 것은 어떨까? 어떤 도구를 사용하든 자신이 정한 체중과 허리 사이즈 범위에 정직해질 수 있도록 매주 토요일 정오쯤에 수치를 잴 것을 권한다.
당신의 몸을 고무밴드라고 생각해보자. 조금 늘어난 고무밴드는 금방 제 모습을 찾지만 지나치게 늘어난 고무밴드는 제 모양을 잃을뿐더러 원래 사이즈로 돌아오는 일이 매우 어렵다.

실패할 경우에 대비해 비상대책을 마련하라

우리는 타이어가 펑크 날 때를 대비해 트렁크에 항상 스페어타이어를 넣어두고, 정전될 때를 대비해 서랍에 초를 준비해두며 컴퓨터가 고장 날 때를 대비해 파일을 백업해둔다. 이러한 비상대책은 우리에게 예상치 못한 위기에 봉착해도 잘 대처할 수 있다는 자신감을 심어준다.

그런데 반드시 필요함에도 불구하고 다이어트를 하면서 비상대책을 마련해 놓는 사람은 거의 없다. 우리는 3일 연속 브로콜리와 생선, 과일만 먹다가 4일째에 특대 사이즈 포테이토와 더블버거에 돈을 물 쓰듯 써댄다. 그리고 다이어트를 안락사시켜야 한다는 명분을 내세워 애써 피해온 초콜릿, 칩, 초콜릿칩을 탐식한다.

이처럼 한순간에 모든 것을 포기하지 않으려면 다이어트 비상대책을 마련해 놓아야 한다. 다음 3단계의 비상대책은 우발적인 사고나 잠재적인 파국에 대처하는 데 도움이 된다. 당신이 계획한 다이어트로부터 벗어났다고 생각되는 바로 그 순간에 이 비상대책을 시행하라.

★ **정신적 대책**: 유턴YOU-Turn 주문을 열 번 외워라. 유턴 주문은 실수로 길을 벗어난 것이 별일 아니고, 그 상황에 잘 대처해 길을 잃은 지점으로 돌아올 수 있으며 난관을 극복할 수 있다는 긍정적 강화와 자신감이 큰 정신적 힘이 된다는 사실을 우리에게 상기시켜 준다. 더욱이 주문의 이완효과로 세로토닌 분비가 증가해 신체에 긍정적 영향을 미칠 뿐 아니라 봉봉사탕으로 돌진하려는 우리의 주의를 다른 곳으로 돌리는 데도 효과가 있다.

★ **신체적 대책**: 요가를 하거나 엉덩이 스트레칭을 하라 YOU 운동 프로그램 참

3. 아래 그림처럼 고개 숙인 강아지 자세가 바람직하다. 즉, 뒤집힌 V 자세로 엉덩이는 천장을 향해 추켜올리고 양손과 양발에 체중을 균형 있게 나눠 실어야 한다. 이 자세는 흐트러진 집중력을 다시 모아주고 숨을 깊게 고를 수 있는 짬을 주며 목표를 상기시켜 준다. 물론 이것이 전부는 아니다. 상체가 아래로 쏠려 있는 상황에서는 무언가를 먹는 일이 거의 불가능하기 때문에 이 자세 자체가 효과 만점이다.

★ **영양적 대책:** 냉장고 안에 당근이나 셀러리 등 좋아하는 야채나 사과를 가득 채워라. 당근과 사과는 완벽한 스트레스 퇴치 음식이다. 사과와 당근의 달착지근한 맛이 식욕을 잠재워줄 뿐 아니라 상사의 목에 이빨을 꽂고 싶은 충동을 느낄 때 아작아작 씹을 수 있기 때문이다. 이런 야채나 과일은 당신의 든든한 지원 음식이 되어줄 것이다. 즉, 당신이 화가 나거나 좌절하거나 슬프거나 짜증이 날 때 기댈 수 있는 음식이자 건강한 식습관에서 이탈했을 때 기분을 호전시켜 줄 수 있는 음식이다.

대다수의 사람이 다이어트를 할 때 100퍼센트 완벽하게 해야 한다고 생각한다. 그러나 100퍼센트 완벽한 다이어트는 100퍼센트 불가능하며 그런 마음자세는 실패와 수치심에 이르는 지름길일 뿐이다.

성공은 인내와 함께 온다. 난관을 극복할 수 있는 인내, 나무가 아닌 숲을 볼 수 있는 인내, 좋은 습관이 자동적으로 이뤄질 수 있을 만큼 최선의 노력을 다하는 인내 말이다.

자동화하라

다이어트를 출근길의 운전이라고 생각해보자. 낯선 도시에서 새 직장으로 출근하는 첫날, 당신은 자신감에 넘쳐 중앙도로로 진입할 것이다. 하지만 얼마 지나지 않아 당신은 도로가 머리카락으로 꽉 막힌 하수구보다 더 막힌다는 사실을 알게 된다. 이때 당신은 직장에 가는 최단코스를 찾을 때까지 뒷골목, 지름길, 우회로 등 가능한 모든 길을 실험해본다. 그러다 마침내 최단코스를 찾게 되면 당신에겐 더 이상 지도가 필요 없게 된다. 당신은 자동적으로 그 길을 따라 운전할 것이고, 단 한순간의 망설임도 없이 필요한 곳에서 핸들을 꺾을 것이기 때문이다.

음식을 접하는 방식도 이처럼 자동적으로 이뤄져야 한다. 우리의 프로젝트를 시작하면 당신은 다양한 길을 실험하게 될 텐데 길이 막히는 곳으로 들어설 수도 있고 길을 잃을 수도 있다. 하지만 당신이 포기하지 않고 계속해서 올바른 길을 찾게 되면 식습관을 자동화할 수 있는 것은 물론 화학물질들을 통제할 수 있게 된다.

그러면 어떻게 이 모든 일을 자동화할 수 있을까? 우리가 이 책에서 간략하게 설명한 방법을 제대로 활용한다면 자동화에 성공할 수 있다 앞부분을 건너뛴 독자를 위해 여기에 몇 가지만 소개하겠다.

당신에게 필요한 주요 원칙들

다이어트 출발선에 선 당신은 경주가 시작되는 것을 기다릴 수 없을 만큼 초조한가? 그렇다면 크고 작은 YOU 전략에 대한 다음의 '엿보기 쪽지'를 쭉 훑어보라. 그리고

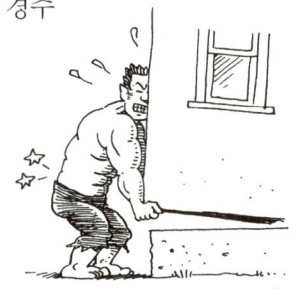
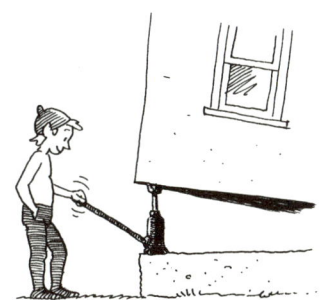

그것을 당신의 새로운 식습관계획, 운동계획, 감정계획, 행동계획으로 받아들이고 자동화하라.

- **우악스러움 대신 우아함을 선택하라** | 다이어트 전쟁에서 당신은 힘들게 싸우는 것이 아니라 현명하게 싸울 때 승리를 거머쥔다.

- **식습관계획을 자동화하라** | 2주 동안 적절한 식습관으로 스스로를 훈련시켜라. 그러면 당신 몸이 리셋되어 다시는 먹는 것 때문에 고생하지 않게 될 것이다.

- **허리 사이즈가 체중보다 더 중요하다는 사실을 기억하라** | 복부지방은 비만 관련 질병에 걸릴 위험성에 대한 가장 믿을만한 지표 중 하나다. 체중계를 버리고 줄자를 선택하라.

- **당신의 몸에 대해 알아두라** | 내부기관의 작동 방식을 이해함으로써 당신이 그것에 영향을 미칠 수 있다는 사실을 제대로 알아두라.

- **포만감을 유지하라** | 살을 빼려면 당신은 먹어야 한다.

- **지원군을 두어라** | 가족이나 친구, 새로운 운동 동료를 당신의 든든한 지원자로 만들어라.

- **실수가 치명적이지 않다는 사실을 명심하라** | 당신이 재빨리 제 길을 찾기만 한다면 되돌아올 수 없을 만큼 잘못된 길로 가지 않게 된다.

식습관 전략

★ 매일 하루 한 끼를 똑같은 음식으로 먹으면 식습관을 자동화하는 데 도움이 된다.

★ 포만감을 지속적으로 유지하기 위해 하루 세 끼를 규칙적으로 먹어라. 먹지 않으면 배고픔이 심해지기 때문에 굶주림을 감지한 몸이 지방을 저장하게 된다.

★ 식품 라벨을 자세히 살펴보라. 포화지방은 한 끼 4그램 이하로 제한하고 모든 트랜스지방은 피하라. 액상과당을 포함한 단순당이 4그램 이상 포함되어 있거나 다섯 가지 주요 성분 중 하나로 표기되어 있다면 구입하지 말라. 단순당을 피해야 하는 이유는 칼로리 때문이기도 하지만 그것이 혈당을 높이거나 낮춤으로써 고칼로리 음식에 대한 욕구를 갖도록 만들기 때문이다.

★ 과일, 채소나 섬유질 및 건강에 좋은 지방 단가불포화지방이나 다가불포화지방, 통곡류 탄수화물, 단백질이 들어 있는 음식을 먹어라. 식사 전에 견과류 한 줌처럼 몸에 좋은 지방을 먹으면 포만감 신호가 뇌에서 위로 전달되기 때문에 과식하지 않게 된다. 오후에 왕성해지게 마련인 식욕을 억제하기 위해 오전에 섬유질을 먹어라. 비만의 부정적 영향을 줄이기 위해 항염증 효과가 있는 음식을 먹어라. 녹차나 생선, 호두, 커피, 채소, 과일 등은 항염증 효과가 있다.

★ 먹기 전에 물을 한두 잔 마셔라. 당신이 배고프다고 느끼는 것은 사실 갈증 때문일 수도 있다.

★ 식욕을 줄이는 데 도움이 되는 V8주스나 당근, 사과, 구강청정제 등 비상 음식 및 물건을 항상 준비하라.

★ 당신의 배고픔 정도를 1부터 7까지 눈금으로 표시하라 1은 매우 배고픈 상태 이고 7은 매우 배부른 상태이다. 눈금이 일정하게 3과 4 사이에 머물 수 있도록 적절량의 음식을 하루 세 번 규칙적으로 먹어라.

★ 고추와 계피는 체중감량에 도움이 된다.

★ 실수해도 괜찮다는 것을 명심하라. 중요한 것은 실수를 깨달은 순간 너무 늦지 않게 제 길로 돌아와야 한다는 사실이다. 가능한 한 빨리 유턴 YOU-Turn 주문을 외워라.

★ 될 수 있으면 작은 그릇을 사용하라. 그릇이 작으면 그만큼 먹는 양 도 줄어든다.

신체활동 전략

★ 매일 30분씩 걸어라. 어떤 변명도 필요 없다. 걷기가 끝나면 당신의 지원군에게 전화로 보고하라.

★ 일주일에 2~3일을 20분씩 다리와 복부, 상체 등의 중심근육에 초점을 맞춰 근력운동을 하라.

★ 근육을 풀어주고 유연성을 유지하기 위해 매일 운동 후 스트레칭을 하라. 그러면 부상을 당할 확률이 훨씬 줄어든다.

★ 시간이 날 때마다 꽉 끼는 청바지를 입은 것처럼 배꼽은 당기고 엉덩이는 조이는 운동을 하라. 이 운동은 자세를 교정하는 데 도움이 될 뿐 아니라 복부의 힘을 길러준다.

★ 일어나서 걸어라. 집에서나 직장에서나 가능하면 언제든지 움직여라.

아무도 상상하지 못했던 전략

★ 7~8시간 숙면을 취하라. 잠이 부족하면 우리는 뇌의 화학물질을 자극하기 위해 먹을 것을 찾게 된다. 화학물질을 재생하기 위해 뇌는 잠을 필요로 하는데 잠이 부족하게 되면 단 음식이 위축된 화학물질 분비량을 자극하는 데 도움을 주기 때문이다.
★ 비디오게임을 하라. 손에 게임스틱을 쥐고 있으면 도넛을 쥘 손이 없어진다.
★ 배우자를 상대로 건강하고 안전한 섹스를 하라. 성욕이 충족되면 식욕 충족에 도움이 된다.

측정 전략

★ 허리 사이즈를 재라. 여성은 32.5인치 이하, 남성은 35인치 이하가 바람직하다.
★ 부모님과 조부모님께 그들의 열여덟 살 때 모습을 물어보라. 당신의 이상적인 몸매에 대한 청사진을 얻을 수 있다.
★ 체중에 따라 변하기 쉬운 혈압, 콜레스테롤, 혈당, CRP 염증지표, 호르몬 수치 인슐린 등를 검사하라.

약물치료 전략

★ 비만 관련 질병의 발병률을 줄이고 동맥의 염증을 줄이기 위해 매일 162밀리그램의 아스피린 두 알을 먹어라. 단 사전에 반드시 의사와 상담해야 한다.

★ 다이어트 고지에 올라서고 싶다면 체중감량 관련 처방약에 대해 의사에게 문의하라.

★ 피콜린산 크롬, 자몽오일, 가르시니아, 후디아 Hoodia, 5-HTP, 코엔자임Q10, 튜메릭, 호호바 열매, 시몬드신 Simmondsin 등이 들어 있는 보충제는 체중감량에 어느 정도 효과가 있는 것으로 밝혀졌다. 의사와의 면담을 통해 당신에게 가장 적합한 보충제를 찾아보라.

CHAPTER 11

운동프로그램

뱃살관리를 위한 신체전략

YOU on a Diet

Repeat and do the other leg

　세상에는 동네 앞 작은 헬스클럽에서부터 호텔 헬스클럽, 여성 전용 헬스클럽, 스파형 헬스클럽에 이르기까지 다양한 종류의 헬스클럽이 넘쳐난다. 근육을 키우고 심장을 강화하기에 이런 헬스클럽이 더할 나위 없이 좋을지도 모르지만, 당신에게 꼭 필요한 거의 모든 것을 충족시켜줄 수 있는 헬스클럽은 세상에 단 하나밖에 없다. 그것은 바로 당신의 몸이다. 당신의 몸은 당신에게 최고의 헬스클럽이 될 수 있다.

　따라서 당신에게 필요한 것은 당신의 몸과 몸 사용법에 대한 두 가지 정보뿐이다. 바벨이나 덤벨도 필요 없고 볼이나 그밖에 어떠한 운동기구도 필요 없다. 당신 몸에 있는 '생리적 바벨'을 이용하는 방법만 배우고 익힌다면 운동이 저절로 몸에 배이게 하는 데 필요한 모든 수단을 갖춘 셈이다. 그 이유는,

★ 몸을 사용하는 데는 전혀 비용이 들지 않고
★ 운동기구를 구매해야 한다는 등의 운동을 피할 구실이 없어지며
★ 몸을 이용함으로써 효과적인 뱃살관리에 필요한 모든 근육을 강화할 수 있기 때문이다.

당신은 일주일에 세 번 20분간의 간단한 운동으로 근력운동, 유연성 운동, 심혈관 강화운동 유산소운동의 효과를 모두 볼 수 있는 완벽한 프로그램을 습관화할 수 있다. 더욱이 당신의 운동기량 수준에 맞춰 약간만 수정한다면 당신의 능력에 완벽하게 부합하는 운동 프로그램을 만들 수도 있다. 본격적인 운동 프로그램에 들어가기에 앞서 당신이 운동을 하는 이유에 대해 다시 한번 생각해보라. 근력운동을 하면 근육을 키울 수 있고 심혈관 강화운동을 하면 심장을 단련할 수 있으며 스트레칭을 통해 유연성을 기르면 지방 연소와 스트레스 감소, 건강 증진, 허리 사이즈 감소에 도움이 된다. 당신은 헐크 호건처럼 몸집을 만들지 않아도 이 모든 혜택을 누릴 수 있다.

우리 프로그램의 또 다른 특징은 지방 연소, 군살 없는 허리, 부상 예방을 위해 기초 근육에 중점을 둔다는 사실이다. 이 기초 근육군에는 허벅지와 가슴, 등, 복부가 해당된다.

당신이 이제 막 운동을 시작한 초보자든 경력 10년째인 베테랑이든 YOU 다이어트 프로그램은 매일 30분 걷기로부터 시작한다. 시간이 얼마나 오래 걸리든 당신은 매일 30분씩 걷기를 습관화한 후에 이 프로젝트의 나머지 부분을 시작해야 한다. 매일 30분씩 걷는 일은 수면만큼이나 필요하고 중요하며, 운동기량이 프로급인지 초보급인지와 상관없이 당신에게 커다란 영향을 미친다.

우리는 대부분 불면으로 인한 악몽을 반기지 않는다. 장기적인 관점에

서 걷기를 건너뛰는 것은 잠을 자지 않는 것만큼이나 치명적이다. 걷기가 쉬워지고 당신이 더욱 강하고 날씬해지면 운동량을 늘리거나 운동방법에 약간 변화를 주어 자신에게 새롭게 도전할 수도 있다.

내몸 다이어트 운동 프로그램

매일 해야 한다

- ★ 걷기: 매일 30분씩 걸어야 한다. 어떤 상황, 어떤 변명도 정당한 구실이 되지 않는다. 한 번에 30분을 걷거나 그것이 힘들다면 세 번에 나눠 10분씩 걸어도 괜찮다.
- ★ 스트레칭: 걷고 난 후, 몸이 따뜻해지면 근육의 긴장을 풀어주고 근육을 늘리기 위해 5분간 스트레칭을 하라. 아래의 YOU 워크아웃 프로그램에 자세한 스트레칭법이 나와 있다.

일주일에 세 번 해야 한다

〈20분 완성 YOU 워크아웃〉을 다음의 순서대로 한다.

일반적으로 근력운동을 먼저 한 다음 유연성운동을 해야 한다. 이 워크아웃을 더 세분하고 싶다면 원하는 대로 해도 좋지만 반드시 신체 특정 부위의 근력운동과 유연성운동을 병행해야 한다. 즉, 다리 근력운동을 했으면 곧바로 다리 유연성운동을 해야 한다. 그리고 나머지 4일 동안 30분 걷기가 끝난 다음 아래에 소개된 스트레칭 번호 옆에 스트레칭이라고 표시된 것을 3~5분간 전신 스트레칭으로 이용한다.

✱ 올바른 자세잡기: 바르게 운동하는 법 ✱

1. 시선은 정면을 보거나 목에 힘이 들어가지 않은 상태로 약간 위를 보되 어깨가 앞쪽으로 처지지 않도록 주의한다.
2. 보톡스 포즈를 취한다. 즉, 얼굴 긴장을 완전히 풀어야 한다.
3. 어깨에 힘을 빼고 가슴을 쫙 편다.
4. 천장에 매달린 실이 머리 꼭대기를 잡아당기고 있는 것처럼 등뼈를 곧추세워 몸이 앞쪽으로 기울지 않도록 주의한다.
5. 큰소리로 운동 횟수를 센다. 이것은 숨을 일정하게 들이쉬고 내쉬는 일에 도움이 된다.
6. 늘 복부에 힘을 주고 당겨 허리에 힘이 가해질 수 있도록 한다(자가용, 버스, 기차, 비행기, 엘리베이터, 에스컬레이터에 타고 있을 때 항상 배를 당기는 연습을 해보라. 그러면 의식하지 않고도 자동적으로 배에 힘을 주게 된다).
7. 무릎을 약간 구부린다. 그렇게 하려면 무릎 사이가 붙어서는 안 된다.
8. 어깨운동을 하는 동안 원할 경우 항상 손을 볼 수 있어야 한다.
9. 운동을 할 때는 호흡을 제대로 해야 한다. 많은 사람이 근력운동을 하는 동안 숨을 참기만 한다.
10. 심장박동을 빠르게 유지하기 위해 운동과 운동 사이에 계속 움직이거나 곧바로 다음 운동으로 넘어가도록 한다. 운동하는 동안 대화할 상대가 없으면 운동은 힘들고 지겨운 일이 되지만 대화할 상대가 있으면 운동이 훨씬 쉽고 즐거워진다.

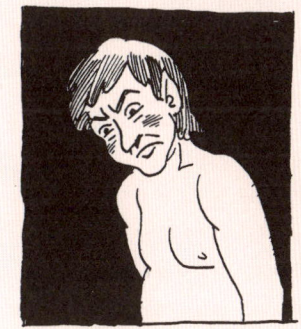

11. 체력이 다져지면 유산소운동과 웨이트운동의 강도를 높이고, 같은 강도로 더 오래 운동한다. 즉, 강도를 일정하게 유지한 채 반복운동을 늘린다. 그러면 무리한 운동으로 인한 부상을 예방하는 데 도움이 된다. 정말로 지쳤을 경우 움직이지 말고 운동자세를 유지한 채 천천히 운동을 마무리한다. 바르지 못한 자세로 운동을 오래하는 것보다 적게 하더라도 바른 자세를 유지하는 것이 더 중요하다.

20분 완성 워크아웃

아래에 소개된 운동을 순서대로 시행한다. 자신의 기량에 맞게 운동시간과 반복 횟수를 조절해야 한다. 각각의 근력운동을 시행한 다음 근육을 풀어주기 위해 스트레칭을 한다. YOU 워크아웃을 하지 않는 날에는 유연성을 유지하기 위해 30분 걸은 후 스트레칭 번호 옆에 스트레칭이라고 표시된 것을 한다.

운동법의 동영상을 보고 싶다면 www.realage.com을 찾아라.

토막상식

❖❖❖ 우리는 몇 달 안에 완벽하게 체력을 다질 수도 있지만 반대로 체력을 완전히 잃을 수도 있다. 매주 근력운동을 하지 않을 경우 근육의 양과 체력이 줄어들기 시작해 3개월 안에 50퍼센트, 3년 안에 80퍼센트까지 감소된다. 따라서 영어를 배우는 것과 똑같은 방식으로 운동을 해야 한다. 즉, 지속적으로 좋은 결과를 얻으려면 일관되게 연습을 해야 하는 것이다. 사용하지 않으면 머리와 마찬가지로 근육도 잊어버리기 때문이다.

1. 어깨 돌리기

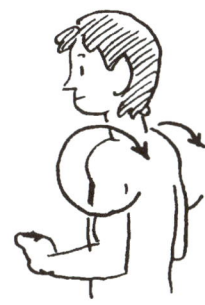

뭉친 어깨근육 풀어주기

어깨를 앞으로 10번 돌리고 뒤로 10번 돌린다. 그런 다음 반대로 뒤로 10번 돌리고 앞으로 10번 돌린다. 이 운동의 목적은 어깨를 전방위로 원활히 움직일 수 있도록 만드는 데 있다. 움직일 때 결리는 부분을 발견하면 손으로 원을 그리며 마사지해서 뭉친 근육을 풀어준다. 운동세트 사이에 어깨를 앞으로 5번, 뒤로 5번 돌리는 것을 습관화하면 좋다.

2. 가슴 엇갈리기

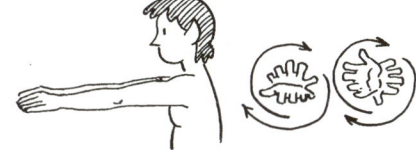

가슴과 어깨 단련하기

(A) 어깨 높이에서 팔을 앞으로 쭉 뻗은 다음 손에 테니스공을 쥐고 있는 모양으로 양 손을 좌우로 돌린다.

(B) 그런 다음 가슴 앞에서 쭉 뻗은 팔을 수평방향으로 빠르게 교차시킨다. 이때 동작에 바람 저항을 실어주기 위해 양 손바닥을 마주 보게 해야 한다.

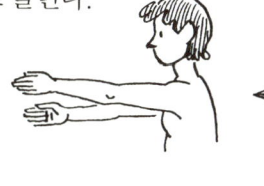

(C) 그리고 나서 손바닥을 아래쪽으로 향하게 한 다음 손을 위아래로 빠르게 움직인다.

각 동작을 25회씩 실시한다.

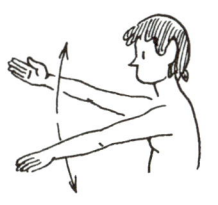
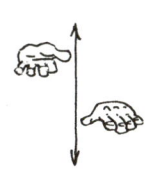

✱ 호흡준비 ✱

운동 프로그램을 시작하기 전에 만약의 부상에 대비해 근육과 전신을 보호할 수 있는 다음 몇 가지 원칙을 지키도록 하자.

워밍업(준비운동)을 반드시 시행하라

운동하기 전에 부상을 예방하는 차원에서 5분간 근육을 워밍업하라(20분 완성 YOU 워크아웃에는 워밍업도 포함돼 있다. 그러나 다른 방식으로 워밍업을 하고 있다면 다음의 지침을 지켜라). 근육이 스파게티의 면발과 비슷하다는 사실을 명심하라. 즉, 따뜻해지면 더욱 유연해지고 그렇지 않으면 부상을 입을 확률이 높아진다.

따라서 조깅과 속보(速步), 가벼운 웨이트운동 등으로 본격적인 근육운동 전에 근육을 풀어주어야 한다. 당신이 본격적으로 할 운동을 느린 속도나 가벼운 웨이트로 준비운동 삼아 하는 것도 좋은 방법이다.

워밍업을 하는 목적은 심박수와 근육의 온도를 증가시켜 운동을 할 때 관절이 더욱 원활하게 움직이도록 만드는 데 있다. 심박수와 근육의 온도가 증가하면 관절의 점성이 높아져 부상을 입을 확률이 줄어들기 때문이다.

운동을 마치면서 가벼운 조깅이나 사이클, 걷기 등으로 체온을 낮춰주어야 한다고 주장하는 사람도 있지만 체온 저하가 스트레칭보다 부상이나 근육 통증을 더 줄여준다는 확실한 증거는 아직 없다. 그러나 강도 높은 유산소운동을 했다면 갑자기 멈추는 것보다 점진적으로 강도를 줄일 필요가 있다.

체온을 낮추려면 원래의 운동 강도를 줄여서 하는 것이 좋다. 예를 들어 달리기를 했다면 원래 속도에서 점진적으로 속도를 줄이는 게 바람직하다.

근육에 집중하라

근육이 뭉친 부분에 특히 관심을 기울인다. 몸의 긴장을 풀고 싶다면 다른 부위로 긴장이 옮겨가지 않게 주의해야 한다. 대부분의 사람은 어깨와 이마 부위로 모든 긴장이 쏠리도록 하는 경향이 있다. 이 사실에 유의해 숨을 크게 내쉬고 당신이 사용 중인 근육에 집중하라.

몸에 귀를 기울여라

스트레칭을 하는 동안 호흡을 완만하고 자유롭게 유지한다. 스트레칭을 하는 데 통증이 느껴진다면 즉시 그만두어야 한다(이런 통증은 당신이 근육을 풀면서 느끼는 약간의 불편함과는 차원이 다르다. 실제 통증은 스트레칭을 그만두라는 경고 신호다).

몸에 맞는 신발을 신어라

당신은 걷기운동을 위해 가볍고 질 좋은 러닝화를 구입할 필요가 있다(근력운동을 할 때는 신발이 없어도 된다). 러닝화는 쿠션감이 뛰어나고 걷기와 달리기에 적합하도록 뒤꿈치와 발끝 움직임을 조절할 수 있게 디자인되어 있다. 러닝화 전문상점에 가면 그 분야의 전문가인 점원이 항상 대기 중일 것이다. 그들에게 당신의 걸음걸이를 분석해서 발에 꼭 맞는 신발을 추천해달라고 부탁하라.

3. 스트레칭 박수치기

가슴 스트레칭하기

가슴을 쫙 펴고 선 자세로 앞쪽에서 박수친 다음 손을 등 뒤로 돌려 뒤쪽에서 박수친

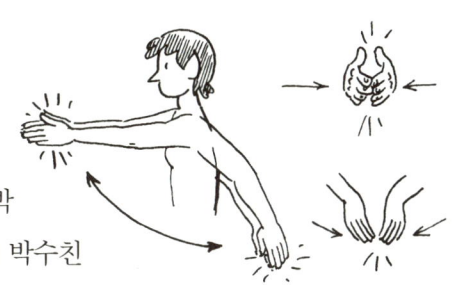

다. 앞에서나 뒤에서 박수칠 때는 손을 가능한 한 높이 유지한다. 뒤로 박수칠 때도 가슴을 쫙 펴야 한다. 10회씩 실시한다.

4. 스트레칭 엉덩이

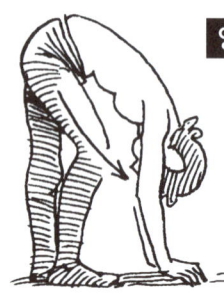

엉덩이와 슬와근_{허벅지 뒤쪽 근육} **스트레칭하기**

지면에 발을 평평하게 디딘 다음 허리를 굽힌다. 이때 한쪽 무릎은 굽히고 다른 쪽 무릎은 곧게 편 채 머리를 아래로 늘어뜨려 모든 긴장을 풀어야 한다. 한쪽당 15초씩 스트레칭을 한다.

5. 푸시업 프라이드 윗몸 일으키기

가슴 단련하기

발끝이나 무릎을 지면에 닿게 함으로써 당신에게 적합한 푸쉬업 자세를 잡는다. 가슴이 지면에 거의 닿을 때까지 팔을 굽혔다가 편다. 팔꿈치를 펼 때는 등 근육이 운동될 수 있도록 등뼈를 쭉 펴고 위쪽으로 밀어 올린다. 길고 곧게 몸을 유지할 수 있도록 뒤꿈치는 어깨로부터 가능한 한 멀리 쭉 뻗는다.

아랫배가 늘어져 지면에 닿지 않도록 주의한다. 아랫배에 힘을 줘 허리를 지지해주면 허리에 불필요한 무리가 가지 않는다. 어떤 운동에서든 아랫배에 힘을 주고 있으면 복근이 강화된다. 허리에 통증이 느껴지기 시작하면 엉덩이를 약간 들어 올린 다음 엉덩이에 힘을 줘 미골_{꼬리뼈}을 오므린다.

　턱은 약간 추켜올리고 시선은 손가락에서 15센티미터 정도 떨어진 지점을 향하게 한다. 이 자세로 푸쉬업을 하면 가슴을 이용할 수밖에 없으며 목을 지나치게 혹사할 수 없게 된다. 가능한 한 많이 푸시업을 한다 근육강화 단백질 생성에 도움이 된다. 이 동작이 힘들면 가슴을 지면에서 들어올린 채 움직이지 말고 그 자세를 그대로 유지한다. 아니면 피라미드식 푸시업도 가능하다. 5번 푸시업을 하고 5초간 상체를 들어올린 자세를 유지한다. 그런 다음 4번 푸시업 하고 4초간 들어올린 자세를 유지한다.

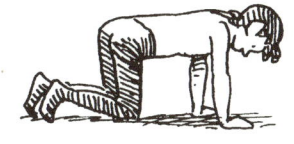
쉬운 자세

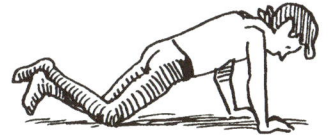
중간 자세

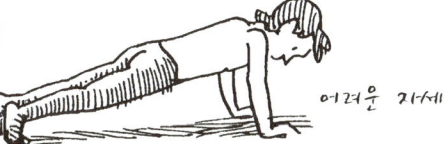
어려운 자세

6. 스트레칭 **가슴 근육**

가슴과 팔 스트레칭하기

　발뒤꿈치를 엉덩이에 붙인 자세로 무릎을 구부리고 곧은 자세로 앉은 다음 엉덩이 뒤쪽으로 양손을 깍지 낀다. 가슴을 펴면서 깍지 낀 손을 들어올린다. 가슴을 가능한 한 많이 펼 수 있도록 어깻죽지를 오므린다. 근육을 스트레칭할 때 숨을 들이쉬면 효과가 배가된다. 머리 뒤에서 손을 깍지 낀 다음 최대한 머리로부터 멀리 뻗거나 그 상태로 깍지 낀 손을 앞쪽으로 굴리는 것도 효과적인 방법이다.

✻ 기초 트레이닝 ✻

트레이너를 선택하는 일은 때로 자동차를 선택하는 일과 비슷하다. 겉보기엔 둘 다 멋있지만 내용이 알찬지 그렇지 않은지 모를 때가 많기 때문이다. 많은 사람이 개인 트레이너까진 아니더라도 규칙적으로 트레이너에게 운동경과를 보고해야 한다는 의무감 때문에 1대 1로 운동하는 걸 선호한다. 자격을 갖춘 전문 트레이너를 원한다면 다음의 단계를 밟는다.

* 공인된 기관에서 발급한 자격증을 소지한 트레이너인지 반드시 확인한다.
* 그들이 전문적으로 트레이너 일만 하는지 다른 일과 병행해서 파트타임으로 일하는지 확인한다.
* 목소리를 포함해 그들이 동기를 부여하는 스타일이 자신의 스타일과 맞는지 확인한다. 목소리가 우렁찬 트레이너가 있는가 하면 좀더 나긋한 목소리를 가진 트레이너도 있다. 그들이 당신에게 힘을 실어준다면 당신은 끝까지 밀어붙일 수 있는 강단이 생겨 목표를 성취할 확률이 높아진다.

7. 버티기

복부와 어깨 단련하기

팔꿈치와 발끝을 바닥에 대고 푸쉬업 자세를 취한다. 이때 양 어깨 사이는 위쪽으로 밀어 올리고 아랫배는 허리를 지지할 수 있도록 등 쪽으

로 당겨야 한다. 그 자세에서 엉덩이에
힘을 주고 시선은 바닥에 고정시킨다.
가능한 한 오래 그 자세를 유지한다.

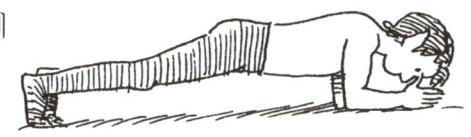

1분 이상 버틸 수 있다면 난이도를 높여 턱을 깍지 낀 양손 앞으로 내렸다 올리기를 20회 반복하거나 한쪽 발로만 균형을 잡는 방식을 취해 본다.

8. 어느 쪽이 자신 있는가?

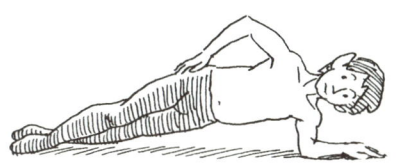

복사근배 옆구리 근육 **단련하기**

팔꿈치는 바닥에 대고 반대편 엉덩이는 천장을 향하게 한 채 옆으로 눕는다. 이때 몸을 일직선으로 유지해야 하며 엉덩이가 뒤로 빠지지 않게 주의한다. 배에 힘을 준 상태에서 가능한 한 오래 그 자세를 유지한다. 그런 다음 방향을 바꿔 같은 동작을 반복한다. 1분 이상 버틸 수 있다면 엉덩이를 바닥에 닿게 내렸다 올리기를 반복함으로써 난이도를 높인다.

9. 스트레칭 **올렸다 내렸다 올리기**

복직근과 복사근 스트레칭

양손을 어깨 아래 위치에 놓은 다운 푸쉬업 자세에서 가슴과 상체가 바닥과 거의 수직이 될 정도로 위로 들어올린다. 복부 스트레칭을 위해

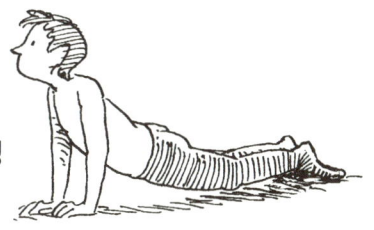

토막상식

❋❋❋ 강도 높은 운동과 신체활동이 많은 칼로리를 소모한다는 것은 삼척동자도 다 아는 사실이다. 다음은 성인남녀(남성은 90킬로그램, 여성은 70킬로그램)가 운동 및 신체활동에서 1분당 소모하는 평균 에너지 양이다.

운동	1분당 소모되는 칼로리(남성)	1분당 소모되는 칼로리(여성)
달리기(시속 11킬로미터)	22	17
수영(중등도 강도)	16	12
고정식 자전거(중등도 강도)	16	11
웨이트 리프팅(고강도)	12	8
빠르게 걷기(시속 6.5킬로미터)	10	8
신체활동		
장작패기	12	9
눈 치우기	12	9
정원 손질	9	6
아이와 놀기	8	6
화분에 물주기	5	4
직업소방 근무	24	18
건설업	12	9
마사지	8	6
간호 업무	6	5
컴퓨터 작업	3	2

가능한 한 상체는 들어 올리되 엉덩이는 힘을 빼야 한다. 10초간 그 자세를 유지한 다음 오른쪽 어깨 너머를 10초간 바라보고, 왼쪽 어깨 너머를 10초간 바라본 다음 고개를 원위치로 돌린다.

10. 뻑뻑한 테이블

등과 엉덩이 단련하기

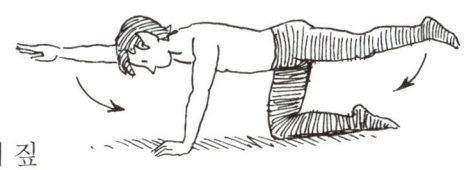

손가락을 앞쪽을 향하게 쫙 벌린 상태로 손과 무릎으로 바닥을 평평하게 짚는다. 등을 곧게 펴서 바닥과 평행을 유지한 채 몸을 지탱하고 있는 팔꿈치를 약간 굽힌다. 시선은 손가락 끝에서 15센티미터 떨어진 지점을 향한다.

이 상태에서 오른쪽 팔은 앞으로 왼쪽 다리는 뒤로 쭉 뻗되, 오른쪽 팔을 머리보다 약간 더 높게 유지한 상태로 이 두 부분이 가능한 한 멀리 떨어지도록 스트레칭한다. 팔을 더 높게 올릴수록 등이 지는 부담이 많아지기 때문에 운동효과가 그만큼 높아진다. 그 다음에 오른쪽 팔꿈치를 왼쪽 무릎에 갖다 댄다.

이 동작을 20회 실시한 다음 팔과 다리를 바꿔 같은 동작을 반복한다. 난이도를 높이고 싶다면 팔과 다리를 위쪽을 향해 직각으로 구부린 상태로 20초간 버틴다. 이때 허리를 지지하기 위해 항상 아랫배에 힘을 주고 있어야 한다.

11. 슈퍼맨

허리 단련하기

배를 바닥에 평평하게 대고 누운 다음 손바닥을 아래로 향하게 한 채 팔을 앞으로 뻗

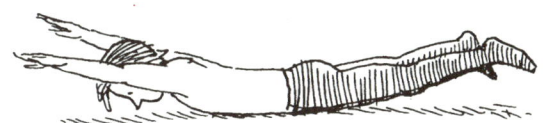

는다. 양손과 양발을 각 방향으로 최대한 뻗은 다음 손과 발을 동시에 들어올린다. 피곤함이 느껴질 때까지 이 동작을 충분히 반복한다. 그동안 시선은 아래쪽으로 고정시켜야 하고 목을 지나치게 위로 들어 올려서는 안 된다.

이 운동은 얼마나 높이 스트레칭을 하는가가 아니라 얼마나 오래 스트레칭을 하는가가 관건이다. 사지를 들어올릴 때 엉덩이에 힘을 준다. 1분간 버틸 수 있을 때까지 연습한다.

12. 스트레칭 앉아서 프레첼 자세 취하기

등 중앙과 엉덩이 스트레칭

앉아서 다리를 앞으로 쭉 뻗은 다음 오른쪽 발을 왼쪽 무릎 바깥쪽에 갖다 놓는다. 등을 지지하기 위해 오른쪽 팔을 오른쪽 엉덩이 뒤편에 놓는다. 왼쪽 발가락은 위쪽으로 곧게 편다. 이 상태에서 택시를 세울 때처럼 왼손을 위로 들어 올리고 턱 끝은 내린다. 그 다음 왼쪽 팔을 오른쪽으로 비틀어 구부리면서 왼쪽 삼두근을 오른쪽 허벅지 바깥쪽에 갖다 댄다. 강도를 높이려면 오른쪽 허벅지에 더 많은 압박이 가해질 수 있도록 많이 비틀어 구부린다. 이때 척추를 늘이기 위해 실이 머리 꼭대기를 잡아당기고 있는 듯이 허리를 곧추세워야 한다. 풍선을 불 때처럼 흉곽을 부풀려 숨을 쉬되 동작마다 숨을 깊게 들이쉬어야 한다는 사실에 주의한다.

이제 13, 14번 운동을 살펴보자. 누워서 하는

복부운동에서는 허리가 항상 바닥에 평평하게 닿도록 주의해야 하며 배를 탱탱하게 긴장시켜 아랫배가 판판하게 유지될 수 있도록 해야 한다. 허리가 공중에 뜨는 느낌이 들면 곧바로 운동을 멈춰야 하며 허리를 다시 바닥에 평평하게 닿게 한 다음 운동을 해야 한다.

힘들면 운동을 멈추고 30초간 허리를 가능한 평평하게 유지한 채 쉰다. 이때 덤벨이 배꼽에 단단히 묶여 있다고 가정하면 의식적으로 아랫배에 힘을 줘 당기게 된다.

✽ 하루의 시작 ✽

알람소리, 수탉, 라디오의 시끄러운 아침 프로그램만이 사람들의 잠을 깨우는 것은 아니다. 신체단련, 스트레칭, 에너지 충전을 동시에 가능하게 하는 요가식 아침인사로 하루를 시작하는 사람도 많이 있다. 상쾌하게 하루를 시작할 수 있는 이 방식을 두 번 연속으로 하되 두 번째에서는 발을 바꿔서 한다.

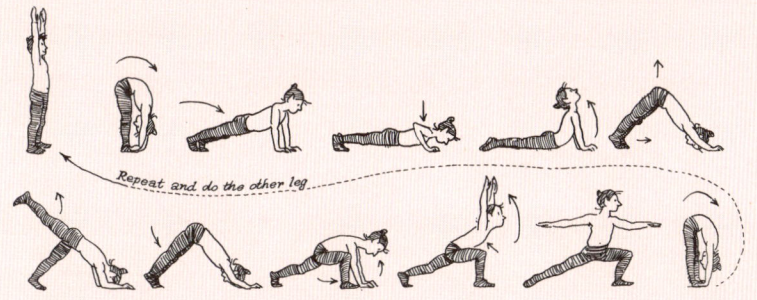

태양경배 체조 Sun Salutation

1. 발을 모으고 똑바로 선다. 기도하듯 손바닥을 마주보게 하면서 손가락

이 위로 향하게 모은다. 체중이 고루 분산되도록 한다. 숨을 내쉰다. 팔을 위로 들어 올린다. 천천히 상체를 뒤로 젖힌다. 팔을 머리 위로 쭉 뻗은 채로 배를 들이밀고 내민다. 목의 긴장을 풀면서 숨을 들이쉰다.

2. 손이 발에 닿을 때까지 천천히 상체를 구부리면서 숨을 내쉰다. 이때 가능한 한 머리가 무릎에 닿을 수 있도록 한다. 머리를 아래쪽으로 향하면서 손가락 끝이 발가락에 닿도록 한다(불가피할 경우 무릎을 구부린다). 등에 무리가 가지 않도록 슬와근(허벅지 뒤쪽 근육)을 이용해 무릎을 약간 구부리고, 허리가 받는 부담을 줄이기 위해 등은 최대한 곧게 펴서 휘어지지 않게 한다. 목과 어깨의 힘을 빼서 아래쪽으로 늘어뜨린다. 척추 스트레칭을 위해 목과 어깨 무게를 이용한다.

3. 손과 발을 바닥에 대고 등을 곧게 만들면서 푸쉬업 자세를 취한다.

4. 팔꿈치를 구부려 상체를 내리되 팔부터 머리까지 직선 상태를 유지해야 한다.

5. 숨을 내쉬면서 팔꿈치를 뻗는 동시에 고개를 들어 올려 가능한 한 뒤로 젖힌다. 상체를 더 들어 올리고 싶다면 골반을 지면에서 들어 올리며 머리를 둥글게 말아 최대한 끌어당겨 머리끝이 발 가까이에 올 수 있도록 한다. 이때 지지대는 두 손바닥과 두 발끝이다.

6. 팔을 곧게 편 상태에서 엎드린 강아지 자세가 되도록 엉덩이를 들어올린다. 이때 겨드랑이가 무릎을 마주봐야 하며 팔과 머리가 일직선을 이뤄야 한다. 동작을 취하면서 숨을 내쉰다.

7. 다리를 쭉 뻗은 상태에서 척추와 일직선이 되도록 오른쪽 다리를 들어올린다. 두 번째로 할 때는 왼쪽 다리를 들어올린다.

8. 다시 엎드린 강아지 자세를 취한 다음 오른쪽 무릎을 앞으로 내민다.

9. 숨을 들이쉬면서 손과 발로 지면을 지지한 상태에서 오른쪽 발을 양손 사이에 놓는다. 두 번째로 할 때는 반대쪽 발로 바꿔서 한다.

10. 한쪽 발을 내민 상태에서 고개와 양손을 위로 들어올린다.

11. 왼쪽으로 몸을 틀면서 오른팔은 앞쪽으로 왼팔은 뒤쪽으로 지면과 평행하도록 쭉 뻗는다.

12. 발을 붙여 똑바로 선다. 다리를 곧게 뻗은 상태에서 허리와 상체를 구부린다. 가능한 한 머리가 무릎에 닿도록 한다. 숨을 내쉰다.

13. 천천히 상체를 들어올리면서 첫 번째 자세를 취한다. 숨을 들이쉬면서 팔을 머리 위로 뻗는다. 숨을 내쉰 다음 반대편 근육 단련을 위해 같은 동작을 반복한다.

13. 다리 내리기

복부 전체 단련하기

손을 가슴에 얹고 등을 바닥에 대고 누운 다음 무릎을 90도 각도로 구부려 발이 허공에 떠 있게 만든다. 발뒤꿈치를 매트 바닥에 살짝 대고 다시 45도 각도로 들어올린다. 더 이상 할 수 없을 때까지 가능한 한 많이 반복한다. 허리가 바닥에서 떨어져 공간이 생기면 즉시 45도 각도를 유지하되 그때마다 등을 좀더 강하게 바닥에 밀착시킨다. 초보자는 한번에 한쪽 다리만 이용하고 숙련자는 양다리를 쭉 뻗은 상태로 동작을 반복한다.

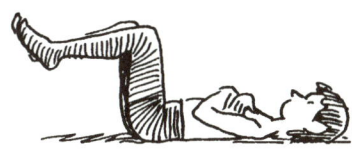 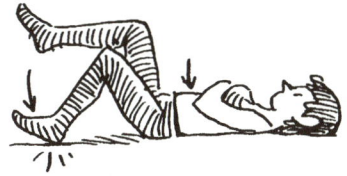

토막상식

❊❊❊ 복부운동을 할 때는 항상 아랫배 근육에 힘을 줘서 당겨야 한다. 그렇지 않고 아랫배를 편하게 내밀게 되면 복부근육이 그 상태로 형성되고 만다. 얼굴에 힘을 빼고 미간을 찡그리지 않는 것도 미래의 성형수술 상담을 피하는 데 도움이 된다.

14. X 크런치

복부 상단 단련하기

등을 바닥에 대고 누운 다음 무릎을 45도 각도로 구부린다. 팔을 머리 뒤로 엇갈리게 한 다음 양손을 반대편 어깨에 닿게 해서 X자가 되도록 한다. 머리를 이 X자에 기대게 하고 목의 힘을 뺀다 처음에는 지지대 삼아 턱 아래에 테니스공을 놓는 것도 좋은 방법이다.

복근을 사용해 바닥에서 약 30도 위로 상체를 들어 올리는 크런치를 한다. 이때 숨을 들이쉬지 않은 상태에서 식스팩 배의 王자 모양을 탄탄하게 유지하기 위해 배꼽을 오목하게 끌어당겨 복횡근을 팽팽하게 조여야 한다. 또한 복횡근 아랫부분을 강화하기 위해 소변을 참을 때처럼 골반근육을 조여야 한다. 시선을 천장에 고정시킨 채 가능한 한 많이 반복한다. 그런 다음 복근 스트레칭을 위해 9번 동작을 반복한다.

15. 앉아서 드롭킥하기

대퇴사두근 단련하기

앉은 상태에서 다리를 쭉 뻗어라. 무릎이 천장을 향하도록 오른쪽 다리를 구부린다. 등을 곧게 유지하기 위해 양손을 깍지 껴 무릎을 잡는다. 머리끝을 잡아당기는 줄이 있는 것처럼 척추는 길게 늘이고 고개가 까딱이지 않도록 시선은 정면에 고정시킨다. 왼쪽 발가락 끝을 천장을 향하게 한 상태에서 쭉 뻗은 왼쪽 다리를 바닥으로부터 15센티미터 정도 들어올린다. 25회 실시한 다음 발을 바꾼다. 25회씩 2번 반복한다. 오직 발만 움직여야 한다는 사실을 명심해야 한다. 변화를 주고 싶다면 다리를 들어 올린 다음 수평으로 움직인다.

✻ 시간과 장소를 가리지 않고 운동한다 ✻

앉아 있거나 서 있을 때 또는 걷고 있을 때 항상 완벽한 자세를 유지할 수 있도록 배에 힘을 준다. 또한 배꼽이 척추에 닿을 정도로 힘주어 집어넣는다. 머리끝에서부터 다리 뒤쪽의 슬와근까지 일직선이 되는 모습을 상상한다. 이때 목과 어깨가 귀로부터 이완되어 곧게 유지될 수 있도록 주의한다. 천장에 매달린 실이 머리 꼭대기를 잡아당기고 있다고 상상하면서 척추를 늘인다. 바른 자세를 유지하는 것은 중심근육을 강화하는 데 도움이 될 뿐 아니라 자세를 유지하는 데 약간 힘이 들기 때문에 여분의 칼로리를 소모하는 데도 도움이 된다. 어깨가 앞으로 굽을 경우 다른 사람과 대화할 때 엉덩이 뒤로 양손을 깍지 껴서 받치는 습관을 들인다.

16. 보이지 않는 의자

다리 전체 단련하기

의자 없이 벽에 등을 기댄 채 의자에 앉은 자세를 취한다. 손은 무릎 위에 놓는다. 동작이 끝났을 때 잡거나 앉을 수 있도록 의자를 밑에 두는 것도 좋은 방법이다. 뒤꿈치를 무릎 바로 아래에 둠으로써 다리가 90도 각도를 유지할 수 있도록 한다. 어깨와 머리를 벽에 밀착시킨다. 가능한 한 오래 버티려고 노력하되 2분까지 버틸 수 있도록 연습한다.

17. 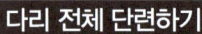 멋진 허벅지 만들기

대퇴사두근 스트레칭

한쪽 다리로 서서 반대쪽 다리 무릎을 굽혀 깍지 낀 양손으로 발을 잡거나 한 손으로만 발을 잡고 다른 한 손으로는 균형을 잡기 위해 벽을 짚는다. 가슴을 쫙 펴고 어깻죽지를 죄면서 발을 엉덩이 쪽으로 당긴다. 이때 양쪽 무릎이 떨어져서는 안 된다. 발을 바꿔 같은 동작을 반복한다. 운동하는 동안 아랫배에 힘을 주어 허리를 지지할 수 있도록 해야 한다. 양발을 번갈아 25초간 쥔다.

토막상식

❋❋❋ 균형감각을 유지하는 데는 균형감각을 약간 비트는 것이 오히려 효과가 있다. 한쪽 발을 이용해 양발 운동을 하거나 벤치 대신 짐볼에 누워 운동을 해본다.

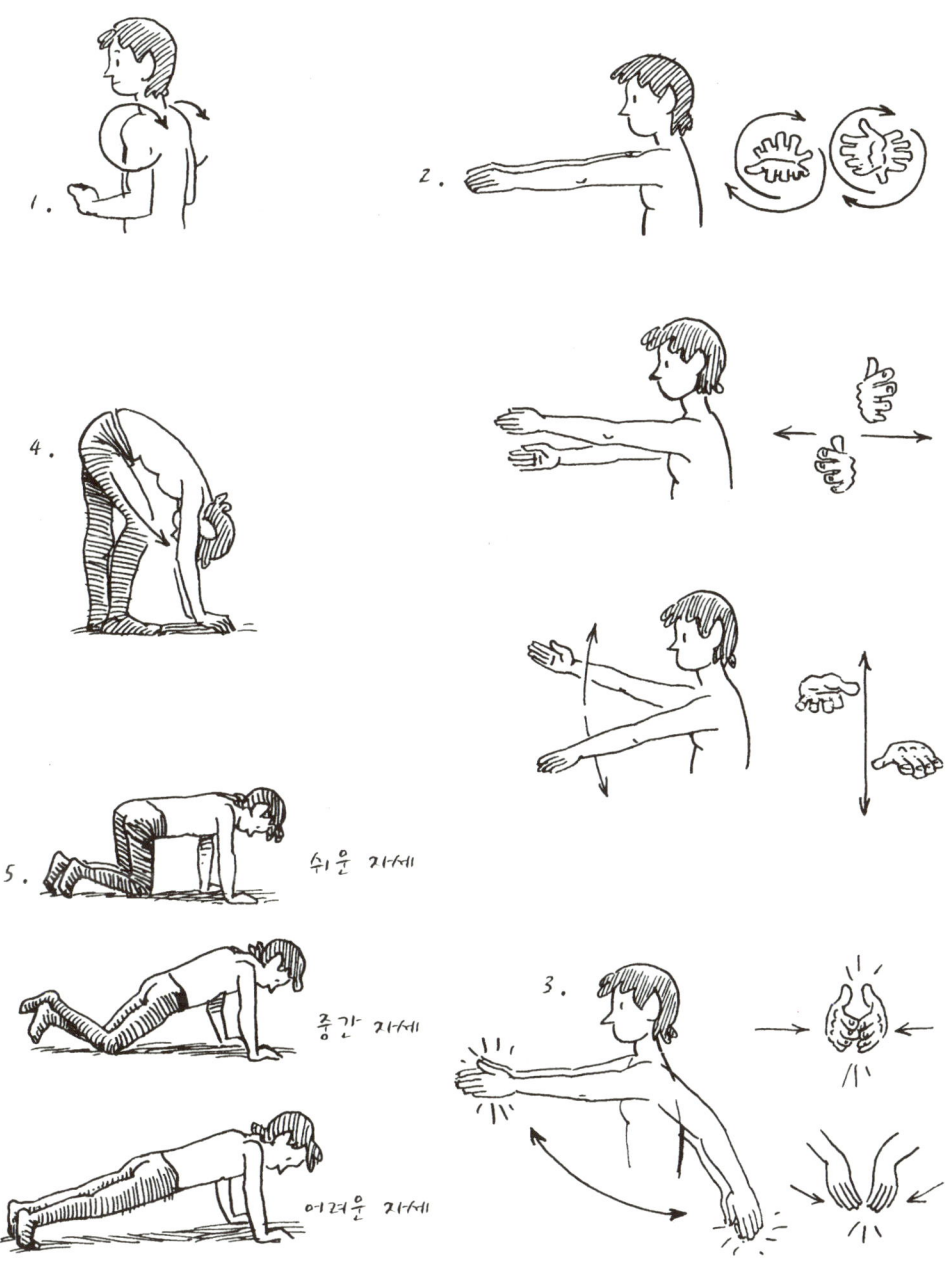

[그림 11.1] 이 그림을 잘 활용하라

변명할 구실을 아예 주지 않으려고 YOU 워크아웃을 3쪽에 걸쳐 간략하게 소개했다. 운동을 쉽게 하기 위해 필요한 모든 정보를 얻을 수 있을 것이다. 당신의 몸이 곧 당신의 헬스클럽이라는 사실을 명심하라.

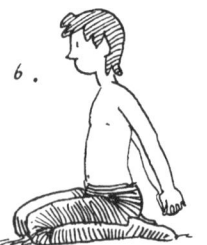
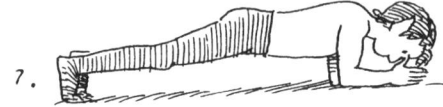
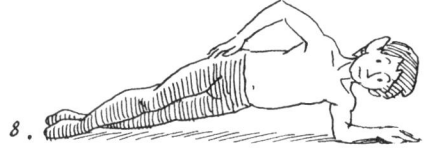
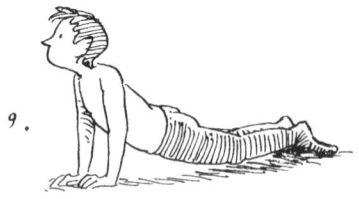
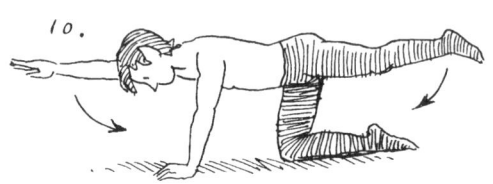
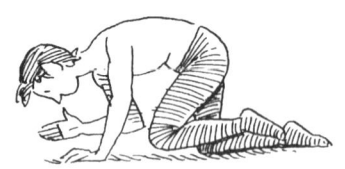
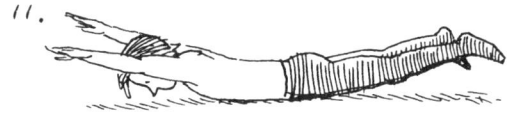

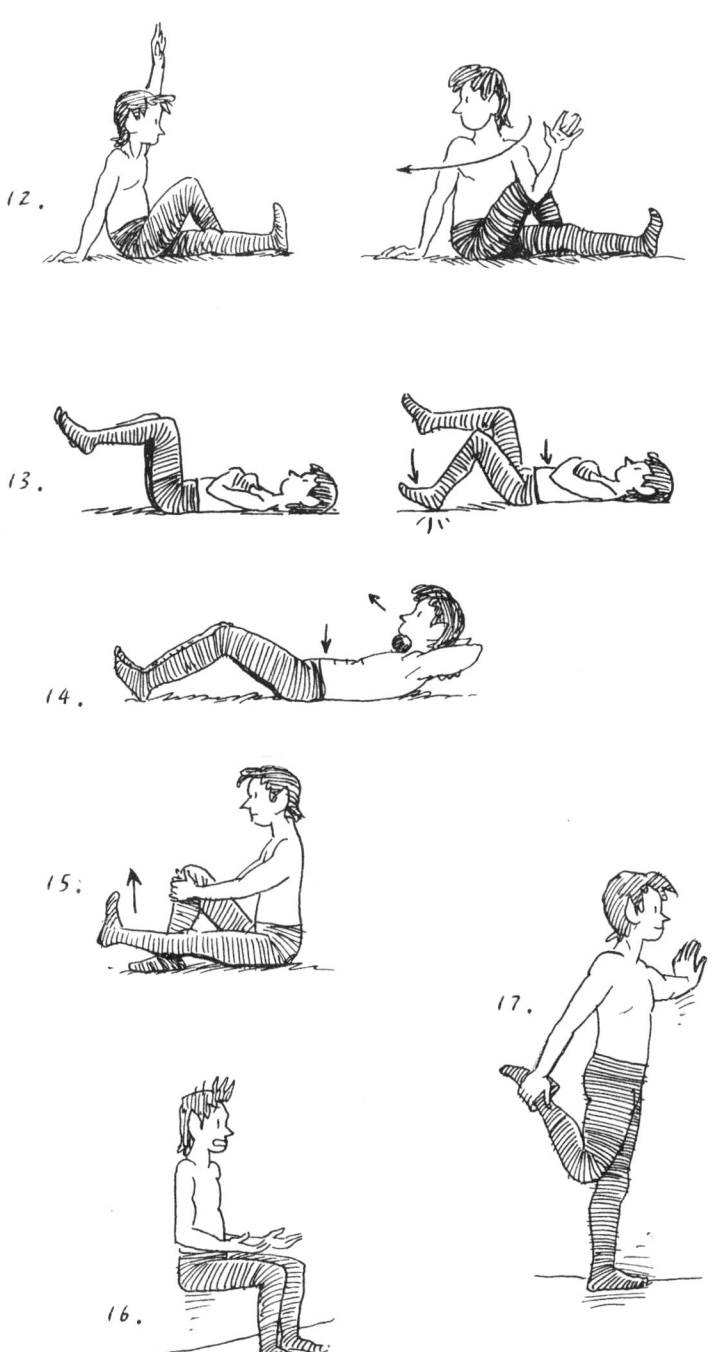

∗ 장비는 제대로 갖췄는가? ∗

운동의 매력에 푹 빠졌는가? 그렇다면 당신만의 헬스클럽에 다음의 기구를 추가하는 일을 고려해보라.

근력이 더 강해진 사람을 위해 **덤벨**	집에서 작은 투자로 큰 효과를 노리는 사람을 위해 **엑서사이즈볼**
집안에 있는 물건을 이용해 저항운동을 하는 것도 괜찮지만 체력이 강화되면 런지나 스쿼트를 비롯한 다양한 운동을 하기 위해 한두 세트의 덤벨을 구입하는 것이 좋다.	기초체력을 다졌다면 크런치나 벤치 및 바닥에 앉아서 운동을 할 때 크고 둥그런 엑서사이즈볼을 이용하면 엄청난 효과를 얻을 수 있다. 엑서사이즈볼은 균형 감각을 길러주고 복근 유지에도 효과 만점이며 스트레칭 도구로 이용해도 손색이 없다.
여행자를 위해 **밴드**	평형성과 민첩성을 키우려는 사람을 위해 **줄넘기 줄**
탄성 밴드는 체력이 단련됨에 따라 근력을 키우는 데 상당히 도움이 된다. 무엇보다 부피가 작기 때문에 여행할 때 항상 가지고 다닐 수 있다.	줄넘기 줄은 일단 저렴하고 사용하기 쉽다. 줄넘기 운동은 심박수를 증가시키는 동시에 민첩성 향상에도 도움이 된다.
집에서 할 수 있는 유산소운동을 찾는 사람을 위해 **리바운더**	다양한 보너스를 노리는 사람을 위해 **중량 조끼**
유산소운동에서 진일보를 했다면 조깅과 수영, 로(노젓기), 사이클을 포함해 심박 수를 증가시킬 수 있는 모든 운동을 할 수 있다.	중량 조끼는 여분의 무게가 가미된 조끼(대부분 쉽게 무게 조절을 할 수 있도록 되어 있다)로 근력을 키우거나 런지, 스쿼트, 크런치, 푸쉬업 같은 중심운동을 할 때 이용할 수 있다.

심혈관 강화운동

당신은 일주일에 60분 이상 최대심박수 220에서 자기 나이를 뺀 수치의 80퍼센트 수준의 운동 강도로 심혈관 강화운동을 해야 한다. 달리기, 자전거타기, 수영, 로잉, 엘립티컬 트레이너 elliptical trainer 운동 등이 이에 적합한 운동이다. 물론 격정적인 섹스도 효과 만점의 심혈관 강화운동이다. 그러나 우리는 지금 지속적으로 할 수 있는 운동에 대해서만 얘기하는 중이다. 그러니 섹스가 훌륭한 대체운동이 될 확률은 매우 희박하다.

최대한의 효과를 얻으려면 운동 마지막 4분 동안 강도를 최고로 높여야 한다. 그런 다음 강도를 낮춰 같은 운동을 5~10분 동안 하면서 쿨다운 마무리운동을 한다. 당신이 심박수를 일정 수준 이상으로 올리는 강도로 YOU 워크아웃을 했다면 그 20분도 심혈관 강화운동 일주일 분량인 60분에 포함시킬 수 있다.

• **주의** 체중만으로 운동하는 것이 쉽게 느껴지면 저항력을 높이기 위해 덤벨이나 모래주머니, 물을 채운 병 같은 물건을 손에 쥐고 운동한다.

보너스 동작! 추가운동

자신의 몸만 이용하는 YOU 워크아웃만으로도 충분히 체력과 유연성을 기를 수 있지만, 여러분 중 몇몇은 그 밖의 효과적인 동작을 찾고 있거나 할 준비가 되어 있을지도 모른다. 하체운동, 가슴운동, 등운동, 복부운동으로 분류되는 다음의 동작은 20분 완성 워크아웃에 추가할 수 있다. YOU 워크아웃에 있는 비슷한 운동 대신 이 운동을 하거나 추가로 할 수 있는 것이다. 헬스클럽에 가거나 집에 운동기구가 있는 사람은 덤벨 혹은 다른 운동기구를 이용해도 좋다. 특별한 언급이 없으면 각 동작을 10~12번 반복한다.

하체운동

런지

어깨넓이로 두 발을 벌리고 선다. 두 손은 엉덩이에 얹거나 덤벨을 든다. 왼발을 웅덩이나 냇가를 건너듯 앞으로 길게 내딛는다. 이제 근육에 최대 효과를 얻기 위해 허벅지가 바닥과 평행이 되도록 왼쪽 무릎을 구부린다. 이때 무릎 끝이 발가락을 넘어가지 않도록 해야 한다. 그 상태로 잠시 멈춰 있다가 다시 원래 자세로 돌아간다.

이번에는 오른쪽 발을 앞으로 내딛어 같은 동작을 반복한다. 이 동작은 필요한 근력과 균형감각을 키우는 데 도움이 된다. 균형을 맞추기 어렵다면 앞으로 내디딘 발의 발가락을 약간만 안쪽으로 모아보라. 그러면 허공에 맨 줄 위에서처럼 비틀거리지 않게 된다.

런지를 하는 동안 허리는 척추에 빗자루를 붙이고 있는 것처럼 똑바로 세워 바닥과 수직을 이루도록 한다. 계속 발을 바꿔가며 런지를 할 필요는 없다. 한쪽 다리로 일정 횟수를 한 다음 반대쪽 다리로 바꿔 같은 횟수를 반복하면 된다. 그러면 무릎에 무리가 덜 가게 된다.

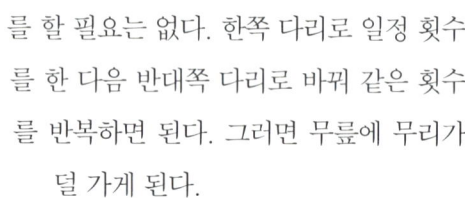

스쿼트

발을 어깨넓이보다 약간 더 벌리고 선다. 두 손은 덤벨을 들거나 팔꿈치를 어깨 높이로 올리고 두 손을 X자로 교차시켜 양팔에 얹어 놓은 자세를 취한다. 이때 등을 구부리지 말고 허벅지가 바닥과 거의 평행이 이뤄지는 지점까지 무릎을 구부린다. 이런 자세를 취하는 것을 스쿼트라 한다.

스쿼트를 하는 동안 팔꿈치는 어깨 높이 그대로 유지하고 있어야 한다. 스쿼트 자세를 취할 때 허리나 무릎에 통증이 느껴진다면 반드시 허벅지를 평행으로 유지할 필요는 없으며 가능한 지점까지만 스쿼트하면 된다.

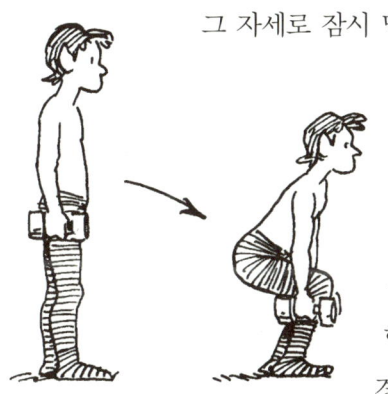

그 자세로 잠시 멈춘 다음 원위치로 돌아간다. 상체는 앞쪽으로 기울어져야 하며 어깨는 곧은 상태로 엉덩이와 일직선을 이뤄야 한다. 스쿼트 자세를 취하면서 숨을 들이쉬고 일어서면서 숨을 내쉰다. 덤벨 말고 다른 물건을 들어 저항력을 높일 수도 있으며 뒤로 넘어질 경우를 대비해 의자나 소파 앞에서 해도 괜찮다. 난이도를 높이려면 가장 낮은 자세에서 천천히 30을 셀 때까지 멈춘 다음 계속 반복한다.

계단 오르기

계단 앞에 선다. 한쪽 발을 두 단 높이에 디딘 다음 다른 쪽 발을 올려

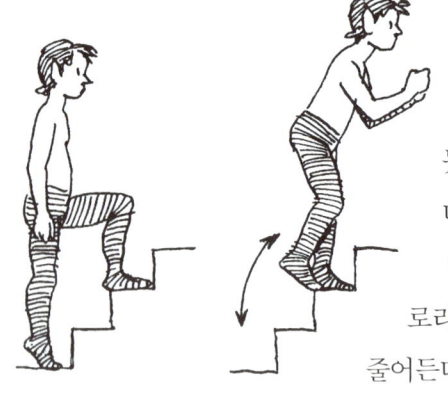

같은 단을 디디게 한다. 같은 발을 이용해 20회 연속으로 한 다음 다른 발로 바꿔 동작을 반복한다. 스프린터가 하듯 양팔을 프로펠러처럼 이용해서 올라간다. 가능한 한 발을 내딛는 소리가 나지 않도록 한다. 내디딤이 부드러울수록 칼로리가 더 많이 소비되고 무릎이 받는 충격도 줄어든다.

가슴운동

푸시업 변형

근력이 강화되면 당신은 다음 푸쉬업을 옵션으로 선택해서 할 수도 있다.

- ★ 엎드린 강아지 자세를 취한다. 거꾸로 된 V자처럼 손과 발가락은 바닥에 대고 엉덩이는 높이 추켜올린다. 어깨너비로 짚은 손에서 5센티미터 떨어진 지점에 시선을 고정시킨 다음 시선이 닿는 곳으로 고개를 숙이면서 천천히 팔꿈치만 굽힌다. 그런 다음 다시 팔을 편다. 운동하는 동안 엎드린 강아지 자세를 고수해야 한다.
- ★ 운동하는 동안 저항력을 높일 수 있는 중량 조끼를 입어도 좋다 중량 조끼는 대부분의 스포츠용품 전문점에 다양하게 구비되어 있다
- ★ 양쪽 발을 번갈아 바닥으로부터 조금 들어 올리고 균형을 유지하기

위해 무릎을 약간 구부린다.

★ 한쪽 손만 이용해 푸시업을 해본다. 성공하면 정말 대단한 일이다 그런데 당신이 한쪽 손만으로 푸시업을 할 수 있다면 11장은 대체 뭐 하러 읽고 있는가?

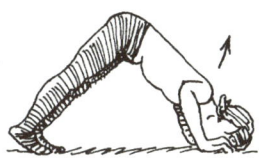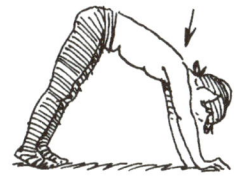

등운동

의자 뒤나 한쪽 옆에 선 다음 의자에 한쪽 손을 짚고 허리를 구부린다. 이때 반대편 손에는 덤벨이나 물병을 쥔다. 등을 곧게 유지하면서 덤벨을 쥔 손을 팔꿈치가 천장을 향하도록 가슴 바깥쪽으로 들어 올린다. 그런 다음 근육을 늘리기 위해 들어 올린 손을 최대한 내린다. 이 동작을 반복한다.

손을 들어 올릴 때 등은 바닥과 평행을 이루어야 하며 바닥을 딛고 있는 발이 흔들리지 않도록 무릎은 약간 구부려야 한다. 심박수 증가와 엄청난 칼로리 소모 효과를 노린다면 가벼운 무게의 덤벨을 들고 100회 실시한다. 지나치게 힘들어지면 무게를 좀더 가벼운 것으로 바꿔 쥐고 계속한다.

중요한 것은 올바른 자세를 유지하는 것이다. 많이 반복하는 것보다 올바른 자세를 유지하는 게 훨씬 더 효과적이다.

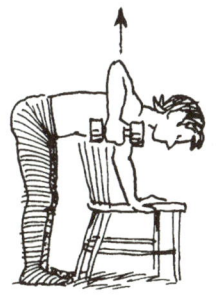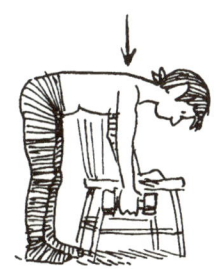

복부운동

크런치 변형

★ 상체를 일으키면서 동시에 다리를 머리 쪽으로 둥글게 들어 올려 배꼽을 바닥 쪽으로 밀착시킨다. 윗배, 중간배, 아랫배를 각각 2팩씩 3세트로 나눠 전체가 식스팩이 되도록 운동해본다.

★ 양팔을 가슴 위에 느슨하게 엇갈려 놓는다. 발바닥이 천장을 향하도록 양다리를 들어올린다. 다리를 곧바로 편 상태로 유지하면서 꼬리뼈가 바닥에서 2~3센티미터 떨어지게 들어 올린 다음 천천히 내려놓는다. 복직근 아랫부분에 효과가 있다.

엑서사이즈볼 동작

★ 엑서사이즈볼 위에 눕는다. 천장을 향해 팔을 쭉 뻗은 다음 손바닥을 서로 붙인다. 팔을 곧게 유지하면서 손은 머리끝 위로, 팔의 이두근은 양쪽 귀 위치로 오게 한다. 이때 팔만 움직이도록 해야 한다.

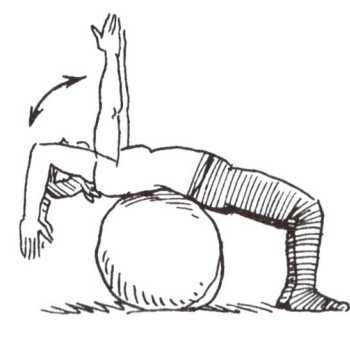

★ 엑서사이즈볼 위에 팔꿈치를 대고 기댄 다음 배꼽을 한 위치에 고정시킨다. 바닥에서 5센티미터 떨어진 지점까지 양쪽 엉덩이를 번갈아 아래위로 움직인 다음 원위치 한다.

자전거 동작

바닥에 누워 양손으로 머리 뒤를 가볍게 받친다. 양발을 들어 올린 다음 오른쪽 무릎을 굽혀 가슴 쪽으로 잡아당긴다. 동시에 왼쪽 어깨를 오른쪽 무릎으로 비틀어 올리면서 팔꿈치가 시야에 들어오도록 한다. 왼쪽 무릎을 굽혀 같은 동작을 반복한다.

발을 바꿀 때 낮은 쪽 발은 들어 올린 상태를 유지하고 있어야 한다. 어깨가 반대편 무릎 쪽으로 향한 자세를 30초 동안 유지한다. 발을 바꿔 같은 자세로 30초를 유지한다. 이때 아랫배에 힘을 주면 줄수록 상체가 더 많이 올라가게 된다. 좀더 난이도를 높이고 싶다면 마지막 자세를 유지하면서 쭉 뻗고 있는 아래쪽 다리를 바닥에 닿지 않도록 하고 올렸다 내리기를 30회 반복한다.

근력운동이 몸집을 키우는 운동이라는 잘못된 생각의 덫에 빠지지 않도록 주의해야 한다. 개구리눈보다 더 튀어나온 근육을 만들지 않으면서도 충분히 근력운동을 할 수 있다. 근육 단련의 진정한 목적은 근육의 양을 좀더 늘림으로써 하루에 더 많은 칼로리를 소모하고 신진대사를 촉진시킬 수 있도록 하는 데 있다.

성공의 열쇠는 변명을 최소한으로 줄이고, 근육을 형성 및 유지하며 최대로 활용할 수 있는 YOU 워크아웃을 일주일에 60분씩 충실히 실행하는 것이다.

CHAPTER 12

다이어트 식단

뱃살관리 식사 계획

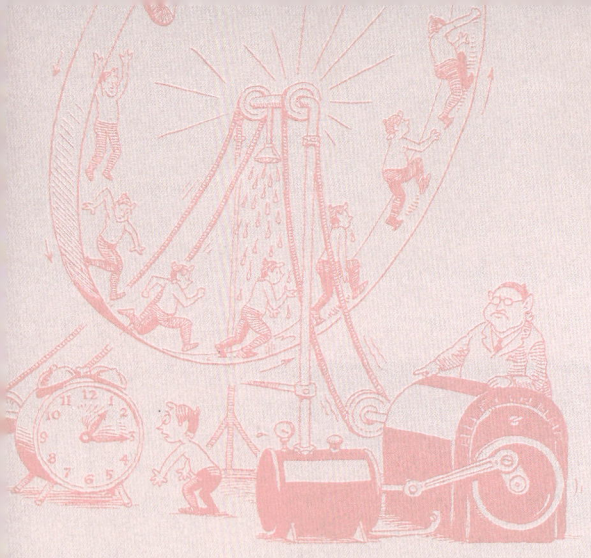

당신이 책의 중간부분을 대충 건너뛰고 끝부분으로 왔든 그렇지 않든 이제 막바지에 도달했다. YOU 다이어트에 온 걸 환영한다. YOU 다이어트는 당신이 현명한 선택할 수 있도록 해주는 도구와 이미 나쁜 선택을 했더라도 유턴해서 되돌아오게 하는 전략을 제공한다. 이 특별 프로그램을 시작하기 전에 먼저 몇 가지 원칙을 살펴보자.

직장에서든 학교에서든 아니면 헬스클럽에서든 우리는 열심히 일하고 공부하고 운동하는 사람에게 찬사를 보낸다. 물론 그렇게 한다고 해서 승진을 하거나 장학금을 타거나 챔피언이 되는 것은 아니다. 그러나 어디에서든 열심히 노력하는 것은 그 자체만으로도 가치가 있다.

사람들의 시선 때문에 졸라맨 허리띠가 마치 토성의 띠만큼이나 팽창해 있는 것은 분명 슬픈 일이다. 우리는 대개 X축_{열심히 노력하는 것}과 Y축_{고통을 인내하는 것}이 만나면 Z축_{날씬한 허리}이라는 약속의 땅에 자동으로 도달할 거라 기대한다. 하지만 우리 몸은 그렇게 작동하지 않는다. 실제로 당신은 허리 사이즈를 줄이는 싸움에서 이길 수 없다. 다이어트를 힘들게 하면 할수록 평소 좋아하던 음식을 의지력으로 억지로 참아내면서 당신은 식품가공업계가 만들어 놓은 마시멜로의 단지 속으로 더 빠져들게 될 것이다.

우리 주위에는 믿을만하고 잘 짜여진 다이어트 프로그램이 많이 있다. 이 책은 그러한 다이어트 프로그램과 경쟁하겠다는 것이 아니라 어떤 프로그램을 선택했든 성공에 이르는 방법과 전략을 알려주려는 것이다.

우리는 지금까지 발표된 많은 연구 논문을 통해 몸이 생물학적으로 음식 섭취와 운동에 대해 긍정적인 결정을 배가시킬 수 있는 단서들을 찾아냈다. 무엇보다 우리의 설명은 과학적 근거에 기초한 것으로 마치 컴퓨터의 소프트웨어 프로그램처럼 체내조절 시스템에 작동해 앞으로의 음식 섭취와 운동계획에 영향을 미치게 될 것이다.

이 책을 모두 읽은 후에는 일반적인 여러 다이어트 방법에 대해 제대로 된 평가를 내릴 수 있을 것이고, 더 이상 요요현상을 걱정하는 일도 없을 것이다. 이제라도 허리둘레 관리는 '서둘러 억지로 하는 것'이 아니라 다음의 두 가지가 몸에 배도록 하는 것임을 알아야 한다.

있는 그대로의 삶을 살아라

우선 당신은 '무언가를 시도하려는 노력'을 중단하고 '있는 그대로의 삶'을 살아가야 한다. 평소에 하던 대로 하면서 우리가 이 책에서 제시하는 방법에 따라 당신의 몸을 리셋하기만 하면 된다. 일단 당신이 심리적 부담에서 벗어나면 매순간 내리는 결정, 음식 선택, 삶 그 자체가 즐겁고 상쾌하며 활기가 넘치게 된다.

2주 안에 허리둘레 5센티미터를 줄인다

통나무 허리를 개미허리로 바꿔가는 과정에서 반드시 이해해야 할 점은 허리둘레 관리를 성공과 실패의 문제로 봐서는 안 된다는 것이다. 그 과정은 어디까지나 목적지를 향해 떠나는 여행이다. 때로는 골목길로 들어설 수도 있고 막다른 길에 이를 수도 있다. 또한 갈림길에서 고민해야 할 때도 있다.

우리가 제시하는 정신적이고 행동치료적인 방법을 익혀두어야 하는 이유가 바로 여기에 있다. 그것을 알면 설사 길을 벗어날지라도 목적지를 향한 원래의 길로 되돌아올 수 있기 때문이다. 방해물이 나타나도 괜찮다. 당신은 얼마든지 유턴이 가능하다. 올바른 길로 되돌아올 수 있는 방법만 안다면 고양이 앞의 쥐가 쏜살같이 도망가는 것보다 더 빨리 유턴할 수 있으며, 결국 성공적으로 날씬한 허리를 만들고 이를 평생 유지할 수 있다.

식이조절 시스템에 대한 이해를 토대로 우리는 당신에게 YOU 다이어트라는 또 하나의 '소프트웨어'를 제공하고자 한다. 제대로 먹는 방법을 배워 당신의 몸을 힘들이지 않고 리셋할 수 있도록 도와주는 프로그램 말이다. 이 프로그램과 함께한다면 당신은 2주 이내에 허리둘레가 5센티미터 정도 줄어들 것을 기대해도 좋다.

당신이 이 14일간의 다이어트 프로그램을 시작할 때, 반드시 기억해야 할 것이 있다. 그것은 당신의 몸은 수백 가지의 아름다운 생화학적 악기로 이루어져 있고, 그것이 인체라는 오케스트라 안에서 각기 다른 음표와 선율, 화음으로 곡을 연주한다는 점이다. 지휘자인 당신은 그 음표들이 제대로 연주되어 좋은 곡이 만들어지도록 지휘해야 한다. 그것이 제대로 이루어지면 아무리 새로운 곡이라도 쉽게 연주할 수 있듯 YOU

다이어트를 배우고 느껴 내 것으로 만드는 데는 1~2주일밖에 걸리지 않는다. 14일이라고 했어도 사실은 7일 프로그램을 두 번 반복하는 것이므로 그리 어렵지 않다. 그리고 일단 몸이 이것을 익히면 당신의 오케스트라는 이전에 전혀 경험하지 못했던 새로운 소리를 만들어낼 것이다.

시작하기 전에

새로운 일을 시작하든 5킬로미터 단축마라톤을 하든 아니면 딸과 함께 547개의 퍼즐조각을 맞추든 무언가를 시작하기 전에는 항상 준비해야

✲ 일회섭취량 조절 ✲

많은 전문가가 '일회섭취량 조절 portion control'이 다이어트의 성공 열쇠라고 말한다. 물론 맞는 말이긴 하지만, 우리가 권하는 것은 그런 방법이 아니다. 우리가 권하는 것은 유익한 음식을 선택하되 23센티미터 크기의 접시를 사용해 칼로리를 제한하라는 것이 아니라 천천히 섭취하라는 것이다.

음식을 천천히 먹으면서 포만감을 가져다주는 렙틴과 그렐린이 본격적으로 활동할 시간을 벌어주어야 한다. 따라서 건강식으로 양을 덜어 주먹크기 정도 천천히 먹으면서 포만감이 찾아오는 정도를 모니터해야 한다. 그렇게 먹고도 더 먹고 싶은 생각이 든다면 건강식을 주먹크기로 한번 더 섭취한다.

* 미리 채워라 *

저녁식사를 하기 20분전에 수프 1컵과 호두 같은 견과류를 약간 15그램 먹는다. 아니면 차전자 한 찻숟가락을 물에 타서 한 컵 250cc 이상 마신다. 이 중 어떤 방법을 사용하더라도 포만감을 느끼는 데 도움을 주어 과식을 피할 수 있게 해준다.

* 엿보기 쪽지 *

식사전략 | 세 끼 식사와 간식을 매일 챙겨 먹는다면 당신은 절대 배고픔을 느끼지 않을 것이다. 단 잠자리에 들기 3시간 이내에는 음식을 먹지 않는다. 후식은 하루걸러 한번씩 먹는 것을 고려해본다.

꼭 챙겨 먹어야 할 음식 | 통곡물 탄수화물, 식이섬유, 견과류 건강에 유익한 불포화지방산이 많다 단백질 육류 살코기, 닭고기, 생선

피해야 할 음식 | 설탕, 설탕이 가미된 식품, 액상과당, 기타 단순당, 트랜스지방, 포화지방, 정제한 흰 밀가루

갑자기 허기질 때 | 사과, 아몬드, 호두, 콩, 무설탕껌, 물, 베어 먹을 수 있는 채소류 오이, 당근, 저지방 요거트, 저지방 치즈, 미리 만들어 놓은 수프나 간식

대체 음식 | 과일과 채소의 경우, 어떤 요리법이나 식단에서도 당신 입맛에 맞게 다른 종류로 대체할 수 있다.

보충제 | 음식 선택이 100퍼센트 완벽할 수 없으므로 일종의 보험이라는 생각으로 매일 종합비타민을 복용하라. 음식과 종합비타민을 통해 얻어야 하는 영양소의 양은 칼슘 1,200밀리그램, 비타민D 600IU, 마그네슘 400밀리그램, 판토텐산 비타민B5 300밀리그램이다. 여기에 어유 2그램으로 오

메가-3지방산을 섭취하고 시나몬계피 1/2찻숟가락을 매일 먹는다. 일주일에 토마토소스를 10숟가락 이상 먹는 것도 좋다.

파트너 | 영양사와 트레이너에게 적극 조언을 구하라. 하지만 가장 중요한 팀원은 바로 당신의 파트너이다. 용기를 북돋워주고 실패의 방어벽이 되어줄 사람 말이다. 그 사람에게 친구들과 도넛을 4개나 먹었다는 고백을 하고 싶지 않아 도넛가게를 피하게 된다.

U-턴 | 실수하는 것은 괜찮다. 중요한 것은 그것을 깨닫고 조절해 스스로 바른길로 되돌아갈 기회를 잡는 것이다.

할 것이 있다. 당신은 업무에 대한 소책자를 읽어야 하고 뛰게 될 코스를 미리 알아봐야 한다. 또한 속으로는 장난감 회사를 욕할지라도 일단 퍼즐조각을 마룻바닥 가득 펼쳐놓아야 한다.

YOU 다이어트도 마찬가지다. 앞부분을 그냥 지나친 사람들을 위해 YOU 다이어트를 시작하기 전에 알아두어야 할 몇 가지 정보를 간략히 설명하겠다.

외부환경식습관을 바꿔 내부환경신체기능을 바꾼다

YOU 다이어트는 당신이 몸의 생물학적 반응을 이해하고 자동적으로 이전의 건강한 상태로 되돌아가도록 해주는 프로그램이다. 특히 YOU 다이어트는 당신의 장기와 조직이 본래의 기능을 되찾도록 해주는 음식을 먹게 도와준다. 권장하는 재료와 영양소에 초점을 맞추기만 하면 당신 몸의 화학물질과 호르몬은 자신이 맡은 일을 제대로 하게 되고, 더불어 허리둘레는 정상 수준으로 돌아온다. 그러한 음식은 당신의 몸 안에 지방을 저장하려 하기보다 오히려 연소시켜 없어지도록 해준다. 또한 배고프게 하기보다 일찍 포만감을 느끼게 하며, 그 포만감을 유지시켜 건강에 해로운 음식을 먹지 않게 해준다.

지피지기면 백전백승

이제까지의 다이어트는 예측 가능한 원인과 결과를 따지기보다 시행착오에 더 의존해왔으니 '과학적' 관점이 아니라 '기술적' 관점에서 다루어졌다고 볼 수 있다. 하지만 최근에는 분자유전학, 신경학, 생화학 등의 눈부신 발전으로 체중이 늘어나는 원인이나 포만감 유지 및 배고픔을 느끼게 만드는 요인이 무엇인지 알 수 있게 되었다. 이제 체중감량은 복잡하긴 해도 예측 가능하고 조절 가능한 과정으로 드러나고 있다. 쉽게 말해 문제를 풀려고 하기 전에 먼저 당신의 몸이 어떻게 작동하는지 이해해 문제를 명확히 파악해야만 좋은 결과가 나올 수 있다는 것이다. 문제를 제대로 파악하고 나면 이미 반쯤은 해결된 것이나 마찬가지다.

내몸이 알아서 하게 만든다

헬스클럽에 갈지 수영장에 갈지 고민하는 것처럼 당신은 항상 어떤 음식을 먹을 것인지를 놓고 선택의 기로에 서게 된다. 그 선택 영역이 넓어지면서 식품업계는 성공을 거두었지만, 우리의 허리둘레는 올챙이 부럽지 않을 만큼 볼록해지고 말았다.

당신의 몸을 리셋하는 방법 중 하나는 먹는 것에 대해 생각하지 않는 것이다. 하루에 서너 끼를 먹는다고 할 때 무엇을 먹을지 수백 번이나 고민하지 않고 당신의 몸이 자동적으로 알아서 하도록 만들어야 한다. 그러기 위해 매일 아침, 점심, 간식은 똑같이 먹고 저녁식사에만 변화를 주는 것도 좋다. 음식의 다양성이 줄어들면 과식이나 폭식의 위험성도 줄어든다.

실수할 때마다 자책하지 않는다

당신은 어디서든 완벽한 절제력을 발휘해야 체중을 줄일 수 있다고 배워왔을 것이다. 그러나 이것은 현실적이지도 못하고 공평하지도 않다. 이처럼 잘못된 사고방식이 다이어트를 실패하게 만드는 요인이다. 어느 누구도 100퍼센트 완벽할 수 없다.

음식에 대한 유혹에서 확실히 벗어날 수 있는 방법은 그런 충동이 생길 때 '긴급 비상계획'을 즉시 발동하는 것이다. 다시 말해 스트레스를 받거나 피로가 쌓일 때 혹은 따분함을 느낄 때 곧바로 이전 상태로 돌아갈 수 있도록 즉석에서 만들어 먹을 수 있는 음식이나 간식을 준비해두라는 것이다. 이런 음식은 충동적인 욕구를 눌러주는 것은 물론 다이어트에 좋지 않은 음식을 피할 수 있게 해주며 무엇보다 당신의 U-턴에 도움이 된다.

내몸을 편안하게 만든다

몸이 알아서 먹는 것을 조절하도록 하려면 음식 만드는 방법이 쉽고 오래 걸리지 않아야 한다. 아침, 점심, 간식의 조리법은 만드는 데 10분이 걸리지 않고, 저녁은 준비하는 데 30분이 넘지 않아야 한다.

칼로리 계산하지 말고 배부르게 먹는다

식단과 요리법 그리고 YOU 다이어트 성공전략을 만들기 전에 꼭 기억해야 할 원칙은 음식을 섭취할 때 중요한 것은 칼로리가 아니라 포만감을 느끼고 그것을 유지하는 것이라는 점이다. 이 프로그램의 핵심은 영양이 풍부한 음식을 섭취하고 건강에 해로운 음식을 피하며 필요한 만큼의 영양 공급이 이루어졌을 때 포만감 신호를 이용해 음식 섭취를 멈추게 하는 데 있다. 따라서 당신은 포만감을 느끼고 이를 유지하는 데 도움이 되는 음식을 섭취해야 한다. 개중에는 숫자나 통계에 능숙하고 음식 칼로리를 줄줄 외우는 사람들도 있다. 그러면 잠깐 재미있는 숫자놀이를 해보자. 우리는 다이어트 프로그램을 대사량이 1,700칼로리인 사람을 기준으로 만들었다. 즉, 휴식대사량과 신체활동량으로 하루 1,700칼로리를 소비하면서 지금의 체중을 유지하는 사람이 여기에 해당한다. 이 사람이 체중을 줄이려면 저녁식사량을 줄여 이보다 적게 먹어야 한다. 당신이 하루에 2,000칼로리를 소비한다면 여기 소개한 분량만 먹어도 체중이 줄어들 것이다. 하지만 당신이 하루에 1,400칼로리밖에 소비하지 않는다면 평소보다 신체활동량을 더 늘려야 한다. 그러면 현재의 휴식대사량과 신체활동량을 계산해보자.

★ 휴식대사량을 쉽게 구하는 방법은 목표체중_{킬로그램}에 17을 곱하고 그 값에 200을 더하는 것이다. 하지만 이 값은 일정치가 않다. 따라서 실제 휴식대사량을 측정할 수 있는 기회가 주어진다면 검사를 받아볼 것을 권한다.
★ 신체활동량을 구하는 방법은 걸은 시간_{단위: 분}에 4를 곱하고, 심폐지구력이나 근력을 키우는 운동시간_{단위: 분}에 8을 곱하면 된다. 예를 들어 오늘 30분을 걷고 25분 동안 조깅과 근력운동을 했다면 약 300칼로리를 소모했다는 계산이 나온다. 트레드밀이나 고정식 자전거의 경우에는 운동으로 소비한 칼로리 값이 나오므로 이를 참고해도 된다.

그러면 그것을 어떻게 활용할 수 있는지 살펴보자. 당신의 목표체중이 70킬로그램이고 하루 평균 300칼로리의 신체활동량을 유지한다고 해보자.

> 휴식대사량: 70 × 17 + 200 = 1,400칼로리
> +신체활동량(300칼로리) = 1,700칼로리

따라서 목표체중에 도달해 이를 유지하려면 하루 1,700칼로리가 필요하다. 여기서 체중을 줄이려면 섭취량을 더 줄이거나 신체활동량을 늘려야 한다. 물론 두 가지를 함께하면 더 좋다. 그러나 음식 종류와 식사량이 매번 다른 상황에서 일일이 칼로리를 계산한다는 것은 쉬운 일이 아니다. 여기서 강조하고 싶은 것은 칼로리를 계산하느라 고생하지 말고 당신의 몸, 위, 뇌가 음식을 그만 먹으라는 신호를 보내게 해주라는 것이다.

✻ 미리 준비하라! ✻

우리가 피해야 하는 음식은 그 성분 자체가 나빠서라기보다 빠르게 흡수되어 몸속에서 여러 가지 문제를 일으킬 수 있기 때문이다. 따라서 식사조절에서는 긴급 상황에 대비한 계획을 세워두는 것이 아주 중요하다. 예를 들어 허리둘레를 위협하는 설탕 함유 음식과 마주칠 상황에 대비해 아래의 선택사항 중 당신이 좋아하는 것을 택해 미리 준비하면 필요할 때 활용할 수 있다.

베어 먹을 수 있는 채소류 | 애기당근, 오이, 방울토마토, 브로콜리 등 여러 가지 채소 중에서 좋아하는 것을 고른다. 잘라서 가방에 넣고 다니다가 필요할 때 먹는다.

살짝 익힌 채소류 | 당신이 좋아하는 것으로 선택해 다진 마늘, 붉은 고추 등과 함께 올리브유로 살짝 익힌다. 냉장 보관해 두었다가 반찬으로 먹거나 입이 심심할 때 전자레인지에 데워 먹는다.

수프 | 일주일에 한번 수프를 한 가지 이상 만들어 1회 분량으로 담아 냉장 보관한다. 저녁식사 전에 미리 한 컵을 먹어 식욕을 떨어뜨리거나 출출할 때 간식으로 한 컵 먹는다.

스틸컷Steel-cut **오트밀** | 만약 시간이 없다면 몸에 좋은 곡물을 갈아 일주일 정도 냉장 보관한다. 어떤 사람에게는 입에 잘 맞지 않을 수도 있지만 다시 익혀서 먹는 곡물은 실제로 맛이 좋다.

응급 음식 | 어느 집에나 소화기가 비치되어 있는 것처럼 '배고픔'이라는 불을 끌 수 있는 소화기 같은 음식을 갖추고 있어야 한다. 배고픔을 느낄 때 쉽게 먹을 수 있는 음식으로는 아몬드, 땅콩, 호두, 잘라놓은 과일과 채소, 말린 과일, 냉동 에다마메풋대두 등이 있다.

내몸 다이어트 식단

이 프로그램은 먹는 것을 균형 있게 조절할 수 있도록 도와줄 것이다. 여기서는 의지력이 아니라 신체 화학조절 물질을 사용한다. 예를 들어 아침식사에 다량의 식이섬유와 단백질을 포함시키는 것이다.아침에 섭취하는 식이섬유는 낮 시간의 음식 섭취 욕구를 조절해주고 충분한 단백질은 식욕을 감소시킨다. 좋은 지방견과류, 올리브, 올리브유, 오메가3지방산이 풍부한 어유은 포만감을 유지하는 데 도움을 주고 몸에 좋은 HDL 콜레스테롤을 높이며 몸에 나쁜 LDL 콜레스테롤을 낮춘다.

설탕을 포함한 단순당 섭취를 제한하는 이유는 혈당 수치가 급격히 올라갔다가 빠르게 떨어지면서 다시 고칼로리의 단것을 갈망하게 되는 악순환이 계속되기 때문이다. 더욱이 몸 안에서 유해한 염증반응을 유발해 더욱 배고프게 만들고 혈관 노화를 촉진하며 허리둘레를 더욱 늘려놓는다.

그러면 어떤 음식을 먹어야 할까? 우선 떠오르는 것은 신선한 생채소가 듬뿍 들어간 호밀빵 샌드위치이다. 사실 중요한 포인트는 똑같은 식단의 단조로운 식사에 있다. 연구 결과, 매일 한 끼 이상을 동일한 식단으로 섭취한 사람이 다양한 식단으로 섭취한 사람보다 체중이 더 줄어들었다. 당신이 이 프로그램을 실천한다면 우리 환자와 마찬가지로 별다른 배고픔을 느끼지 못할 것이다.

음식 선택의 기회가 많아지면 마치 끝없이 이어지는 빨리먹기 대회에 참여한 것처럼 식욕이 당길 것이다. 하지만 음식 선택의 기회가 줄어들면 자동적으로 식욕이 감소하고 허리둘레도 줄어든다.

우선 세 끼 중 한 끼에 음식 선택의 기회를 줄여보라고 하면 대부분의 사람이 이것을 점심식사에 적용한다. 그러면 어떤 음식이 좋을까? 그릴에 구운 닭가슴살 샐러드, 신선한 채소와 닭고기 혹은 참치가 들어 있는 통밀빵 샌드위치 등 건강한 점심메뉴를 선택하라. 한 가지를 정했으면 매일 점심식사 때마다 똑같은 메뉴로 먹는다. 농담이 아니라 정말 매일 그렇게 먹어야 한다.

아래에 저녁을 제외한 매끼의 식단 예를 소개하고 있다. 어떤 것을 선택해도 좋지만 한두 가지만 선택해 매일 똑같은 메뉴로 섭취하는 것이 좋다. 우리의 경험으로 보면 체중감량에 성공한 사람은 대부분 한 가지만 선택해 꾸준히 그것만 섭취했다.

아침식단

시리얼을 좋아하는 경우	계란을 좋아하는 경우	빵을 좋아하는 경우	평소 아침을 걸렀던 경우
올브랜, 오트밀 또는 현미 시리얼 + 비타민 D와 칼슘이 첨가된 저지방 우유나 두유 한 잔 + 주먹 크기 정도의 과일 1개	계란흰자 오믈렛(계란흰자 3개) + 썰어 넣은 다양한 채소류 또는 스크램블 에그 혹은 삶은 계란 2개 + 닭가슴살이나 칠면조 속살로 만든 소시지 혹은 두부 소시지	통밀빵 토스트 1쪽 + 땅콩버터나 사과잼 1티스푼	바나나 단백질 파우더 셰이크 또는 바나나 파인애플 셰이크

점심식단

샐러드	수프와 샐러드	건강식 버거
잘게 썬 샐러드: 잘게 부순 호두 6개, 잘게 썬 채소류, 녹색잎채소 + 연어, 닭가슴살이나 칠면조 + 발사믹 식초와 올리브유 드레싱	수프 1컵 + 샐러드 또는 시저샐러드 + 올리브유나 카놀라유, 또는 발사믹 식초와 올리브유 드레싱	채소가 듬뿍 든 버거 또는 구운 통밀빵 + 올리브유로 만든 마리나라소스, 토마토 슬라이스, 양상추나 시금치, 양파

오전 및 오후 간식

과일과 견과류	곡류	신선한 채소	과일과 요거트
견과류 15그램 + 사과, 배, 바나나, 자두, 귤 1개, 수박이나 멜론 1쪽, 키위 2개, 포도 1/2송이 등	통곡류 시리얼 1/2컵 + 아몬드 1/4컵	살짝 익힌 채소류 1컵 또는 플레인 요구르트나 저지방 치즈에 적신 베어 먹는 채소류 또는 가미하지 않은 베어 먹는 채소류	저지방 요구르트

후식

이틀에 한번 먹는다

계피향의 구운 사과

시나몬 사과 요리

라스베리 소스를 곁들인 구운 배

배 칩스

다크초콜릿 15그램(서너 번 베어 먹는 분량)

저녁식사 이후 간식

오후 8시 30분 이후에는 먹지 말 것!

팝콘

햄 메론말이

음료

오후 8시 30분 이후에는 먹지 말 것!

물, 생수, 소다수(원한다면 레몬 조각이 들어 있는 것도 괜찮다), 무지방 우유, 커피, 차, 다이어트 소다나 콜라(하루에 1~2번만)

아침식사 할 때 과일이나 야채주스(토마토주스, 100퍼센트 포도주스, 칼슘과 비타민D가 첨가된 오렌지주스 등) 한 잔을 마시는 것도 좋다.

저녁식사 할 때 술 한 잔 정도 곁들이는 것도 나쁘지 않다. 술은 식사를 거의 마칠 때쯤 마셔야 식욕을 잠재우는 포만중추의 작용을 방해하지 않는다. 술을 마시지 않는다면 알코올 들어 있지 않은 칵테일 한 잔도 무방하다.

요즘 쏟아져 나오는 식품의 라벨을 보면 옷 라벨보다 훨씬 복잡하고, 영양성분표에 열거된 이름은 마치 그리스 신화에 나오는 신들의 이름처럼 헷갈린다. 또한 애매한 표현의 광고문구는 설탕 범벅의 시리얼이 자두보다 더 건강에 좋은 것 같은 착각에 빠지도록 만든다.

사실 영양이라는 표현은 당신이 라벨을 이해해 단순당과 포화지방 외에 다른 영양소가 전혀 없다는 것을 깨닫기 전까지는 그럴 듯하게 들린다. 이젠 장보기에도 전략이 필요하다. 마트의 통로를 지나면서 식품을 담을 때 정말로 필요한지 고려해보는 것은 물론, 영양성분과 영양소를 꼼꼼히 살펴 건강에 도움이 되는가도 따져보아야 한다.

아래에 영양성분을 살펴보는 가이드라인을 소개한다.

라벨이 적게 붙은 것을 골라라

일반적으로 라벨이나 영양성분 목록이 적을수록 건강에 유익한 식품인 경우가 많다. 땅에서 직접 수확한 자연식품은 일반적으로 라벨을 필요로 하지 않는다. 가공하지 않은 자연식품이라면 어떤 것이든 괜찮다고 생각하면 된다. 단, 신선하고 냄새가 좋아야 하며 그럴듯하게 보이려고 깨끗하게 닦아놓지 않은 것이어야 한다.

포장에 현혹되지 마라

식품 전면에 표기된 그럴듯한 표현을 무시하고 곧바로 영양성분이 표시된 라벨을 찾아라. '팻-프리 fat-free'나 '트랜스지방 0' 같은 표현은 다이어트를 하는 사람들에게 꿈같은 소리로 들릴 것이다. 하지만 지방이 없다는 '팻-프리' 식품의 라벨을 들여다보면 특히 샐러드드레싱 설탕이 빵을 만들 때보다 더 많이 들어 있다는 것을 알 수 있다. 식품의 포장만으로는 내용물을 알 수 없다. 그러므로 포장이 아무리 그럴 듯해도 성분목록을 반드시 확인해야 한다.

교묘한 표현에 속지마라

간혹 교묘한 표현으로 소비자를 현혹시키는 식품도 있다.

단순당의 경우 덱스트로스, 수크로스나 끝이 '오스'로 끝나는 것 혹은 만니톨이나 끝이 '올'로 끝나는 것이 여기에 해당한다. 이러한 알코올류는 체내에서 빠르게 당으로 전환된다. 또한 단순당이 4그램 이상 들어 있는 식품은 구입하지 않는 것이 좋다. 메이플시럽 같은 천연당도 역시 단순당이므로 일 회 분량당 4그램 미만이어야 한다. 물론 과일은 예외다 당이 많지만 다른 영양소가 풍부하다.

지방의 경우 포화지방 일 회 분량당 4그램 미만과 트랜스지방 무조건 피해야 함이란 표현 말고 다른 표기를 하기도 한다. 예를 들면 부분 경화유, 팜, 팜유, 코코넛유 등이 있다.

느긋해라

우리는 당신이 대학 신입생 시절 경제학 강의실에 앉아 있던 시간보다 더 오랜 시간을 장보는 데 소비하길 원치 않는다. 물론 이전에 라벨을 본적이 없다면 익숙해질 때까지는 조금 시간이 걸릴 것이다. 우리는 당신이 장보기나 식사에 편집증적인 증상을 보이는 것을 원치 않는다. 호두나 땅콩버터, 꿀_{일회 분량당 4그램 미만으로}처럼 그리 권하고 싶지 않은 음식도 적당히 섭취한다면 아무런 문제가 없다.

14일 다이어트 프로그램

우리는 2주 동안 식사지침, 전략과 계획, 그리고 당신의 바뀐 식습관이 생활화할 수 있도록 도울 것이다. 여기에 7일 프로그램의 개요를 소개하고 아울러 음식 선택과 올바른 식습관을 선택할 수 있도록 전략을 알려줄 것이다. 당신은 그 다음 7일간 첫 일주일의 내용을 실행하면 된다.

첫째 날

1. 걷기: 30분

걷기는 신체건강을 얻는 첫 번째 약이다. 혼자 걷든 친구와 함께 걷든 강아지를 데리고 걷든 실제 걸은 시간만 계산하고 강아지가 킁킁거릴 때 가만히 서서 기다린 시간은 빼야 한다, 아니면 집안에서 돌아다니든 상관없다. 매일 30분간 걸어보라. 당신은 YOU 다이어트를 위한 동기부여의 기초를 다질 수 있을 것이다.

2. 스트레칭: 걷기 후 3~5분간 시행한다

11장을 참고할 것. 스트레칭을 하면 근육이 유연해져 손상을 예방할 수 있다. 또한 스트레칭은 일종의 명상효과도 있기 때문에 음식 섭취 욕구를 줄이거나 여기에 대처할 수 있는 힘을 키워준다. "고통 없이 이득은 없다 No pain, no gain"는 격언은 여기에 적용되지 않는다.

3. 냉장고를 비워라

냉장고에 건강에 유익한 새로운 음식을 채워 넣으려면 공간을 만들어야 한다. 이제 부엌과 냉장고 안을 정리할 때다. 건강에 해로운 음식을 과감히 버려라. 식품에 붙어 있는 라벨을 읽어보라. 영양성분표에 나와 있는 재료에서 하나라도 아래에 열거된 성분이 포함되어 있다면 쓰레기통에 버려야 한다!

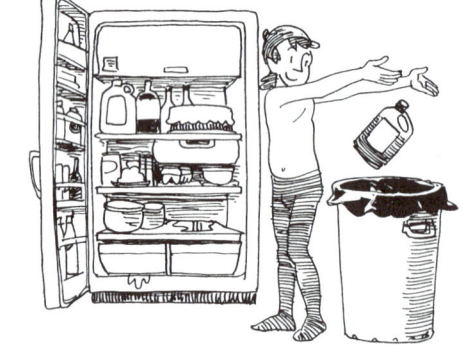

- ★ 단순당: 설탕, 정백당, 포도당, 맥아당, 물엿, 덱스트로스, 과당, 액상과당, 콘시럽, 꿀, 당밀, 몰트시럽, 흑설탕
- ★ 포화지방: 육류의 지방, 유제품의 지방, 버터, 라드, 야자유나 코코넛유
- ★ 트랜스지방: 부분 경화유, 식물성 경화유, 마가린, 쇼트닝
- ★ 정제 밀가루: 100퍼센트 통곡이나 100퍼센트 통밀이 아닌 정제 밀가루로 만든 음식

4. 장보기

그동안 당신의 냉장고는 건강에 해로운 것들로 꽉 채워져 있지 않았는가? 우리는 당신의 부엌을 영양학적으로 인정받는 음식으로 채워 격조를 높이길 원한다. 부엌이 허리둘레 관리에 좋은 음식으로 채워지면 제대로

먹는 것이 쉬워지고 금방 익숙해진다. 첫 주에는 구입할 쇼핑목록이 평소보다 많을 것이다. 조리에 필요한 것을 부엌과 냉장고 안에 채워 넣어야 하기 때문이다. 7일 동안의 특별한 쇼핑목록은 352쪽에 있다.

5. 주간 식단표를 만들어라
채소나 수프 등을 선택한다.

> **무얼 먹을까?**
> 아침, 점심, 간식은 지침을 따른다. 저녁은…
> **현미볶음밥을 곁들인 연어구이**

둘째 날

1. 걷기: 30분
2. 스트레칭: 5분
3. 파트너를 찾아라

이 프로그램을 혼자 하면 도중에 포기하고 부드러운 아이스크림에 입을 댈 위험이 아주 높다. 도움이 될만한 파트너를 찾아라. 배우자든 친구든 직장 동료든 상관없다. 당신의 목표와 이 프로그램에 대해 얘기하고 도움을 청하라. 매일 5분이라도 대화시간 e-메일도 좋다을 만들어 파트너에게 오늘 몇 분이나 걸었고 어떤 음식을 먹었는지 얘기하라.

가장 좋은 것은 당신과 함께 있는 파트너이다. 그와 함께 이 책을 읽고 지식을 공유하라. YOU 다이어트 프로그램 여정에 동참하게 하라. 그러면 당신의 허리가 3~5인치 줄어드는 데서 끝나는 것이 아니라 주변 사람의 허리둘레를 줄이는 데 기여하게 될지도 모른다.

> **무얼 먹을까?**
> 아침, 점심, 간식은 지침을 따른다. 저녁은…
> 매운 칠리 파우더 요리

셋째 날

1. 걷기: 30분

2. **YOU 운동을 시행하라**

근력운동은 근육을 키우는 데 도움이 된다. 근육이 붙으면 대사율이 증가하고 지방을 더 빠르게 연소시킨다. 걸을 때도 복근에 힘을 주면 자세가 좋아지고 옷맵시가 살아난다. 특히 걸을 때는 맥박이 빨라질 정도의 빠른 걸음으로 걸어야 운동효과가 있다. 아니면 심폐지구력을 키울 수 있는 다른 운동을 20분 시행한다.

3. **식사일기를 써라**

간혹 실수를 하고 나서 죄책감에 빠질 때가 있다. 하지만 죄책감과 하고자 하는 열의 사이에는 분명한 선이 있다. 당신 자신을 리셋하는 데 도움이 되는 방법 중 하나가 당신이 섭취한 음식을 매일 기록하는 것이다.

당신은 먹지 말아야 할 음식을 먹었을 때 기억하고 싶지 않은 그 사실을 다시 보여주는 것이 싫기 때문에 결국 유해한 음식에 손을 대지 않게 된다. 충분히 가치가 있지 않은가! 단 2주일만이라도 식사일기 쓰는 것을 습관화하라. 물론 게 눈 감추듯 슬쩍 먹어버린 M&M초콜릿 세 알도 빼놓으면 안 된다.

4. 장보기

걷기를 3일 동안 실천하면 허리띠가 느슨해지는 것을 느끼게 될 것이다. 이제 다시 장보기를 한다. 이번에는 스포츠용품점에 들러 운동화를 구입한다. 운동화는 가볍고 발꿈치 쪽에 쿠션이 많은 것이 좋다. 최선의 선택은 신발전문용품점에 들러 발 치수를 재고 보폭과 걸음걸이를 분석해 당신에게 맞는 신발을 고르는 것이다. 괜찮다면 다음과 같은 것을 추가로 구입해도 좋다.

★ 바닥에 패드를 댄 양말_{면양말은 피할 것. 땀으로 축축해지지 않는 양말이 필요하다}
★ 요가 매트: 깊은 자세를 취하다 미끄러져 넘어지지 않도록_{원한다면 덤벨이나 탄성밴드를 구입해도 좋다.}

> **무얼 먹을까?**
>
> 아침, 점심, 간식은 지침을 따른다. 저녁은…
>
> **지중해식 닭다리살 요리**

넷째 날

1. 걷기: 30분
2. 스트레칭: 5분
3. U-턴을 하라

이쯤 왔으면 이웃사람이 갖다 준 케이크 한두 숟갈이나 아이들이 먹고 있는 스낵 한두 개, 쇼핑을 하다가 빵 한 입 정도를 베어 먹었을 것이다. 괜찮다. 그렇게 드문 일은 아니다. 이제 함께 원래의 자리로 돌아가자. 다음부터는 스스로 U-턴을 해야 한다. 다음번에도 이렇게 유혹에 빠진 당신을 발견하면 다음과 같은 대응전략을 실행한다.

★ 입맛 다시기
숨을 들이마신다. 입술을 핥는다. 침을 꿀꺽 삼킨다. "음" 하고 말하면서 천천히 숨을 내쉰다. 시원한 공기가 입술을 타고 지나가게 둔다. 이러한 '달래기 동작' 3초밖에 걸리지 않는다 이 당신을 진정시키고 관심을 다른 곳으로 돌리는 데 도움이 된다.

★ 허리 늘어뜨리기
똑바로 선다. 허리의 긴장을 푼 상태로 몸을 앞으로 구부린다. 상체가 바닥을 향하도록 하면서 손은 양쪽 팔꿈치를 잡고 있거나 무릎 뒤에 둔다. 중요한 것은 허리와 엉덩이의 긴장을 충분히 풀어야 한다는 것이다. 목을 완전히 이완하라. 그래도 긴장감이 느껴지면 무릎을 쭉 펴지 말고 살짝 구부린다.

> **무얼 먹을까?**
>
> 아침, 점심, 간식은 지침을 따른다. 저녁은…
>
> 파스타 프리마베라

다섯째 날

1. 걷기: 30분
2. YOU 운동을 시행하라
3. 의사를 찾아가라

허리둘레 관리는 팀워크가 중요하다는 사실을 기억하라. 당신의 건강을 관리해주는 주치의를 팀원 중 MVP라고 생각해야 한다. 지금 전화해서 진료예약을 잡아라. 당신의 주치의를 통해 여러 가지 도움을 받을 수 있다.

★ 당신의 건강 수치를 최근 기록으로 업데이트하라. 주치의에게 혈압, 허리둘레, 맥박 등의 수치를 적어달라고 한다. 혈액검사를 통해 현재의 혈당, HDL콜레스테롤, LDL콜레스테롤, 중성지방 수치를 알아두는 것도 필요하다.

★ 만일 체중이나 허리둘레가 더 이상 빠지지 않고 평행선을 그리고 있다면 의사를 찾아가 도움을 받을 수 있다. 당신의 주치의가 필요하다면 약물을 처방해줄 수도 있다. 부록 A를 참고할 것

> **무얼 먹을까?**
>
> 아침, 점심, 간식은 지침을 따른다. 저녁은...
>
> 완두콩 아몬드 닭가슴살 요리

여섯째 날

1. 걷기: 30분
2. 스트레칭: 5분
3. 주위에 알려라

지금 당신의 계획을 주위에 알리면 다시 옛날의 습관으로 되돌아가는 것이 더욱 어려워진다. 친구나 직장 동료들에게 현재까지의 진행 상황과 당신의 변화에 대해 얘기하라.

> **무얼 먹을까?**
>
> 아침, 점심, 간식은 지침을 따른다. 저녁은...
>
> 구운 붉은 감자와 토르티야

일곱째 날

1. 걷기: 30분
2. YOU 운동을 시행하라: 〈20분 완성 YOU 워크아웃〉을 시행한다
3. 부엌을 다시 채워 넣어라

찬장과 냉장고에 부족해진 것을 다시 채워 넣고 다음주 식단을 위한 장보기 목록을 만든다.

4. 당신 스스로를 채점해보라

아직 일주일밖에 되지 않았지만 당신이 어떻게 바뀌고 있는지 아는 것도 중요하다. 이제 허리둘레와 체중을 재볼 때가 되었다. 첫 주에 허리둘레는 1인치, 체중은 1~2킬로그램 줄었을 것이다. 심지어 이전에 입었던 낮은 치수의 옷이 맞을지도 모른다.

> **무얼 먹을까?**
> 아침, 점심, 간식은 지침을 따른다. 저녁은…
> 고구마 퓌레를 곁들인 닭다리살 요리

여덟째 날 평생토록 당신의 몸은 리셋될 것이다

우리는 당신이 건강한 허리와 체중으로 돌아갈 수 있도록 당신의 몸을 변화시키는 데 필요한 도구와 행동지침을 소개했다. 두 번째 주에도 첫

주와 똑같이 반복하되 메뉴는 당신이 좋아하는 것으로 대체해도 좋다.

첫 번째 일주일은 행동으로 옮겨 당신의 몸이 적응하도록 해주는 기간이다. 두 번째 주는 7일간의 프로그램을 다시 시행해 익숙해지게 하는 동시에 제대로 먹는다는 것이 무엇인지 느끼게 해주는 기간이다.

연구에 따르면 반복적인 행동으로 그것이 저절로 몸에 배이게 하는 데는 2주일이 걸린다고 한다. 그 다음에 당신은 이 프로그램을 당신에게 맞도록 조정할 수 있다. 아니면 이것을 계속 반복해도 된다. 물론 재조정은 당신의 입맛뿐 아니라 우리의 영양학적 지침에 근거해야 한다. 이것은 결코 허리둘레 관리 프로그램의 끝이 아니다. 오히려 이제 막 시작한 것이다.

2~3주 사이의 어디쯤에서부터 지속적으로 허리둘레를 줄여주는 행동 변화가 당신의 몸에 스며들 것이다. 그와 동시에 새롭게 해독상태에 이른 당신의 몸은 유해한 음식에 더욱 예민한 반응을 보일 것이다. 대신 YOU 다이어트 습관에 익숙해지기 시작한 당신의 몸은 우리가 권하는 음식을 더욱 찾게 된다.

당신의 간은 독성물질을 처리할 필요가 없어지니 편해질 것이고 염증반응도 줄어들어 몸은 휴식과 즐거움을 누릴 것이다. 물론 당신이 실수를 저지를 수도 있다. 하지만 심한 스트레스 같은 감정 부담만 없다면 U-턴을 해서 다시 돌아오는 것은 어렵지 않다. 아무리 험한 길로 빠졌어도 우리가 이 책에서 말하는 종류의 음식을 챙겨 먹는다면 쉽게 구조의 손길을 받을 수 있다.

체중이나 허리둘레가 더 이상 빠지지 않고 평행선을 그릴 경우에는 세 가지 중 하나를 선택할 수 있다. 하루 섭취량에서 조금만 더 줄여본다. 신체활동량을 지금보다 더 늘린다. 아니면 의사를 찾아가 도움을 요청한다. 이때 기억해야 할 것은 체중감량의 목적이 건강을 얻는 데 있다는 점이다. 따라서 당신 몸이 편안하게 느끼고 있다면 체중계 눈금에 구애받지 말고 그 과정을 유지할 것을 권한다.

식단예시 첫번째: 서양식 식단

아래에 YOU 다이어트에 근거한 1주일 식단을 소개한다. 복잡한 거 싫어하고 아무 생각 없이 따라할 수 있는 프로그램을 원하는 귀차니스트들은 이 식단을 따르면 된다.

주: 개인에게 필요한 칼로리는 유전자, 휴식대사량, 신체활동 정도 등에 따라 다를 수밖에 없으므로 여기에 음식의 양은 표시하지 않았다. 당신은 어느 정도 포만감이 느껴질 때까지 먹으면 된다. 포만감 척도 3/4 Tank가 좋다 249쪽 참조. 배가 많이 부르거나 불룩 나오면 안 된다.

일요일

아침: 계란 흰자 오믈렛 + 주스와 커피 혹은 차
오전 간식: 베어 먹는 채소류(그냥 먹거나 플레인 요구르트에 찍어 먹는다)
점심: 건강식 버거
오후 간식: 과일을 곁들인 요구르트
저녁: 현미볶음밥을 곁들인 연어 구이
후식: 다크초콜릿 1조각(30그램), 오렌지 한 쪽
음료: 물, 커피, 차 등 원하는 대로

월요일

아침: 바나나 단백질 파우더 셰이크
오전 간식: 견과류 조금(15그램)
점심: 호두, 채소류 등을 잘게 썰어 넣은 연어 혹은 닭가슴살 샐러드
오후 간식: 과일을 곁들인 요구르트

저녁: 매운 칠리 파우더 요리
저녁 간식: 팝콘
음료: 물, 커피, 차 등 원하는 대로

화요일

아침: 무지방(탈지) 우유와 시리얼 + 주스와 커피 혹은 차
오전 간식: 사과
점심: 가든 수프 한 컵 + 크랜베리, 호두, 가루치즈를 얹은 샐러드
오후 간식: 과일을 곁들인 요구르트
저녁: 지중해식 닭다리살 요리
후식: 시나몬 사과 요리
음료: 물, 커피, 차 등 원하는 대로

수요일

아침: 바나나 파인애플 셰이크
오전 간식: 견과류 조금 (15그램)
점심: 호두, 채소류 등을 잘게 썰어 넣은 연어 혹은 닭가슴살 샐러드
오후 간식: 과일을 곁들인 요구르트
저녁: 파스타 프리마베라
저녁 간식: 토마토 아보카도 살사
음료: 물, 커피, 차 등 원하는 대로

목요일

아침: 무지방(탈지) 우유와 시리얼 + 주스와 커피 혹은 차
오전 간식: 자두
점심: 가든 수프 한 컵 + 크랜베리, 호두, 가루치즈를 얹은 샐러드
오후 간식: 통밀빵 반 쪽과 신선한 채소
저녁: 완두콩 아몬드 닭가슴살 요리
후식: 다크초콜릿 1조각(30그램), 오렌지 한 쪽
음료: 물, 커피, 차 등 원하는 대로

금요일

아침: 바나나 단백질 파우더 셰이크
오전 간식: 견과류 조금(15g)
점심: 호두, 채소류 등을 잘게 썰어 넣은 연어 혹은 닭가슴살 샐러드
오후 간식: 과일을 곁들인 요구르트
저녁: 구운 붉은 감자와 토르티야
저녁 간식: 팝콘
음료: 물, 커피, 차 등 원하는 대로

토요일

아침: 무지방(탈지) 우유와 시리얼 + 주스와 커피 혹은 차
오전 간식: 과일을 곁들인 요구르트
점심: 가스파치오 + 크랜베리, 호두, 가루치즈를 얹은 샐러드
오후 간식: 신선한 채소류
저녁: 그린빈스와 땅콩소스 새우요리
후식: 배 칩스
음료: 물, 커피, 차 등 원하는 대로

서양식 식단 장보기 목록

첫 번째 주에는 다른 때보다 사야 할 것이 많을 것이다. 여기에 소개한 목록은 343쪽에 소개한 7일간 식단 예시에 필요한 재료이다.

★ 장보기 목록은 쇼핑을 좀더 쉽게 하기 위해 여러 항목으로 나뉘어 있다. 곡류, 냉동식품, 단백질, 견과류와 말린 과일, 신선한 채소 등
★ 일반적인 양념 목록에는 조미료, 향신료, 식용유 등이 포함된다.
★ 토마토나 크랜베리 주스는 오렌지주스로 대체할 수 있다.

★ 일주일 동안 두 사람이 먹을 수 있는 분량의 목록이다.

곡류

오트 시리얼 1박스(Cheerios)
100퍼센트 통밀 혹은 100퍼센트 통곡물 잉글리시 머핀(설탕, 꿀, 액상과당, 콘시럽 등이 가미되지 않은 것으로 찾을 것)
100퍼센트 통곡물로 만든 얇은 피자 빵 껍질 30센티미터 크기 혹은 300그램 1장
현미 1박스
100퍼센트 통밀로 만든 리가토니 혹은 링귀니 파스타
스틸컷 오트밀 1박스
100퍼센트 통밀 피타(납작한 빵) 1자루
100퍼센트 통밀 토르티야(멕시코의 납작하고 발효시키지 않은 빵)

캔이나 단지에 들어 있는 품목

저염 야채수프 혹은 닭육수 8컵(2리터)
흰콩 1캔(450그램)
토마토스튜 2캔(1캔에 약 400그램)
잘게 썰거나 으깨놓은 토마토 1캔
토마토소스(올리브유나 카놀라유 + 반 컵당 4그램 미만의 설탕이 들어 있는) 480그램
칼라마타 올리브 1단지
햇볕에 말린 토마토 조각(기름기 없는) 1캔
무가당 복숭아캔 2캔
하라피뇨 페퍼(jalapeno pepper) 1캔
강냉이 1봉지(8컵 분량)
무가당 사과주스(유기농이면 더 좋음) 1단지
사과 버터(냉장 보관) 1단지
천연 땅콩버터(트랜스지방 0, 설탕이나 과당 가미하지 않은 것) 1단지

견과류와 마른 과일

조미하지 않은 호두 1봉지(240그램 정도)
조미하지 않은 헤이즐넛 1봉지(120그램 정도)

조미하지 않은 아몬드 1봉지(120그램 정도)
말린 크랜베리 1봉지(약 3/4컵)
말린 살구 1봉지
피스타치오 1통

양념류

올리브유
카놀라유
소금
후추
마늘
저염 간장
발사믹 식초
와인 식초
메이플시럽(영양성분 라벨에 액상과당 표시 없는 것으로)
마리나라소스 혹은 토마토소스
디종 머스타드(Dijon mustard)
매운 고추소스
넛멕(nutmeg)
시나몬
커피 혹은 차
다크초콜릿(코코아 70퍼센트 이상 함유된 것)

냉장 품목

무지방 우유 혹은 저지방 두유(칼슘과 비타민D 첨가된 것) 2리터
100퍼센트 오렌지주스 혹은 포도주스(칼슘과 비타민D 첨가된 것) 1리터
가루치즈 1.5컵(180그램)
계란 6개
무지방 모짜렐라 치즈 1봉지
저지방 요구르트 120밀리리터 8개

닭고기/칠면조/생선

껍질 벗긴 닭다리 2개
껍질 벗긴 닭가슴살 약 120그램 2개
얇게 잘라 조리한 연어(칠면조나 닭) 약 360그램
껍질 벗긴 연어 필레(살, fillet) 약 240그램
생선 1마리

냉동식품

냉동 블루베리 1봉지
냉동 라스베리 1봉지
무지방 혹은 저지방 바닐라 냉동 요구르트 1통

건강식품점

콩단백
차전자(psyllium)
아마씨

기타

백포도주 1병

농산물점

와일드카드: 당신이 특정 과일이나 채소를 좋아한다면 원하는 만큼 사서 식단에 추가하거나 다른 것과 대체해도 좋다.
300그램 샐러드믹스 3봉지
메스클런(샐러드용 야채묶음) 혹은 새싹류 10컵
베어 먹을 수 있는 채소류(아스파라거스, 브로콜리, 콜리플라워, 버섯 등) 450그램
잘라 놓은 당근, 사과, 브로콜리, 셀러리 1봉지
그밖에 당신의 선택에 따른 채소류 1킬로그램
사과 작은 것 5개
자두 2개
토마토 3개

당근 1묶음
바나나 1다발
레드 벨 페퍼(red bell pepper) 2개
옐로우 벨 페퍼(yellow bell pepper) 1개
양배추 작은 것 1개
녹두 1컵
아스파라거스 450그램
가지 작은 것 1개
샬롯(서양 파) 3개
마늘 2개
양파 3개
적양파(red onion) 1개
파 1단
파실라 칠리 페퍼(pasilla chili pepper) 1개
감자 큰 것 1개
신선한 파슬리, 바질, 로즈마리, 타임, 차이브, 오레가노, 처빌 1묶음
생강 뿌리 1개
라임 1개
아보카도 1개
신선한 라스베리 1바구니(만일 없으면 냉동으로 대체)
신선한 블루베리 1바구니(만일 없으면 냉동으로 대체)

식단예시 두번째 : 한국식 식단

밥을 위주로 하면서 반찬을 부식으로 하는 식사가 아니라 포화지방이 적은 단백질, 즉 닭·쇠고기 살코기·생선·두부를 주로 먹으면서 채소를 많이 곁들인다. 다음의 메뉴에서 양은 표기하지 않았지만 레시피에 있는 1인분을 기초로 하면 하루 1,200~1,500kcal의 식단이 되므로 점심이나 저녁에 밥을 곁들일 경우 한 끼에 3분의 2공기 이상 200kcal을 넘지 않

도록 한다. 대신 맑은 국콩나물국, 얼갈이배추된장국, 팽이버섯왜된장국, 김치콩나물국, 시금치된장국, 미역국, 무국, 콩나물무채국과 생채소를 가능한 매끼 섭취한다. 2주일째는 1주일째의 메뉴를 되풀이한다.

조리를 할 때는 불포화지방산의 섭취를 늘리기 위해 올리브유, 참기름, 들깨기름을 사용하고 간식으로 생채소나 생과일, 견과류, 플레인 요거트를 섭취한다. 설탕이나 정제 밀가루, 흰쌀밥은 가능한 피하며 조리는 싱겁게 해서 식품의 맛 자체를 즐길 수 있도록 한다. 식사는 꼭꼭 씹어가며 천천히 먹되 적어도 20~30분 걸려야 하며, 배가 부르다는 느낌을 느낄 수 있도록 먹는 것에 집중한다. 가능한 신문이나 텔레비전을 끄고 예쁜 그릇에 담아 우아하게 앉아서 식사하는 습관을 기른다.

토요일

아침: 바나나 파인애플 셰이크 + 주스와 커피 혹은 차
점심: 세비치(지중해식 생선회)
저녁: 불고기와 배추쌈 + 잡곡밥 2/3공기
간식: 햄 메론 말이 또는 플레인 요구르트
음료: 물, 커피, 차, 맑은국 등 원하는 대로

일요일

아침: 새우 양송이죽 + 물김치 + 커피나 차
점심: 삼색 파프리카 도미 요리 + 오븐에 구운 아스파라거스
저녁: 닭 북어찜 + 단호박 두부조림 + 잡곡밥 2/3공기
간식: 카프레제
음료: 물, 커피, 차, 맑은국 등 원하는 대로

월요일

아침: 바나나 단백질 파우더 셰이크 + 커피나 차
점심: 닭가슴살 샌드위치 + 토마토 버섯샐러드

저녁: 버섯, 채소를 곁들인 해물 샤브샤브 + 잡곡밥 2/3공기
간식: 강냉이 1컵
음료: 물, 커피, 차, 맑은국 등 원하는 대로

화요일

아침: 바나나 파인애플 셰이크 + 커피나 차
점심: 모둠 버섯 토마토 스파게티
저녁: 통닭구이와 양파 생채 + 부추 양배추무침
간식: 견과류 한 큰술
음료: 물, 커피, 차, 맑은국 등 원하는 대로

수요일

아침: 새우 양송이죽 + 물김치 + 커피나 차
점심: 사태 수육 + 시금치 호두 샐러드 + 잡곡밥 2/3공기
저녁: 피망소스를 곁들인 연어 스테이크 + 계절과일 샐러드
간식: 오이, 파프리카, 당근, 아삭이고추 등 베어 먹는 채소 + 플레인 요거트
음료: 물, 커피, 차, 맑은국 등 원하는 대로

목요일

아침: 바나나 파인애플 셰이크 + 커피나 차
점심: 구운 닭가슴살 샐러드
저녁: 돼지고기 들깨찜 + 일본식 생강과 숙주샐러드 + 잡곡밥 2/3공기
간식: 계절과일 1개
음료: 물, 커피, 차, 맑은국 등 원하는 대로

금요일

아침: 바나나 단백질 파우더 셰이크 + 커피나 차
점심: 목살보쌈 + 부추샐러드 + 잡곡밥 2/3공기
저녁: 삼치구이와 발사믹 소스 + 시금치 두부무침
간식: 오이, 파프리카, 당근, 아삭이고추 등 베어 먹는 채소 + 플레인 요거트
음료: 물, 커피, 차, 맑은국 등 원하는 대로

한국식 식단 장보기 목록

채소류

시금치 1단
방울토마토 1팩
셀러리 1단
토마토 11개
양파 4개
당근 2개
피망 1개
마늘 2통
샐러드 야채
삼색 파프리카 각 1개(파랑, 노랑, 빨강)
모둠버섯(양송이, 느타리, 표고, 새송이, 팽이) 각 1팩
대파 1단
호부추 60그램
브로콜리 80그램
오이 4개
풋고추/홍고추 10개
배추 반 통
생강 1쪽
부추 1단
양배추 반 통
달래 1뿌리
단호박 1개
미나리 1단
쑥갓 1단
무순 1팩
쌈무 1팩

단백질류

계란 12개
닭가슴살 5조각
직사각형 두부 2모
돼지고기 등심 200그램
해산물
보리새우 60그램
생선횟감(흰살) 240그램
주꾸미 140그램
새우 160그램
도미살 2조각
연어 2조각(손바닥만한 크기)
삼치 2토막
북어 반 마리
쇠고기 불고기감 350그램
사태 300그램
목살 수육용 240그램
통닭구이용 1마리
돼지고기 햄 6장

곡류

스파게티 면 160그램
찹쌀불린 것 1큰술
찹쌀가루 2큰술
호밀가루 2큰술
샌드위치용 잡곡빵 4쪽

과일

바나나 4개
키위 1개

오렌지 3개
메론 1개
딸기 1팩
배 1개
사과 1/2개
대추 5알
밤 5알

공산품

올브랜시리얼 1팩
부순 파인애플 1캔
양송이캔 1캔
블랙 올리브 1병
핫소스 1병
레몬주스
와이트와인 비니가
엑스트라버진 올리브오일
바질 잎
레드와인 비니가
양겨자
토마토소스
연겨자
꿀

유제품

저지방 두유나 우유 1컵
플레인 요구르트 3컵
저지방 우유 1컵
모짜렐라 치즈 1팩

냉동식품

파인애플 샤벳 1/2컵

얼린 블루베리나 다른 과일 얼린 것 1팩

건강식품

콩 단백 파우더 1캔
아마자유

양념

올리브오일
시나몬 파우더
들깨 볶은 것 4큰술
고춧가루
멸치젓
참기름
참깨
녹말가루
토마토케첩

APPENDIX

부록

의학적인 해결책

You on a Diet
Manual

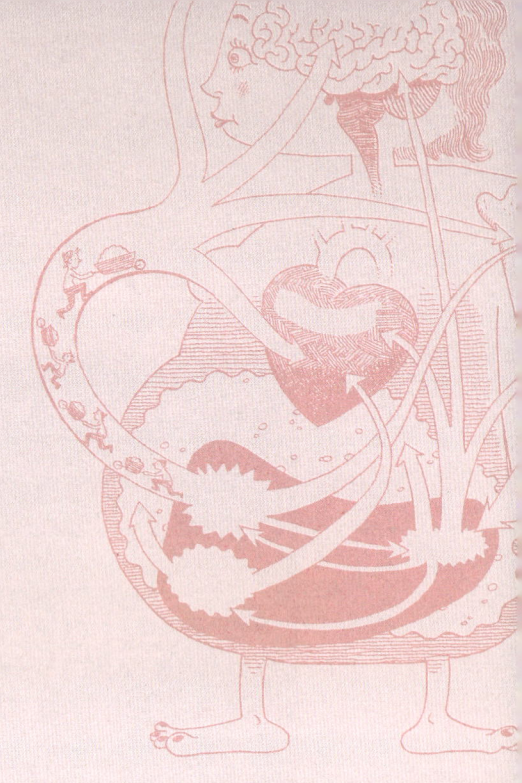

 다이어트 정체기에 들어섰거나 지방과 건강에 대한 통제력을 상실했을 때 선택할 수 있는 해결책

당신은 체중감량을 위해 약물이나 수술 등의 의학적 '도움'을 받은 사람에 대해 비겁하게 어려움을 회피한 변절자(?)라고 생각할지도 모른다. 그러나 어떤 사람에게는 그런 비겁한 회피가 유일한 해결책일 수도 있다.
다이어트를 하다가 벽에 부딪히거나 마지막 15킬로그램 감량을 남겨놓고 정신적 위기에 직면했을 때 혹은 완전히 통제력을 상실했을 때, 도움을 주거나 상황을 역전시킬 수 있는 의학적 해결책은 분명 존재한다. 이러한 의학적 해결책은 단기간의 약물치료처럼 상대적으로 간단한 방법에서부터 위 절제술처럼 위험한 방법까지 매우 다양하다. 그 효과는 상황에 따라 천차만별이며 몇 킬로그램 정도만 빠지는 경우도 있고 100킬로그램 이상 빠질 수도 있다.

당신이 전립선암이나 유방암에 걸렸다면 의학적으로 치료받는 것을 당연하게 여길 것이다.

심각한 비만도 마찬가지로 생각해야 한다. 쉰 살에 정상체중에서 20~50킬로그램이 초과될 경우, 전립선암이나 유방암만큼 치명적인 결과를 초래할 수 있기 때문이다. 이 경우 7년 안에 사망하거나 병에 걸릴 확률이 2배나 높아진다.

체중과 관련된 내용은 10장~12장에서 대부분 다루었지만, 불가피한 경우 의학적 도움을 받을 수 있다는 사실 또한 당신이 알고 있길 바란다. 부록에서 간단하게 소개할 의학적 도움은 크게 세 가지로 분류된다.

- ★ 의사가 처방한 약물: 다이어트 정체기에 들어선 사람들의 재도약을 돕기 위해 사용한다.
- ★ 성형수술: 체중감량에 성공한 사람들이 몸매를 아름답게 조절하기 위해 사용한다.
- ★ 비만수술 배리아트릭 수술, bariatric surgery: 고도비만을 치료하기 위해 위를 절제하거나 소장을 짧게 줄이는 수술법으로 지나친 비만이거나 다이어트와 운동에서 실패를 반복한 결과 생명에 위협을 받는 사람들이 선택할 수 있는 해결책이다.

이러한 방법이 약간의 체중감량만을 원하는 당신과 무관하다고 생각할지도 모르지만 이런 치료로부터 도움을 받을 수 있는 사람이 당신 주변에 있을 수도 있다.

우리가 부록에서 설명하는 내용은 '의료적 해결책'의 생리학을 이해하는 데 도움이 되고 당신이나 가족에게 효과가 있을지도 모르는 해결책에 대한 기본지식이라고 할 수 있다.

부록 A | 약물을 이용한 체중감량
체중관리를 위한 의학적 도움

약물에 대한 3가지 오해

1 약물을 이용한 체중감량은 실패한 다이어트와 다름없다.
2 의사의 처방 없이 약국에서 구입할 수 있는 각종 체중감량 약물은 안전하다.
3 카페인은 공복감을 느끼게 만든다.

'약물'은 운동경기에서는 사기로, 학교에서는 정학으로 가는 지름길로 그리고 음악에서는 밴드의 또 다른 멤버쯤으로 간주된다. 그렇다면 체중감량에서는 어떨까? 체중감량에서 약물은 살을 빼기 위한 극단적인 방법 혹은 바람직하지 않은 방법으로 간주된다.

그러나 적절한 관리 아래 올바르게 사용한다면 체중에 영향을 미치는 약물이 뇌의 화학작용을 변화시켜 살을 빼는 데 도움을 주기도 한다. 특히 당신이 YOU 다이어트와 운동에 성공한 직후 다이어트 정체기에 들어섰을 때, 약물은 재도약의 발판을 마련해줄 수 있다. 약물은 당신이 고비를 넘길 수 있도록 실제적인 도움을 줄 수 있는 것이다.

유레카! 비만치료제 약국에서 의사의 처방전 없이 다이어트 치료제로 팔리고 있는 일반 약품이 아니라 의사의 처방이 필요한 전문 의약품는 뇌 화학물질을 조절하는 데 도움을 주기 때문에 결과적으로 당신은 더 이상 체중

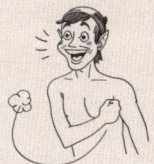

이 줄지 않는 정체기를 벗어나기 위해 '더 굶어야 하나, 말아야 하나' 하는 생각을 덜하게 된다. 그런 점에서 약물은 슬럼프에 빠진 운동선수를 돕는 코치와 같다고 할 수 있다.

그러나 어떤 약물을 사용하든 그것이 기적 같은 체중감량을 일으키는 것은 아니다. 복용할 경우 5~10퍼센트의 체중감량 효과가 있는 약물은 있지만, 전자레인지처럼 30초 만에 복부에서 지방을 가열처리할 수 있는 약물은 어디에도 없다. 물론 5~10퍼센트도 상당한 수치라고 할 수 있으며 특히 당신이 다이어트 정체기를 겪고 있을 때는 더욱 그렇다.

✻ 나쁜 약물에도 좋은 점이 있다고? ✻

현재 식욕을 조절하는 새로운 약물이 속속 개발되고 있고 조만간 시장에 선보일 예정이다. 아이러니한 것은 그런 약물 중 몇몇은 불법 약물(마약)의 작동방식에 그 뿌리를 두고 있다는 점이다. 가장 최근에 개발된 리모나반트rimonabant는 대마초의 작용과 관련이 있는 카나비노이드cannabinoid 수용체를 차단해 식욕을 억제한다.

뇌에 있는 카나비노이드 수용체는 대마초를 피우거나(cannabis는 대마초의 학명이다) 대마초를 피운 후에 느끼는 배고픔 때문에 냉장고 두 칸을

깡그리 비우도록 작동하는 수용체로 CCK와 렙틴의 분비를 저하시켜 탐식을 부추긴다. 이러한 작용을 역이용해 카나비노이드 수용체의 활동을 차단하는 약물을 만들어낸 것이다.

카나비노이드 수용체는 간과 근육, 복부지방에서도 발견되며 인체가 음식을 이용하고 저장하는 방식에도 영향을 미친다. 따라서 이 수용체의 활성을 억제할 경우 혈액 내 중성지방 수치가 감소하고 당뇨 발병률이 줄어들며 건강에 유익한 HDL 콜레스테롤이 증가한다.

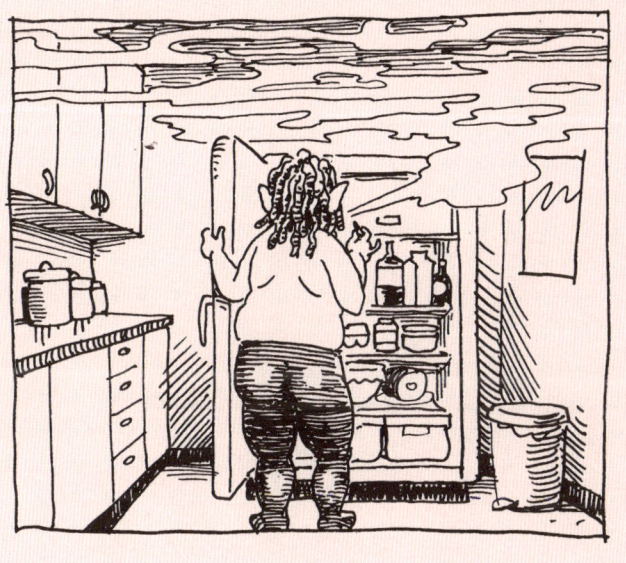

하지만 이러한 변화를 유지하려면 반드시 약물 복용과 함께 우리가 지금까지 체중관리를 위해 언급했던 생활방식과 행동양식을 병행해야 한다. 생활방식을 변화시키는 것만으로도 당신은 별다른 어려움 없이 7퍼

토막상식

❋❋❋ 많은 1차 진료 의사가 체중조절에 관한 전문적인 지식을 갖추고 있지 않으며, 그 문제를 해결하기 위해 충분한 시간을 할애할 여유도 갖고 있지 않다. 그들은 환자와 체중감량에 관해 상담을 하면서도 막막함을 느끼고 자신들이 도움을 줄 수 있는 일이 별로 없다고 생각한다. 비만인 사람은 고혈압이나 당뇨병, 골관절염, 수면무호흡증 같은 비만 관련 질병에 걸릴 위험이 높은데, 종종 이러한 질병이 발견되지 않은 채 진행되기도 한다. 어쨌든 건강에 직접적으로 효과가 있는 약물과 과도한 체중이 건강에 미치는 영향을 아는 것은 또 다른 자극제가 될 수 있다. 가능한 한 자신에게 적합한 의사를 찾아야 하고 보다 많은 의학적 조언이 필요한 경우 비만전문의를 찾아가야 한다. 미국에서는 북미비만전문의 사협회(American Society of Bariatric Physicians)의 웹사이트인 www.asbp.org에서 자격을 인정받은 전문의들을 찾을 수 있다.

센트 정도의 체중을 감량할 수 있다. 또한 약물을 복용해도 같은 수준의 체중감량 효과를 볼 수 있다. 따라서 두 가지를 병행하면 14퍼센트까지 체중을 감량할 수 있다.

문제는 약물을 복용할 경우 여러 가지 부작용이 나타날 수 있다는 점이다. 따라서 약물을 통한 체중감량 방식은 비만으로 인한 합병증이 잠재적인 약물 부작용보다 더 심각한 환자에게만 처방되어야 한다. 사실 이런 약물은 미용 목적의 체중감량에 사용되는 것이 아니라 체질량지수(그림 A.1)가 30 이상이거나 27 이상이면서 고혈압이나 당뇨병 같은 비만 관련 질병이 있는 사람에게 처방되고 있다.

❋ 당신의 허리-신장비 WHR ❋

허리둘레를 신장으로 나눈 수치가 비만의 위험도를 예측하는 데 체질량지수 만큼 가치가 있다는 사실이 밝혀졌다. 허리-신장비(waist-height ratio: WHR)는 50퍼센트 이하가 정상이다. 바비 인형은 25퍼센트, 켄 인형은 36퍼센트로 알려져 있다. 남성의 평균 허리-신장비는 58퍼센트, 여성은 54퍼센트이다.

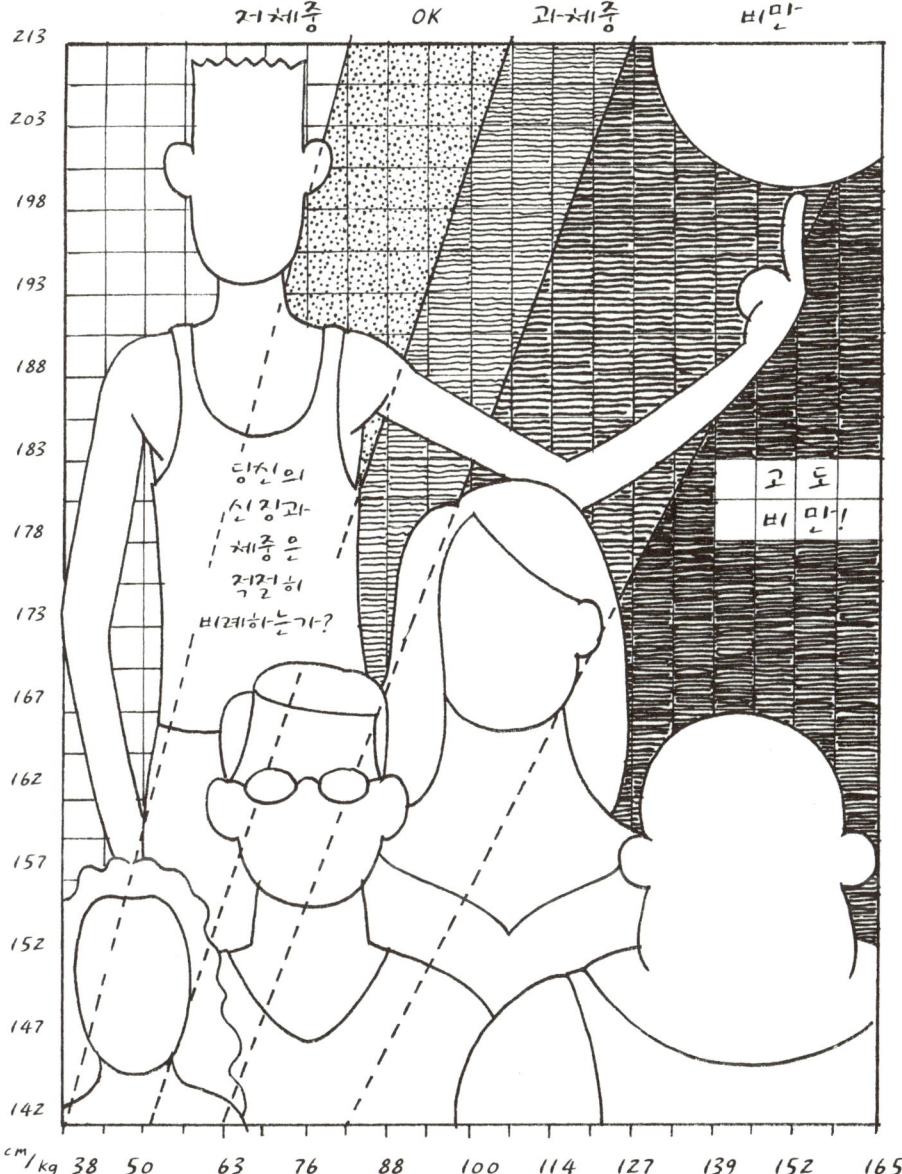

[그림 A.1] 눈금 이야기

다음의 체질량지수표를 이용하면 당신은 자신이 어디에 해당되는지 쉽게 알 수 있다. 가로축에서 자신의 체중을, 세로축에서 신장을 찾은 다음 두 선이 교차하는 지점을 찾기만 하면 된다. 정부와 의사들도 대개 이런 체질량지수표를 이용해 국민의 비만도를 측정한다.

또한 비만으로 인해 비정상적인 신체 이미지를 갖게 되는 사람이 많은데, 이 경우에도 의학적 도움을 받아야 한다. 우리는 허리가 36인치^{한국의 경우 34인치, 즉 85센티미터} 이상인 여성과 40인치^{한국의 경우 36인치, 즉 90센티미터} 이상인 남성, 그리고 당뇨병이나 우울증, 수면무호흡증, 관절염, 고혈압, 자존감 결여, 심각한 혈관질환을 앓고 있는 환자에게 약물을 처방한다. 이러한 약물 처방이 성공하려면 환자가 식습관과 생활방식을 바꾸기 위해 적극적으로 노력해야 한다는 전제조건이 반드시 충족되어야 한다.

복용을 중단했을 때도 지속적인 체중감량 효과를 보이는 약물은 아직 발견되지 않았지만, 약물을 복용하는 동안에 이루어진 체중감량만으로도 환자에게 긍정적인 영향을 미친다. 실제로 우리와 동료들은 환자들이 약물을 통해 자신감을 회복하고 정체기를 벗어나며 비만과 관련된 죄책감이나 수치심을 털어내는 것을 볼 수 있었다.

이러한 약물은 뇌 화학물질이 균형 있게 작동하도록 도와주고 결과적으로 어떤 음식에도 괴물 같은 식욕을 느끼지 않게 된다 약물 복용을 중단하면 본

✱ 체중감량을 방해하는 약물 ✱

비만으로 혈압이 올라가면 당신은 고혈압을 치료하기 위해 약물을 복용하는 것이 옳다고 생각할 것이다. 또한 비만으로 우울증이 오면 자존감을 높이기 위해 항우울제를 복용하는 것이 당연하다고 생각할 것이다. 그런데 아이러니하게도 혈압이나 우울증을 치료하는 데 사용하는 약물의 상당수가 오히려 체중을 증가시킬 수 있다.

고혈압 치료에 흔히 사용되는 베타차단제는 실제로 체중을 증가시키고 신

진대사율을 약 10퍼센트 저하시킨다는 것이 입증되었다. 몇몇 항우울제 역시 비만으로 인한 당뇨병 치료에 이용되는 인슐린과 마찬가지로 체중을 증가시킨다.

따라서 특정 질병을 위해 개발된 약을 포함해 모든 약물치료가 무조건적으로 체중감량에 도움이 될 것이라고 생각해서는 안 된다. 우리는 약물치료를 받기 전에 체중 관련 약물 부작용 그리고 영양 및 활동 정도와 관련된 체중 문제에 대해 의사와 상담할 것을 적극 권한다. 그렇지 않으면 약물 부작용으로 오히려 체중이 늘어날 수도 있다.

래의 습관으로 되돌아갈 수도 있다

체중에 영향을 미치는 약물은 일반적으로 작동방식에 따라 분류된다. 다음에 소개되는 약물을 포함해 대부분의 약물은 뇌 화학물질을 조절하는 방식으로 작동하고, 다음 부록에서 소개할 약물은 소화과정에 영향을 미치는 방식으로 작동한다.

• **노르에피네프린에 영향을 미치는 약물** • 일부 항우울제는 불안감을 잠재워줌으로써 식이요법 조절 효과가 있으며 이를 통해 당신은 과식과 관련된 감정 변화를 겪지 않게 된다. 물론 체중을 증가시키는 항우울제도 있지만, 부프로피온(약품명 웰부트린)이라는 항우울제는 싸움-도주 신경화학물질인 노르에피네프린 수치에 영향을 미치고 기분을 좋게 해주는 도파민의 수치를 증가시킴으로써 체중감량에 효과적이라는 사실이 입증되었다. 증가한 노르에피네프린 수치는 배고픔을 억제해줄 뿐 아니라 맥박

과 혈압을 증가시켜 궁극적으로 신진대사율을 높여준다.

실제로 1년 동안 웰부트린을 복용한 사람들이 3~10킬로그램의 체중감량에 성공했음을 보여주는 연구도 있다 문제는 이 연구가 부작용인 간질 발생 위험이 증가하는 300~400밀리그램의 용량으로 웰부트린을 복용한 결과라는 것이다. 세로토닌 계열의 일부 항우울제는 체중증가 및 성욕감퇴나 오르가즘 지연 등의 부작용이 나타나기도 하는데 이를 상쇄하기 위한 목적으로 웰부트린을 함께 처방하는 경우도 많다.

카페인과 니코틴도 노르에피네프린 수치를 증가시키고 식욕을 억제해주며 맥박과 신진대사율을 높여준다. 따라서 이러한 성분도 뱃살을 줄이는 데 효과적일 수 있다 물론 흡연의 형태로는 아니다. '기적 같은' 다이어트 약물로 선전하고 있는 약물에 포함된 마황 역시 비슷한 작용기전이 있지만 심장마비라는 부작용도 일으킬 수 있다. 자연적으로 발생하는 토네이도와 페스트가 인간에게 치명적인 해를 입히는 것과 마찬가지로 천연성분이라고 무조건 몸에 좋은 것은 아니다.

• **세로토닌에 영향을 미치는 약물** • 시부트라민 약품명 리덕틸 은 기분을 좋게 해주는 뇌 화학물질 세로토닌의 수치를 높여 식욕을 억제해준다 그림 A.2. 따라서 시부트라민을 복용하면 탐식을 조장하는 뇌 화학물질의 극적인 증가 및 감소를 겪지 않게 된다. 대부분의 복용자는 대략 7퍼센트의 체중을 감량할 수 있으며 이 약물만으로는 그 이상 감량되지 않는다.

한편 체중감량 효과가 뛰어나 한때 크게 유행했던 이른바 '펜-펜' 펜터민과 펜플루라민의 명합처방 '은 생리적인 작용기전이 시부트라민과 비슷하지만 폐

토막상식

❋❋❋ 식욕억제제인 암페타민은 흡연과 마찬가지로 좋은 비만치료 약물이라고 하기 어렵다. 암페타민 성분이 체중감량에 도움이 될지는 모르지만 남용, 중독, 분노나 공황 같은 심리적 기능장애 등 잠재적인 부작용이 훨씬 더 크기 때문이다.

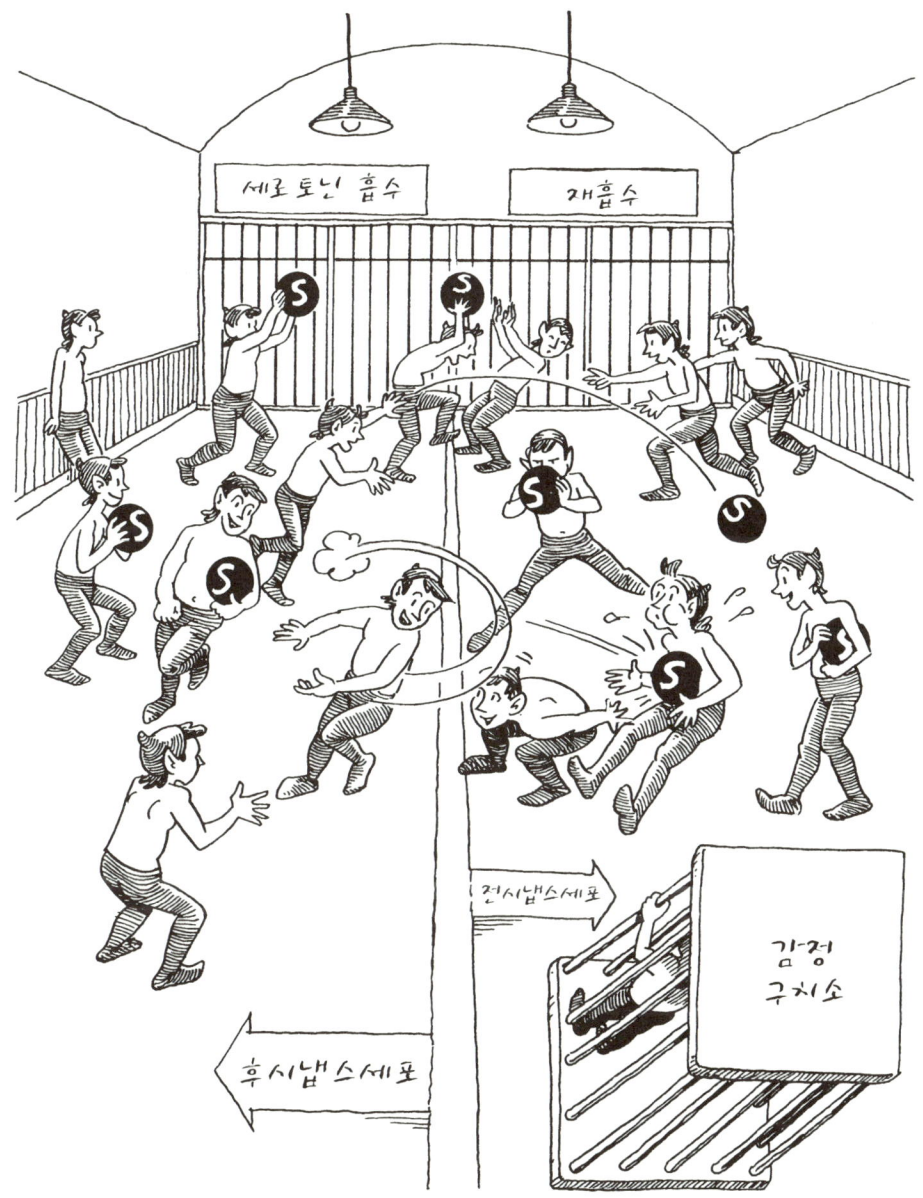

[그림 A.2] 신호를 제대로 받았는가?
뉴런은 서로 화학신호를 주고받으며 의사소통한다. 예를 들어 신경세포 말단의 시냅스(신경세포 접합부)가 세로토닌이 보낸 신호를 받으면 우리의 기분이 좋아지는 반면, 세로토닌의 신호를 받을 뉴런이 충분하지 않으면 우리의 기분은 저하된다. 기분이 좋아지도록 자극하는 약물은 체중감량을 촉진시킬 수도 있다.

고혈압과 심장판막 이상을 일으킨다는 이유로 시장에서 퇴출당했다. 흥미로운 점은 세로토닌 분비가 증가하면 탄수화물 섭취량이 줄어든다는 사실이다. 이것은 생리적 측면에서 우울증을 억제하는 데 음식이 효과가 있는 것인지 아니면 우울하기 때문에 음식을 먹는 것인지의 논란을 불러일으키고 있다.

• **도파민에 영향을 미치는 약물** • 체중감량 약물 중 보상을 추구하는 도파민의 수치를 변화시키는 데 효과가 있는 것으로 입증된 약물은 아직 없다. 하지만 도파민은 당신이 '기분을 좋게 만들어주는 음식'을 먹고 싶어 하는 이유에 대한 열쇠를 쥐고 있다. 당신을 중독시킬 확률이 높은 단것이 도파민 수치를 증가시키는 것으로 입증되었기 때문이다.

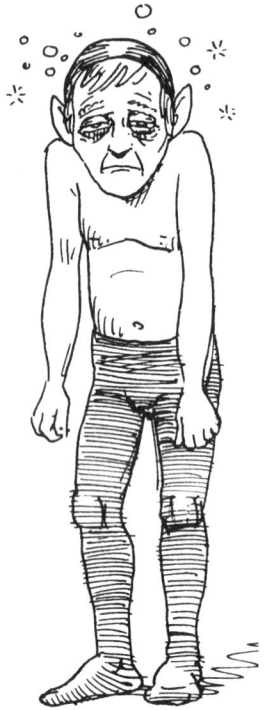

설탕이 듬뿍 들어간 음식을 먹으면 하늘에 둥둥 떠다니는 것처럼 기분이 좋아지고 그런 기분이 줄어들면 다시 기분을 띄우기 위해 단것을 찾는 일이 반복된다. 물론 또 다른 근본적인 치료방법도 있다. 그것은 음식을 감정의 상처에 붙이는 일회용밴드로 이용하는 대신 심리적 상처를 직접 치료하는 것이다.

• **GABA에 영향을 미치는 약물** • GABA 수치에 영향을 미치는 약물은 마취제나 간질 치료제로 이용된다. GABA가 긴장을 풀어주고 진정시켜 주며 수면에 들도록 하기 때문이다. 그렇다고 체중감량을 위해 평생 전신마취제를 사용하라고

권하는 것은 아니다.

어쨌든 간질 치료제인 토피라메이트_{약품명 토파맥스}와 조니사마이드_{약품명 존그랜}는 체중감량에 효과가 있는 것으로 입증되었다. 이 두 약물이 체중 감량에 효과가 있는 이유는 우리에게 먹으라는 신호를 보내는 뇌신경 활동을 억제해주기 때문이다 _{우리는 소파에서 졸고 있는 동안에는 먹음직스런 도넛에 달려들 수 없다}. 토피라메이트는 체중감량을 위해 의사들이 선택하는 약물이긴 하지만 잠재적인 부작용이 있는 것도 사실이다. 이 약물은 머리를 멍하게 하거나 손발이 저릿저릿한 느낌이 들게 만들 수 있다.

✽ 장 분비물질로 만든 약물의 미래 ✽

가장 유망한 약물치료법 중 하나는 CCK나 결정적으로 식욕을 억제해주는 펩타이드와 비슷한 화학구조를 가진 물질을 투여하는 것이다(위장관에서 분비되는 CCK는 미주신경을 통해 뇌로 배부르다는 신호를 보내는 화학물질이다). 우리 몸은 소장에서 분비된 CCK를 분해하는 특정 효소를 만들어내는데 이러한 효소의 생성을 멈추게 할 수 있는 신기술이 등장했다. 또한 CCK를 복용하거나 코로 흡입해서 혈액 내의 농도를 높여도 포만감을 증가시키는 데 도움이 될 수 있다.

• **장에 영향을 미치는 약물** • 많은 체중감량 약물이 체중조절에 도움이 되는 방향으로 뇌 회로를 변화시키지만, 다른 한편으로 장 기능에 영향을 미치는 약물도 있다. 오를리스탓_{약품명 제니칼}은 지방을 분해해 담즙

생성과 지방 흡수를 촉진시키는 효소인 리파아제를 차단하여 소장에서 지방의 소화와 흡수를 억제하는 효과가 있다. 지방이 분해되지 않으면 체내에 흡수되지 않고 궁극적으로 당신은 보다 적은 칼로리를 흡수하게 된다.

오를리스탓은 중추신경에 작용하는 다른 체중감량 약물보다 안전한 것으로 보이며 약 10퍼센트의 체중감량 효과가 있다. 더욱이 지방 흡수를 억제하기 때문에 콜레스테롤 수치를 낮추는 데도 도움이 될 수 있다.

오를리스탓의 단점 중 하나는 음식에 들어 있는 지용성 비타민 A, D, E의 체내 흡수를 떨어뜨린다는 것이다. 따라서 밤마다 종합비타민제를 복용할 필요가 있다. 또 다른 부작용은 계속 화장실을 들락거리도록 만든다는 점이다. 즉, 오를리스탓을 복용하면 방귀가 자주 나오고 자동차 정비소보다 더 기름진 응가를 싸기 위해 변기에 더 자주 앉게 된다. 다행히 자연섬유질이 풍부한 차전자피를 복용하면 이러한 효과를 상쇄할 수 있다. 차전자피 섬유질이 변의 크기를 팽창시켜 설사 증상을 줄여주기 때문이다.

또한 지방의 일일권장량을 한 끼 식사로 한꺼번에 섭취하는 대신 세 끼로 나눠 조금씩 섭취함으로써 이런 부작용을 줄일 수도 있다. 믿기지 않는다면 좀 많다 싶을 만큼 지방을 섭취해보라. 아마도 당신은 속옷에 실례하지 않기 위해 끊임없이 화장실을 들락거려야 할 것이다.

한편 약 300밀리그램의 가르시니아Garcinia를 복용할 경우에도 ATP 수치를 변화시켜 후디아와 비슷한 효과를 얻을 수 있다. 가르시니아가 8주

토막상식

❋❋❋ 본래 아프리카 족장들이 장거리 여행을 할 때 배고픔을 달래기 위해 사용했던 후디아(Hoo-dia)라는 보충제는 시상하부를 자극해 ATP라는 체내 에너지원을 증가시킴으로써 효과를 내는 것으로 보인다. 초기에 이루어진 한 연구는 후디아를 복용한 사람이 복용하지 않은 사람에 비해 하루에 1,000칼로리를 덜 섭취했다는 사실을 보여준다. 여기서 반드시 짚고 넘어가야 할 사실은 2005년 한 해에 판매된 후디아의 양이 아프리카 역사를 통틀어 실제로 재배됐던 후디아의 양보다 많다는 사실이다. 이는 후디아를 판매하고 있는 회사들이 후디아가 들어 있지 않은 상품 라벨에 허위로 후디아 성분표시를 하고 있다는 것을 의미한다.

만에 체중을 5퍼센트 감소시켰음을 입증하는 연구도 있다.

체내의 지방 흡수를 억제해주는 오를리스탓은 어떤 음식에 지방이 들어 있는지 효과적으로 가르쳐준다. 그런 점에서 이 약은 많은 환자에게 촛불과 같은 존재라고 할 수 있다. 즉, 오를리스탓은 그들에게 화상을 입지 않고 어느 정도로 불에 가까이 다가갈 수 있는지 가르쳐주는 것이다.

식품 라벨에 '콜레스테롤 무첨가'라고 써있다고 해서 반드시 지방이 0퍼센트라는 것을 의미하진 않는다. 많은 의사가 그처럼 저질 지방을 감추고 있는 음식을 식별하는 데 오를리스탓이 매우 유용하다고 말한다. 이는 곧 당신이 체중감량 효과를 볼뿐 아니라 숨어 있는 포화지방과 트랜스지방이 일으키는 노화도 피할 수 있다는 것을 의미한다. 점점 더 많은 비만전문가가 오를리스탓이 수렁에 빠진 체중감량 프로그램을 성공적으로 재개하는 데 유용한 약물이라는 사실을 깨닫고 있다.

그러면 장과 관련된 다른 약물들 중 알아둘 가치가 있는 몇 가지를 간략하게 소개하겠다.

- ★ 글루코파지 _{약품명 메트포민}는 인슐린 민감성을 증가시키기 때문에 간에서 일어나는 염증을 줄여주는데, 궁극적으로는 대사증후군이나 다낭성난소증후군을 예방하는 데 도움이 된다. 혈당 수치는 인슐린이 제대로 작동해서 세포가 맛좋은 포도당을 소모할 수 있도록 세포로 밀어 넣는 역할을 제대로 수행할 때 정상으로 돌아온다. 물론 복부팽만과 구토증세 등의 부작용이 있지만 칼로리 섭취를 줄여야 할 만큼 심각하지는 않다. 그러나 탈수상태에서 이 약을 복용할 경우엔 심각한 부작용이 일어날 수도 있다. 그러므로 2시간 이상 운동한 후에는 절대 복용하지 않도록 주의해야 한다.
- ★ 아카보스 _{약품명 글루코바이}는 당에 대해 오를리스탓과 비슷한 작용을 한

토막상식

❋❋❋ 최근에 체중감량 효과가 있다고 알려진 약물 중 하나가 위산분비 억제제인 잔탁이다. 잔탁은 CCK를 자극함으로써 포만감을 유지하는 데 효과가 있다. 일부 연구 결과를 보면 잔탁과 유사한 제제인 시메티딘을 400밀리그램씩 하루에 세 번 복용하면 허리 사이즈가 5퍼센트 감소한다고 한다.

다. 오를리스탓이 지방 흡수를 억제하는 것처럼 아카보스는 탄수화물 분해 효소를 억제하는 것이다. 즉, 아카보스는 탄수화물이 장에서 분해되는 것을 방해해 탄수화물이 체내에 흡수되지 못하도록 만든다. 당이 설사를 일으키거나 장내에서 발효되어 더 많은 가스를 생산해내는 부작용이 있을 수 있지만, 이것은 올바른 음식을 섭취하는 것이 얼마나 중요한지를 되새길 수 있는 기회가 될 수 있다.

★ 테가세로드 약품명 젤막 라고 불리는 신약은 장의 세로토닌 수용체를 자극하는 효과가 있을 뿐 아니라 장 민감성을 줄여주는 다른 신경전달물질을 자극함으로써 기분을 좋게 해주어 궁극적으로 음식을 덜 먹게 만든다. 장이 민감한 사람은 복부팽만감으로 심하게 고생한다. 섬유질이나 하제와는 다른 방식으로 작용하는 젤막은 과민성장증후군의 치료제로 쓰일 수 있다.

> **YOU 유익한 지침**

약물, 가능성을 열어두라

우리가 부록에서 언급한 모든 약물은 다이어트가 정체기에 들어섰을 때 재도약하거나 위기를 극복하기 위해 사용할 수 있는 것이다. 그러므로 다이어트를 시작할 때, 정체기에 들어설 시기 약 30일째에 맞춰 의사와 상담할 수 있도록 약속을 해두는 것이 좋다.

만약 당신의 상태가 정상 체질량지수나 허리-신장비를 벗어난다면 웰부트린을 권하고 싶다. 이 약은 음식에 대한 생각에서 벗어날 수 있도록 작용함으로써 식욕을 줄여주는 효과가 있다. 즉, 자신의 말을 귓등으로도 듣지 않는 배우자나 자신을 무시하는 상사 혹은 제멋대로 구는 아이들 때문에 앉은 자리에서 치킨 한 마리를 해치우지 않게 된다는 말이다.

이제 식욕억제 효과가 있는 신약들은 더 많이 개발될 것이고, 의사와의 상담을 통해 그러한 약을 알아두는 것은 전혀 손해 보는 장사가 아니다. 그러나 한 가지 명심할 것은 이러한 약물은 당신이 가야 할 길고 긴 여정의 짧은 순간에만 도움을 줄 수 있다는 사실이다.

체중관리 칵테일을 즐겨라

금연에 성공한 사람들이 가장 먼저 하는 일은 금연 후에 불어난 살에 대해 불만을 터트리는 것이다. 금연 후에 살이 찌는 데는 분명 이유가 있다. 흡연은 미각을 파괴해 식욕을 저하시키기 때문에 체중조절에 도움이 되는 것처럼 보인다. 또한 흡연은 신진대사율을 약 10퍼센트까지 증진시키는 데 일조한다. 그러나 우리가 담배를 체중관리 수단으로 추천할 가능성은 기억조차 가물가물한 아주 오래된 노래가 다시 히트할 확률보다 희박하다.

그렇다고 우리가 신진대사율을 증가시키고 식욕을 저하시킴으로써 위기극복에 도움이 되는 니코틴의 효능을 완전히 포기하고자 하는 것도 아니다. 담배가 아니라 패치나 껌에 들어 있는 니코틴이 커피 두 잔에 들어 있는 적절한 양의 카페인과 결합하면 체중감량에 도움이 된다는 다수의 연구 결과가 있기 때문이다. 물론 이것은 장기간의 해결책이 아니라 단기간의 적응과 자동화를 위한 수단일 뿐이다.

우리는 환자가 정체기를 극복할 수 있도록 일반 컵 기준의 커피 두 잔과 7밀리그램의 니코틴 패치를 처방해 왔다. 이때 환자는 편두통이나 위식도역류질환, 두근거림, 불안 같은 카페인에 의한 부작용을 겪지 않는다. 오히려 카페인은 더 많은 칼로리를 연소시킴으로써 신진대사율을 약간 증가시킨다. 그러므로 당신이 정체기를 겪고 있다면 니코틴과 카페인을 결합해보라. 그것이 고비를 넘길 수 있도록 크러치 같은 역할을 해줄 수 있다.

이것은 부록에 나와 있는 다른 조언과 마찬가지로 하나의 조언일 뿐이므로 안전을 위해 반드시 의사와 상담해야 한다. 더욱이 당신에게는 처방진이 필요하다.

부록 B | 날씬해진 몸, 하지만 늘어진 피부
성형수술이 대안이 될 수 있을 때

성형수술에 대한 3가지 오해	1 성공만 한다면 성형수술은 육체의 행복을 보장해준다. 2 지방흡입술을 받으면 단기간에 많은 지방을 뺄 수 있다. 3 셀룰라이트를 제거할 수 있는 시술이 있다.

우리가 체중감량을 원하는 이유 중 하나는 더 멋있게 보이고 싶어서이다. 그런데 오히려 살이 빠진 후에 덜 멋있어 보이는 경우도 있다. 당신이 애지중지 지니고 다녔던 지방이 피부를 열기구만큼 늘어나게 한 다음 저 만 쏙 빠져나가 피부가 바셋하운드 다리가 짧은 사냥개 의 귀보다 더 처져 버리기 때문이다.

다행이 다른 부작용과 달리 이 문제는 몇 가지 해결방법이 있다. 만약 당신이 체중감량에 성공했는데 피부가 늘어지고 처졌다면 체중관리팀에 또 다른 선수를 영입하는 문제를 진지하게 고려해보아야 한다. 팀에 새롭게 합류할 선수는 바로 성형외과 의사이다. 성형외과 의사는 마치 야구의 구원투수처럼 당신의 몸을 조각하고 다듬고 개조해 이미지를 완전히 새롭게 만들 수 있다.

본격적으로 시작하기에 앞서 확실히 짚어보아야 할 두 가지 사항이 있

토막상식

❋❋❋ 수술을 받지 않고도 지방세포를 제거할 수 있다고 호언장담하는 사람은 신용카드 도둑보다 더한 사기꾼이다. 전화번호부나 전신주, 광고전단지 등에 등장하는 메조테라피(피부 중간층에 약물을 직접 주입해 통증, 셀룰라이트, 비만, 탈모 등 국소병변을 치료하는 의학적 시술 방법) 광고에는 눈길도 주지 말라. 그러한 광고는 한결같이 피부에 10~20회 약물을 투여함으로써 치료할 수 있다고 주장하지만 메조테라피 시술이 실제로 효과가 있는지는 아직 입증되지 않았다. 물론 일부 약물은 효과가 있을 수도 있지만 우리는 그러한 화학물질을 정말로 필요할 때 쓰기 위해 아껴두라고 당부하고 싶다.

토막상식

❋❋❋ 미국에서 시행되는 미용시술은 연간 1,200만 회에 육박한다(이는 수술과 보톡스 주입, 레이저 제모 같은 비수술을 모두 합한 수치다). 다음은 미국 성형외과의사회가 집계한 대표적인 수술이다.

★ 지방흡입술: 약 47만 5,000건(한 부위 2,000달러, 다섯 부위 만 달러 소요)
★ 가슴확대 수술: 약 32만 5,000건(5,000~8,000달러 소요)
★ 쌍꺼풀 수술: 약 29만 건(4,000~5,500달러 소요)
★ 코 성형수술: 약 16만 5,000건(5,000~6,000달러 소요)
★ 안면거상술: 약 15만 5,000건(7,000~9,000달러 소요)

다. 하나는 성형수술은 완전하지 않다는 것이고, 다른 하나는 성형수술에는 위험이 따른다는 것이다. 사실, 성형외과 의사는 한 가지 결점 늘어진 피부을 또 다른 결점 수술 흉터과 바꾸는 데 뛰어난 실력을 지니고 있을 뿐이다. 하지만 이 거래를 해볼만한 사람은 분명 존재한다.

우리는 사람들이 성형수술에 대해 뭐라고 비난하는지 잘 알고 있다. 그들은 오로지 자기중심적인 사람만이 완벽한 외모를 위해 성형수술을 받는다고 말한다. 그렇다면 엄청난 체중감량에 성공했지만 뱃살이 무릎까지 늘어진 사람에게도 그런 말을 할 수 있을까?

체중감량 후나 체중감량의 보조수단으로 성형수술을 이용하는 경우, 몇몇 시술은 외모뿐 아니라 건강까지 증진시켜 줄 수 있다. 물론 모든 사람이 성형수술을 받아야 하는 것은 아니다. 특히 성형수술이 어색하게 느껴진다면 굳이 성형수술을 할 필요가 없다. 성형수술을 했다고 해서 바비 인형처럼 되는 것도 아니고 거울을 독차지하는 헬스마니아보다 더 허영심이 불타오르게 되지도 않을 것이며 남을 속이는 사람으로 대접받지도 않을 것이다.

어쩌면 당신은 성형수술을 세차한 차의 광택이나 라테의 거품, 첫 데이트의 키스 정도로 생각할 수도 있다. 어쨌든 성형수술로 체중감량이 완벽해졌다고 느끼는 사람은 새로워진 몸매를 거부감 없이 편하게 받아들인다.

늘어난 피부는 어떻게 될까

살이 찌거나 살을 빼본 경험이 있는 사람은 그로 인해 피부가 어떻게 되는지 잘 알 것이다. 지방이 지나치게 늘어나면 피부에 지렁이 동족처럼 보이는 튼살이 생기게 되고, 너무 많은 지방을 빼면 팬케이크 반죽처럼 피부가 축축 처지게 된다. 물론 피부는 신축성이 있으며 고무줄처럼 늘어났다 원래대로 줄어드는 성질을 갖고 있다. 출산을 하고 나서 몇 개월이 지나면 다시 배가 평평해지는 여성들이 그 증거라고 할 수 있다.

그렇다면 엄청난 체중감량에 성공한 피부가 체중이 줄어든 후에 정상적으로 줄어들지 않는 이유는 무엇일까?

먼저 피부를 대용량의 크고 튼튼한 쓰레기봉투라고 생각해보자. 쓰레기봉투가 접힌 상태일 때는 한 손에 쥘 수 있을 만큼 작다. 그러나 일단 쓰레기를 채우기 시작하면 봉투는 점점 불룩해진다. 튼튼하면서도 탄력성이 있는 대부분의 쓰레기봉투는 우리가 버리는 캔이나 종이, 닭 뼈 등 모든 것을 담아낼 수 있다.

우리의 피부도 같은 원리로 작동한다. 피부는 튼튼하고 잘 늘어나며 우리가 마구 쑤셔 넣는 모든 정크푸드를 견뎌낸다. 이때 만약 체중이 지나치게 늘어나면 어떤 일이 일어날까? 당신이 인간 쓰레기봉투에 파이나 나초, 고기를 끊임없이 버리게 되면 봉투는 계속해서 늘어나다가 한계에 도달한 순간 비닐봉투처럼 찢어지게 된다 그림 B.1. 문제는 튼살이 표피라고 불리는 바깥쪽 피부가 아니라 새로운 세포를 만들어내는 안쪽 피부,

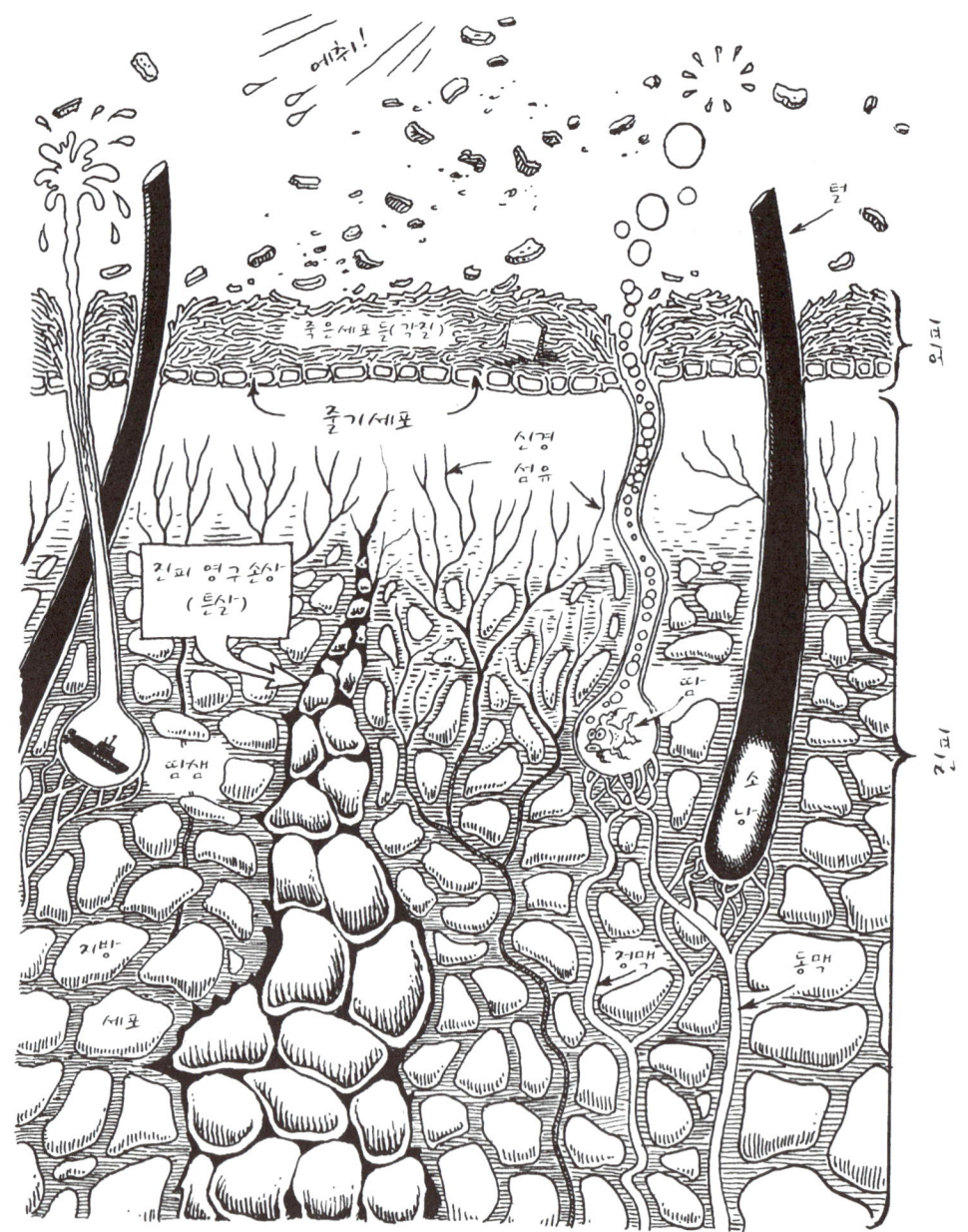

[그림 B.1] 두꺼운 피부

피부가 늘어나면 표피라고 불리는 바깥쪽 피부가 아니라 새로운 세포를 만들어내는 안쪽 피부, 즉 진피가 찢어지게 된다. 비만과 관련된 튼살은 내부에서 일어나지만 그 결과는 외부로 드러나게 되는 것이다.

즉 진피가 찢어진 결과라는 사실이다.

쓰레기봉투가 찢어지는 순간까지 계속 늘어나는 것과 마찬가지로 피부도 한계상황에 도달할 때까지 계속 늘어난다. 일단 피부가 한계에 도달해 튼살이 생기면 회복하기에 너무 늦었다고 할 수 있다. 아무리 지방을 뺄지라도 본래의 흠 없고 탄력 있는 피부를 회복하는 것은 불가능하다는 얘기다. 그 결과, 체중이 100킬로그램에서 70킬로그램으로 줄었을지라도 100킬로그램에 해당하는 피부를 계속 유지하게 된다.

미용시술의 가능성

당신이 엄청나게 체중을 감량했든 아니면 약간 감량했든 일단 체중감량에 성공했다면, 몇 가지 간단한 시술을 통해 피부의 늘어짐을 조정할 수 있다. 이미 대중화한 이런 시술들이 올바른 목적으로 사용되기만 한다면, 이것은 합리적인 문제해결책이 될 수 있다.

● **복부 피부지방 절제술**Tummy Tuck ● 복부 피부지방 절제술은 엄청난 체중감량에 성공한 사람들을 위한 수술이라기보다 배꼽 아래로 배가 축구공 크기만큼 늘어진 사람들을 위한 수술이라고 할 수 있다. 주로 출산 후에 뱃살이 늘어진 여성들이 수술을 받는다. 수술은 여분의 피부를 집어올린 다음 접힌 피부를 절제하는 방식으로 이뤄진다.

인체는 복직근 상단에 셀로판 형태의 덮개 비슷한 것을 갖고 있다. 그것은 내장을 감싸주는 두껍고 가죽 같은 느낌의 주머니로 밀도 높은 소시지 케이싱 casing, 소시지의 원료를 채워 넣는 데 쓰는 얇은 막과 흡사하다. 일단 몸무게가 늘어나면 피부만 늘어나는 것이 아니라 케이싱도 함께 늘어난다.

토막상식

✳✳✳ 셀룰라이트를 제거하는 일은 플라스틱 숟가락으로 사마귀를 제거하는 것만큼이나 쉽지 않은 일이다. 여성의 약 90퍼센트는 허벅지나 엉덩이에 치즈처럼 생긴 지방이 군살의 형태로 붙어 있으며 이는 자연스러운 현상이다.

사람의 피부는 콜라겐 성분의 연부조직에 의해 그 아래의 근육에 달라붙어 있기 때문에 과도하게 움직일 수 없게 되어 있다. 개가 사람보다 자유자재로 피부를 움직일 수 있는 이유는 개에게 콜라겐 조직이 부족하기 때문이다.

아직까지는 크림이나 약물, 레이저, 마사지 등 어떤 방법으로도 셀룰라이트를 완전히 제거하지 못한다. 프랑스에서 개발되어 활발히 이용되고 있는 엔더몰로지라는 시술법도 셀룰라이트를 완전히 제거하지는 못하며 단지 일시적으로 그 형태를 줄여줄 뿐이다. 우리가 볼 때 그 시술법의 효과는 일시적일 뿐 아니라 큰 부위에는 거의 효과가 없다.

따라서 복부 피부지방 절제술을 하는 의사는 피부를 잘라 다시 연결하는 것은 물론 탄탄하고 평평한 배를 만들기 위해 케이싱도 잡아당겨 봉합한다 그림 B.2. 태아가 평균보다 몸집이 클 경우 여성은 임신기간 동안 복부근육이 약해지고 갈라지는데, 이때 윗몸일으키기를 수백만 번 해도 절대 없어지지 않을 임신선을 성형수술로 말끔히 없앨 수 있다.

추가적으로 복직근은 옆구리 쪽 외복사근에 붙어 있기 때문에 수술을 받으면 복부 전체 근육의 기능이 강화되어 요통이 줄어들고 자세와 하체 힘이 좋아지는 혜택을 볼 수 있다.

● **안면거상술과 목주름 성형술** ● 어떤 사람은 유전적으로 엘비스의 플래티넘 앨범 수보다 더 많은 아래턱을 갖고 있다. 조상 덕분에 지방이 목에만 저장되고 나머지 부분은 재규어처럼 늘씬하다면, 당신은 목의 지방덩어리를 제거할 수 있다.

의사는 아마도 얼굴 피부를 탱탱하게 만들기 위해 이마 측면에서부터 머리라인을 따라 관자놀이까지 절개한 다음, 귀 위의 머리에서부터 귀를 따라 귓불을 거쳐 귀 뒤의 머리까지 절개할 것이다. 때에 따라 의사는 목주름 성형수술을 위해 턱 아래를 절개하기도 한다. 그러면 피부가 조직과 조직 아래 근육으로부터 분리되는데, 이때 의사는 지방흡입술을 이용해 얼굴로부터 초과 지방을 제거한다. 그 다음 얼굴 피부를 잡아당겨 여분의 피부를 잘라낸 후 절개한 선을 따라 봉합한다. 당신의 머리카락이

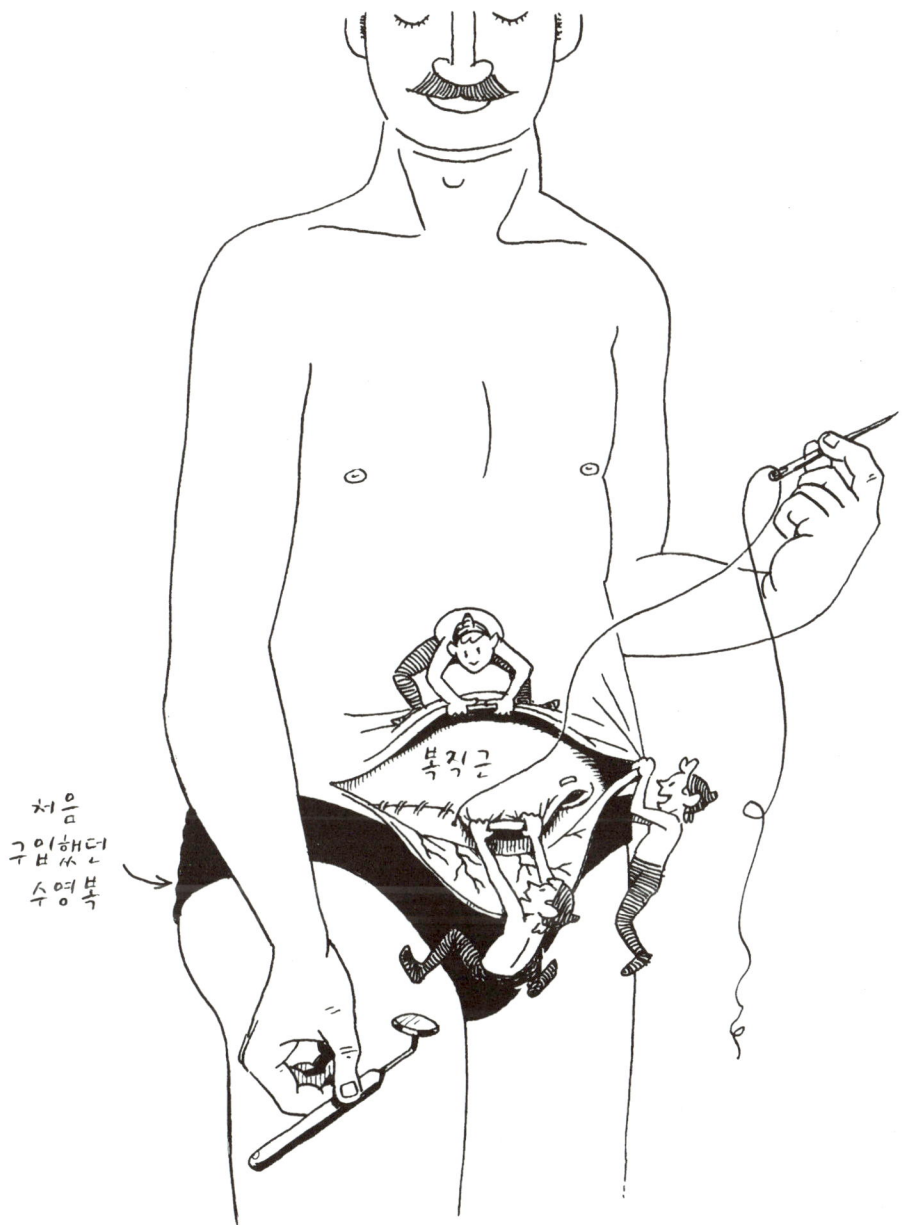

[그림 B.2] 뱃살 접어 넣기
복부 피부지방 절제술에서는 여분의 피부만 제거하는 것이 아니라 환자에게 탱탱한 배를 만들어주기 위해 피부 아래 근육(복직근막)도 팽팽하게 잡아준다.

토막상식

❊❊❊ 임신기간 중 피부가 늘어나기 전부터 로션을 부지런히 발라주면 튼살이 생길 확률을 줄일 수 있다. 보습효과로 수분이 진피를 보존하는 데 일조하기 때문이다. 하지만 이미 진피가 손상된 경우라면 당신이 할 수 있는 일은 아무것도 없다. 로션을 선택할 때, 많은 사람이 비타민 E나 알로에가 함유된 것을 추천한다. 그러나 그런 제품이 튼살을 희미하게 하는 데 효과가 있다는 연구 결과는 아직 나와 있지 않다. 일단 진피가 찢어지면 당신이 할 수 있는 일은 찢어진 정도가 더 악화되지 않도록 노력하는 것뿐이다.

체중이 증가하거나 운동이 부족하면 튼살이 악화되며 스테로이드와 햇볕도 피부 콜라겐을 약화시킬 수 있다. 흥미롭게도 피부의 튼살 치료에 도움이 되는 것 중 하나가 바로 걷기다(물론 튼살이 완전히 사라지진 않는다). 똑같은 상처를 입은 사람들을 대상으로 한 어느 연구 결과에 따르면 걷기를 한 사람은 상처가 낫는데 29일이 걸렸고, 그렇지 않은 사람은 39일이 걸렸다고 한다.

풍성하고 담당의사 실력이 뛰어나다면 복부지방 절제술과 달리 흉터가 거의 남지 않게 된다.

• **지방흡입술** • 빨대가 컵 속의 콜라를 빨아들이고 진공청소기가 카펫으로부터 과자 부스러기를 빨아들인다면 신속한 지방 제거를 위한 지방흡입술은 엄청난 시간을 빨아들인다. 회복하는 데 3~5일이 소요되는 매우 안전한 시술인 지방흡입술은 체중관리 계획에서 당당히 제 몫을 한다.

유레카! 한 가지 명심해야 할 것은 다리 절단이 체중감량 시술이 아니듯 지방흡입술도 체중감량 시술이 아니라는 사실이다. 지방흡입술은 일종의 미용시술이다 그림 B.3. 물론 문제가 되는 부위에서 일부 지방을 제거하는 데 일조하기도 하지만, 상당량의 지방 제거에는 별로 도움이 되지 않는다. 그러므로 지방흡입술을 받기 전에 당신의 몸에서 참을 수 없을 정도로 혐오스럽지만 시술을 받고 변하게 되면 만족스러울만한 부분을 확실히 알고 있어야 한다. 예를 들어 상체 사이즈는 4이고 하체 사이즈는 10일 정도로 몸매가 불균형적이거나 어느 특정 부위에만 체중이 과도하게 실려 있다면 수술을 생각해볼 수도 있다.

하지만 지방흡입술은 지방이 매우 가볍기 때문에 체중감량에 별다른 도움이 되지 않는다. "기름기는 물에 뜬다"는 일상적인 진리를 생각해보라. 지방 1리터는 무게가 1킬로그램이 채 되지 않고, 제거 가능한 최대

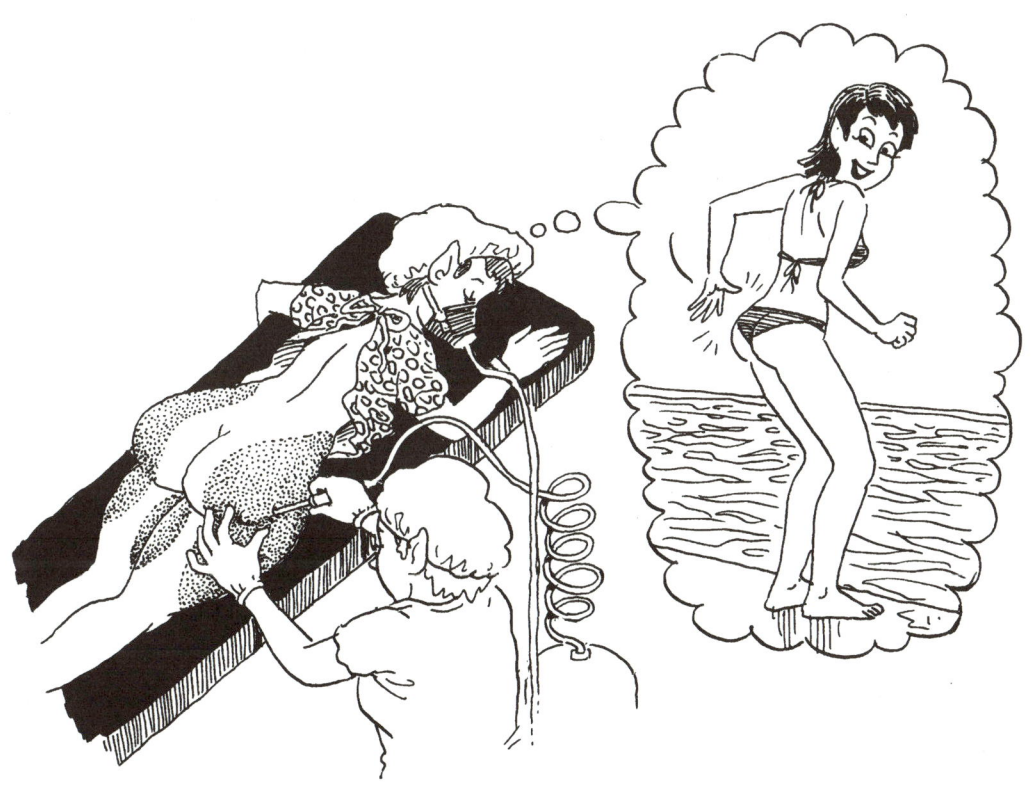

[그림 B.3] 진공청소기
지방흡입술은 연속적으로 기계를 작동시키면서 특정 부위로부터 지방을 흡입해 몸매를 아름답게 조각하는 미용 시술이다.

토막상식

❋❋❋ 시술을 받기 전에 보험회사에 보험이 적용되는지 알아보라. 만약 적용된다면 어느 정도까지 보상받을 수 있는지 알아야 한다. 성형수술에는 단순히 미용을 위한 것뿐 아니라 건강과 관련된 수술도 있기 때문이다. 심각한 질병 치료나 예방을 위한 수술은 보험회사로부터 보상을 받을 수 있다(요통 완화를 위한 유방 축소 수술이 한 예다). 만약 처음에 거부당할지라도 인내심을 갖고 싸워라. 한 조사에 따르면 보험회사로부터 거부당한 환자가 항소할 경우, 그중 절반 정도가 보험금을 받는 데 성공한다고 한다. 보험회사를 상대로 승소하는 데는 특히 의사의 도움이 중요하다. 승소하려면 의사에게 당신이 수술을 받을 수밖에 없는 이유를 설명하는 소견서를 써달라고 하거나, 수술의 당위성을 입증할 수 있는 검사 결과 혹은 당신이 받는 수술에 대한 각종 정보를 모아달라고 해야 한다. 마지막으로 보험회사에 소속된 의사에게 당신의 상황을 알리기 위해 최선을 다하라. 의사는 대개 환자가 처한 상황에 공감하게 마련이며 환자가 제대로 치료받을 수 있도록 지원해주기 때문이다.

지방은 5리터이다. 그러므로 지방흡입술에 가장 이상적인 환자는 신체의 한 부위에 지방이 몰려 있는 상태로 정상체중에서 약 10퍼센트 비만인 사람이다. 특정 부위는 대개 유전적으로 결정된다. 즉, 한 가족 구성원은 대부분 같은 부위에 초과 지방을 갖게 된다. 엄청난 체중감량에 성공한 사람도 지방흡입술을 받을 수는 있지만, 이때 자신이 원하는 균형 잡힌 몸매를 얻으려면 다른 시술을 병용해야 한다.

시술 과정은 다음과 같다.

지방을 흡입하기 약 15분 전에 마취된 상태에서 시술 부위에 용액을 가득 주입한다. 이 용액은 생리식염수에다 지방조직 내 동맥을 수축시켜 출혈을 막기 위한 목적으로 에피네프린 그리고 통증을 완화시키기 위한 목적으로 리도카인을 넣은 것이다. 만약 당신이 전신마취 상태에서 시술을 받게 되면 이 약물의 양은 달라진다. 그 이유는 리도카인이 지나치게 많이 주입될 경우, 지방흡입술과 관련된 심각한 합병증이 발병할 확률이 높아지기 때문이다.

이 용액이 주입되면 당신은 터질 듯한 호빵맨처럼 부풀어 오른다. 잠정적으로 제거하려는 지방의 양과 똑같은 양의 용액이 주입되기 때문이다. 사용되는 기술에 따라 다르지만 대개 지방 1리터에 용액 1리터 비율이다.

의사는 용액과 지방을 빨아들이기 위해 두 가지 과정을 한꺼번에 실시한다. 먼저 빨대모양의 금관튜브를 피부 아래로 삽입해 시술 부위로 밀어 넣고 제거해야 할 지방조직에 튜브가 다닐 수 있는 길이 생기도록 튜브를 움직인다. 그리고 다음 과정에서 바이브레이션을 일으키는 강력한 기기를 이용하는데, 이 기기는 1분에 4,000번을 회전하며 떨어져 나온 지방세포를 무섭게 빨아들인다.

실력과 자격을 갖춘 의사에게 시술을 받을 경우, 자신이 원하는 몸매를 얻게 될 수도 있다. 중요한 것은 '실력과 자격을 갖춘 의사'다. 제대로 시술할 수 있는 의사를 찾고 싶다면 〈YOU 유익한 지침〉에 나와 있는 〈사전조사를 철저히 하라〉 부분을 참고하라.

한 연구에 따르면 수술 후 6개월 동안 구멍이 많은 다공지 등으로 상처 부위를 덮어줄 경우 보기 싫은 흉터가 생길 확률이 줄어든다고 한다. 추정하건대 종이가 절개 부위의 수분을 유지하는 데 도움이 되기 때문일 것이다.

> **도막상식**
>
> ❋❋❋ 수술한 절개 부위에 순한 보습제를 발라 수분을 유지하는 것은 좋은 방법이지만 지나치게 남용해서는 안 된다. 지켜야 할 기본원칙 중 하나는 눈에 넣을 수 없는 약이나 제품은 피부에도 발라서는 안 된다는 것이다.

YOU 유익한 지침

일상생활 습관을 유지하라

어떤 성형수술을 하든 의사는 수술 전에 건강한 영양상태를 유지하라고 강조한다. 건강에 좋은 식단으로 식사를 해야 수술 후에 회복 속도도 빠르고 원하는 효과도 얻을 수 있기 때문이다. 또한 운동을 해서 신체를 단련해둔다면 훨씬 더 좋은 결과를 얻게 된다. 수술 후에는 한동안 절대 안정을 취해야 하기 때문에 수술에 앞서 신체를 단련하게 되면 회복속도가 훨씬 빨라진다.

또한 의사는 수술 후에 당신이 체중을 유지할 수 있는 능력이 있는지를 판단하기 위해 식습관과 운동량을 점검한다. 먼저 지난 6개월에서 1년 사이에 당신의 체중이 일정하게 유지됐는지 알아볼 것이다. 만약 체중이 들쭉날쭉했다면 수술을 받아도 아무 소용이 없다. 그리고 체중이 늘어나기 쉬운 체질이라면 수술을 받아도 다시 체중이 불어날 확률이 높아 수술을 받은 의미가 퇴색하고 만다.

몸무게가 빠지고 있는 중이라면 수술을 받는 것은 쓸데없이 큰돈을 낭비하는 꼴이 된다. 수술 후 피부가 다시 늘어질 확률이 높기 때문이다.

현실적으로 생각하라

수술 광고는 여러분의 지방도 없고 늘어진 피부도 없는 이상적인 몸매를 가질 수 있는 것처럼 선전하지만, 대부분의 사람은 수술 후에 일상생활에 적응하는 데 어려움을 호소한다. 그 이유는 주로 심리적인 것에 있다.
체중증가가 서서히 일어나는 것과 마찬가지로 일부 수술을 제외하고 대부분의 체중감량도 서서히 이루어진다. 체중이 줄어들든 늘어나든 당신이 새로운 몸에 심리적으로 적응하는 데는 다소 시간이 걸리게 마련이다. 그런데 성형수술을 받으면 변화가 빠르고 급격하게 이루어진다. 심할 경우, 감정적으로 심장이 멎을 듯한 기분을 느끼기도 한다.

살이 찌고 살찐 자신에게 감정적으로 적응하는 데 10년이 걸렸다면, 누군가 10킬로그램의 지방과 피부를 잘라낸 다음 할머니가 뜬 레이스 자수처럼 당신을 꿰맬 경우 그 결과를 감당하기 위해서는 완전히 다른 마음자세가 필요할 것이다.

체중감량과 탄력 있는 피부가 당신이 늘 원했던 것일지라도 수술 흉터와 새로워진 몸, 그리고 당신이 받게 될 관심에 대처할 준비는 필요하다. 새로워진 몸매에 대한 찬사에 기분이 좋아지는 사람이 있는 반면 칭찬에 당황하거나 부끄러워하는 사람도 있다. 칭찬을 받을 때마다 한때 자신이 눈에 띌 정도로 비만이었다는 사실이 상기되기 때문이다. 비만인 사람은 대개 거울을 보지 않는다. 그러므로 새로운 신체가 거울과 친숙해지는 데도 시간이 걸린다.

한편 성형수술 후에 신체적인 이유로 실망하는 사람도 있다. 성형수술은 코를 푸는 것처럼 간단한 일이 아니다. 일부 성형수술은 다른 수술 못지않게 신체 깊숙한 곳에서 이뤄지기 때문에 여기저기 배농관 _{깊은 곳에 고름이나 진물이 괴지 않고 바깥으로 흘러나오도록 하는 데 쓰는 관} 이 사용되고 부풀어 오르며 움직일 수도 없고 통증도 있게 마련이다.

개중에는 실제보다 25년이나 젊어 보이기를 원하는 환자도 있는데 그런 일은 현실적으로 불가능하다. 당신이 바랄 수 있는 최선은 건강증진과 함께 수술 부위가 제대로 자리 잡혀 10년 정도 젊어 보이는 것이다.

사전조사를 철저히 하라

성형수술은 반드시 공인된 자격을 갖춘 성형외과 전문의사에게 받는 것이 좋다. 지방흡입술 전문의라고 말하려면 적어도 연간 100회 이상 수술을 시행해야 하며, 피부를 대량으로 절제하는 수술 역시 최소한 한 달에 한 건 이상은 해야 한다. 특히 공인된 자격을 갖춘 성형외과 의사는 수술 합병증에 대비한 장비들을 갖추고 있어야 한다. 지방흡입술을 시행할 경우 지방 아래나 지방이 싸고 있는 주요 장기를 건드려 과다출혈을 일으킬 수도 있다는 사실을 명심하라.

당신이 어떤 병원에서 수술을 받든 중요한 것은 수술실의 시설과 청결함이 최고 수준이어야 한다는 점이다. 또한 환자의 안전을 책임지는 건강관리인증협회 Joint Commission 로부터 인증을 받은 시설에서 수술을 받는 것이 좋다. www.jcaho.org를 방문하면 엄격한 조건을 충족하는 시설을 쉽게 찾을 수 있다. 이를 통해 당신은 누군가가 당신의 배에서 벽돌 몇 개 분량의 피부를 절단할 때도 안심할 수 있게 된다.

전단지나 잡지에 등장하는 성형수술 광고가 '신기술'이나 '최신', '최첨단'이라는 문구로 당신을 현혹할지라도 서둘러 수술을 받을 필요는 없다. 개중에는 자격미달인 의사도 있으므로 굳이 누군가의 실험을 위한 실험용 쥐가 될 필요는 없다는 얘기다.

수술 장비나 의사의 실력, 수술 과정이 과학적인지 반드시 확인하라. 좋은 방법 중 하나는 외과의사의 웹사이트를 방문해 지금까지의 수술 성과를 알아보고 자신이 받으려는 수술을 앞서 받은 다른 환자의 수술 전후 사진을 요청하는 것이다. 성형외과 의사 중에는 극단적인 비만환자만을 전문적으로 치료하는 사람도 있고 몇몇 성공적인 사례만을 보여주는 사람도 있다. 수술에 실패한 환자 사진을 보여줄 의사는 없을 테니 적어도 열 명 이상의 사진을 요구하라.

당신이 시술을 받으려는 의사가 미국성형외과의사협회American Society of Plastic Surgeon: ASPS, 미국미용성형수술협회American Society of Aesthetic Plastic Surgery, 국제성형수술협회International Society of Aesthetic Plastic Surgery: ISAPS, 미국성형외과의사회American Association of Plastic Surgeon: AAPS 등 성형외과협회로부터 공인받은 전문가라면 그는 최신 기술을 겸비한 최고 기술자라고 할 수 있다. 신중하게 선택해야만 실력도 없으면서 수십만 달러에 이르는 수술 장비만 구비해 놓은 성형외과 의사에게 피땀 흘려 번 돈을 낭비하는 낭패를 겪지 않는다.

토막상식

❋❋❋ 새로운 요리법의 성공 여부를 결정짓는 최고심판관은 바로 맛이다. 마찬가지로 성형수술의 성공 여부를 결정짓는 최고심판관은 수술 전후에 찍은 사진이다. 물론 컴퓨터를 이용할 수도 있지만, 그것은 얼마든지 조작이 가능하므로 잠재적인 수술 결과를 바탕으로 컴퓨터가 조합한 이미지만으로는 몸에 '칼을 대는' 일로부터 얻을 수 있는 이점을 확신하기가 어렵다. 따라서 당신은 다른 환자의 수술 전후 사진을 보여 달라고 요구해야 한다. 이 분야에 종사하는 사람은 누구라도 성형외과 의사 집에 불이 날 경우 의사가 가장 먼저 구하는 것이 환자들의 수술 전후 사진이라는 사실을 알고 있다. 만약 의사가 충분한 실력과 자격을 갖춘 사람이라면 그는 분명 당신과 비슷한 사례의 환자 사진을 수십 장 갖고 있을 것이다.

멈추는 법을 배워라

개중에는 성형수술을 마치 마사지 받는 일 정도로 취급하는 사람들도 있다. 이들은 기회가 닿을 때마다 수술을 받기 때문에 많은 신용카드 빚을 지고 있다. 물론 추가로 성형수술을 받는 것은 매우 유혹적이지만, 성형수술은 마약처럼 중독성이 강하다는 사실을 간과해서는 안 된다.

당신이 끊임없이 완벽한 외모를 추구하면서 한 수술이 끝나자마자 다른 수술 계획을 잡는다면 십중팔구 당신은 성형수술에 중독된 것이다. 자신의 신체에서 마음에 들지 않는 부분을 선택한 다음 어떤 조치를 취해야 만족스러워질지 결정하라. 그중 실제로 수술을 받은 후 달라진 모습에 만족할만한 최종 수술 부위를 선택한다. 거울을 보면서 변화가 마음에 든다고 스스로에게 말하라. 그러면 마음이 가라앉을 것이다.

만약 성형수술에 대한 생각에서 벗어날 수 없거나 끊임없이 지방흡입술과 주름제거술에 대해 생각하는 자신을 발견한다면 문제는 당신의 피부가 아니라 바로 뇌에 있는 것이다. 가장 바람직한 태도는 어느 한 부위의 수술을 받기 전에 자신이 추구하는 것이 완벽한 외모가 아니라 건강과 행복증진이라는 사실을 스스로에게 인식시키는 것이다.

부록 C | 최후의 수단
체중에 대한 통제력을 상실했을 때 할 수 있는 선택

체중감량에 대한 3가지 오해	1 체중감량 수술은 손쉬운 해결책이다. 2 비만 수술인 위 우회술을 받으면 다이어트에 대한 고민은 끝이다. 3 수술을 하고 회복만 되면 가장 어려운 고비는 넘긴 것이다.

농구선수가 절망하는 순간은 경기 종료를 알리는 버저소리와 동시에 장거리 슛을 던질 때고 회계사가 절망하는 순간은 소득세신고 마지막 날인 4월 15일 11시 59분이며 한시도 가만있지 못하는 아이를 둔 부모가 절망하는 순간은 〈뽀롱뽀롱 뽀로로〉 DVD가 제대로 작동하지 않을 때다. 그렇다면 체중과 씨름하는 사람이 절망하는 순간은 언제일까? 바로 단순한 비만에서 극단적인 비만으로 진행될 때다.

하지만 대부분의 절망적인 상황과 비만으로 인한 절망적인 상황 사이에는 한 가지 큰 차이가 있다. 농구선수는 초조하게 던진 장거리 슛을 거의 성공시키지 못하고 회계사는 60초 안에 1040 세금보고서 양식 을 작성할 수 없지만, 극도로 비만인 사람은 절망적인 상황에서 구원해줄 수 있는 구명조끼를 갖고 있다. 바로 체중감량 수술 배리아트릭 수술 이 구명조끼이다.

대부분의 사람은 체중감량 수술을 운동선수가 남용하는 스테로이드처럼 취급한다. 즉, 체중감량 수술을 받는 것은 속임수이자 부자연스러운 일이며 불공평하게 이득을 취하는 일이라고 생각하는 것이다. 그러나 체질량지수가 35 이상으로 고혈압이나 당뇨병 같은 합병증에 걸려 생명까지 위험한 상황에 이른 사람이나 다이어트와 운동에 도전했다가 실패하는 일을 되풀이하는 사람에게 체중감량 수술은 효과적인 해결책이 될 수 있다.

특히 다른 사람보다 체중감량이 어려운 사람도 있는데, 이들은 대부분 음식에 대한 자제력이 부족해 결국 체중에 대한 통제력을 상실하고 만다. 일상의 다른 부분에서는 뛰어난 자제심과 통제력으로 성공적인 면모를 보이는 사람도 체중 문제에서는 놀라울 정도로 나약해진다. 이처럼 도움 없이는 체중조절에 성공할 수 없는 사람들을 위한 실질적인 대안이 바로 체중감량 수술이다.

우리는 병에 걸리면 증상을 느끼게 되고, 스스로 고쳐보려 노력하다가 고쳐지지 않으면 전문가의 도움을 받는다. 이처럼 우리는 비만을 총상이나 암, 고혈압처럼 의사의 도움을 받아야 하는 병과 똑같이 생각할 필요가 있다.

사실 많은 사람이 의사의 처방 없이 약국에서 구입할 수 있는 다이어트 제품에 의존하고 있다. 그들은 수십 권에 달하는 다이어트 관련 서적과 다양한 운동 장비를 가지고 있고, 또한 그들의 신경은 절망으로 거의 질식 상태에 놓여 있다.

안타까운 현실은 그들이 체중감량을 위해 아무리 피땀 흘려 노력해도 체중이 쉽게 빠지지 않을 뿐더러, 빠진 체중을 유지하지도 못한다는 점이다. 이들에게 주위에서 쉽게 얻을 수 있는 방법들은 해결책이 되지 못한다.

비만한 사람들이 단지 3일간 주스만 마시는 다이어트 방법이나 전기자극으로 뱃살을 빼준다는 복근운동 기구에 의존해 그 고통의 세월에서 벗어날 수 있을까? 엄청난 체중에는 그에 걸맞은 엄청난 도움이 필요하다.

만약 당신이나 사랑하는 사람이 이 범주에 해당한다면 이런 상황을 역전시키기 위해 할 수 있는 모든 방법을 시도해보아야 한다. 일반적으로 체중이 정상체중 범위에서 남성은 50킬로그램, 여성은 40킬로그램이 초과되거나 허리 사이즈가 남성 120센티미터_{48인치}, 여성 100센티미터_{40인치} 이상인 사람이 여기에 속한다.

잠깐만 생각해보자.

만약 당신이 전립선암이나 유방암으로 진단받았다면 분명 즉각 조치를 취할 것이다_{쉰 살 이상의 사람들이 전립선암이나 유방암으로 사망할 위험은 허리 사이즈가 38 이상인 여성과 45 이상인 남성이 고혈압, 수면무호흡증, 당뇨병, 콜레스테롤 이상 같은 합병증으로 사망할 위험과 비슷하다}. 당신은 의사와 상담할 것이고 종양을 제거하기 위한 수술을 받을 것이며 병이 재발할 확률을 줄이기 위해 생활방식을 바꿀 것이다. 치료에 도움만 된다면 누군가가 당신의 몸에 칼을 대는 것까지도 주저 없이 허락한다.

마찬가지로 당신이 체중감량 수술을 생각한다고 해서 자신을 의지가 약하거나 어리석다고 생각한다면 큰 오산이다. 병적인 비만은 발목 골절이나 심장병, 암과 마찬가지로 치명적인 질병이기 때문이다. 사실 병적으로 비만인 사람 중 5퍼센트는 뇌가 포만감을 알려주는 렙틴의 신호를 받지 못하는 유전적인 문제를 안고 있다. 그러므로 비만의 원인이 무엇이든 현대의학으로 가능한 효과적인 치료법을 이용하는 것은 전혀 부끄러운 일이 아니다.

체중감량 수술은 분명 효과가 있다. 수술은 병적인 비만에 대한 기존의 어떤 치료법보다 효과가 있으며 치료 속도도 훨씬 빠르다. 체중감량 약물은 복용하는 동안에만 5~7퍼센트의 감량 효과가 있지만 수술은 체중을 절반까지 줄여줄 수 있다. 더욱이 생활방식을 바꾸면 추가로 7퍼센트나 더 감량할 수도 있다.

체중감량 수술의 성공 여부는 과체중이 얼마나 감량됐는지에 따라 결정된다. 즉, 감량된 총 체중이 아니라 현재의 체중과 정상체중 사이의 차이가 얼마인지에 따라 결정되는 것이다. 신장이 150센티미터인 여성의 정상체중은 47킬로그램이며 1센티미터 커질수록 약 0.9킬로그램이 추가된다. 신장이 150센티미터인 남성의 정상체중은 48킬로그램이며 1센티미터 커질수록 약 1킬로그램이 추가된다. 이 수치는 몸집이 보통인 사람에게 해당되며 만약 몸집이 크거나 작은 편이라면 약간의 수정이 필요하다.

체중감량 수술은 약간 과체중인 사람들을 위한 치료법이 아니다. 홈쇼핑 모델 일을 하지 못하거나 옷이 맞지 않는 것을 걱정하는 사람들을 위한 수술이 아니라는 의미다. 체중감량 수술은 비만 합병증인 관상동맥질환, 고혈압, 수면무호흡증, 불임, 만성요통, 탈장, 감염, 담석, 우울증 등으로 생명이 위험한 상태에 놓인 사람들을 위한 것이다. 하지만 이처럼 최첨단 기술을 이용한 체중감량 수술은 극단적 비만이 아닌 사람들에게 도움이 될 치료법의 밑거름이 될 수 있다.

물론 당신은 체중감량을 위해 생활방식을 바꿔야 한다. 즉, 규칙적으로 걷고 핫도그 같은 음식은 멀리해야 한다. 그러나 당신이 음식에 대한 통제력을 완전히 상실했을 때, 당신을 구해줄 또 다른 도움의 손길이 있다는 사실도 반드시 알고 있어야 한다.

운전을 하다가 정체로 인해 전방 몇 킬로미터 앞에 있는 차들이 몇 시간째 꼼짝 못하고 있다는 경고 안내판을 보게 되면, 당신은 가장 먼저 눈에 띄는 주유소에 차를 세운 다음 어떤 길을 선택할지 궁리할 것이다. 고민 끝에 당신은 지방도로가 주차장을 방불케 하는 고속도로보다 훨씬 더 효과적일 수 있다는 사실을 깨닫는다.

만약 당신이 극단적인 비만자라면 당신은 주차장이 되어 버린 고속도로에 서 있는 것과 마찬가지라고 할 수 있다. 당신은 갇혀 있고 꼼짝달싹도 할 수 없다. 설상가상으로 연료가 바닥을 보이려 하고 있다. 이런 절망적인 상황에서 당신을 구해내 더 이상 냉장고 주변을 맴돌지 않는 행복한 상황으로 옮겨줄 헬리콥터는 어디에도 없다.

다행이 병적인 비만이나 요요현상 같은 지독한 정체로부터 당신을 구해줄 효과적인 우회로가 존재한다. 더욱 반가운 소식은 그런 우회로가 삶의 방식을 완전히 바꿔놓을 수 있는 미래 체중관리의 토대가 될 수 있다는 사실이다. 나아가 이러한 해결책은 생사를 결정하는 실질적인 방법이다.

다음의 통계를 살펴보자.

1. 허리 사이즈가 100센티미터 40인치 이상인 스물다섯 살의 비만 남성은 수명이 22퍼센트나 감소한다 즉, 그는 자신의 삶에서 12년을 잃게 되는 것이다.
2. 현재 체중에서 10킬로그램만 체중을 감량해도 비만 관련 합병증으로 인한 사망위험이 53퍼센트나 감소한다. 우리가 소개할 체중감량 수술은 환자가 10킬로그램의 5배를 감량할 수 있도록 고안된 것이다.
3. 체중감량 수술은 당뇨병으로 인한 사망 위험을 80퍼센트까지 줄여준다. 그중에는 90퍼센트 이상의 당뇨병 환자를 완쾌시킬 수 있는 수술도 있다.

놀라운 사실은 수술 후 며칠이 지나면 아직 눈에 띌만한 체중감량이 일어나지 않은 상태임에도 고혈압이나 콜레스테롤, 당뇨병 같은 위험인자가 변한다는 점이다. 영악한 당신의 몸이 체중과 허리둘레가 늘고 줄어드는 조짐이 실제 체중이나 허리둘레보다 중요하다는 사실을 감지하기 때문이다.

　체중이나 허리둘레가 반드시 이러한 위험인자의 강도에 영향을 미친다고 할 수는 없지만, 몸이 나아갈 방향에는 분명 영향을 준다. 수술 후, 환자들은 인슐린 용량과 고혈압 약의 가짓수를 점점 줄여나가게 된다. 또한 인체는 정상적인 작동 방식 대로 작동하기 시작하며 렙틴과 그렐린, 그밖에 위장에서 포만감과 식욕을 조절하는 다양한 방식을 적절히 통제하게 된다.

　어떤 환자는 자기 주치의에게 자신이 위가 아니라 뇌를 수술 받은 느낌이라고 말하기도 했다. 배가 고프다고 끊임없이 속삭이던 목소리가 수술 후 감쪽같이 사라졌기 때문이다. 체중감량 수술은 수술과 거의 동시에 CRP 같은 혈액 내 염증반응 지표의 수치를 감소시키는 효과도 있다. 작동원리가 어떻든 그 효과는 확실하고 신속하게 나타난다.

　그러므로 비만 때문에 이미 한쪽 발이 무덤에 들어간 상태라면, 그럼에도 여전히 손에서 피자를 놓지 못하고 있다면 분명한 효과를 볼 수 있는 수술을 회피할 이유가 없다. 물론 체중감량 수술은 마술이 아니다. 당신이 생활방식을 바꾸지 않으면 영구적인 성공은 불가능하다. 그러나 수술을 받은 거의 모든 사람이 엄청난 변화를 겪게 된다. 특히 위의 작동원리를 알면 위의 생리학과 소화 과정을 조절하는 법을 발달시켜 체중조절에 도움을 받을 수 있다.

　체중감량 수술은 매우 다양하지만 크게 두 가지로 분류할 수 있다. 하나는 제한적인 방식으로 위 공간을 줄임으로써 섭취하는 음식물의 양을 줄이는 수술이고, 다른 하나는 흡수 불량 상태로 만들어 몸이 여분의 칼로리를 흡수하지 못하게 만드는 수술이다. 그밖에 흡수 불량 상태와 제한적인 방식을 결합하는 수술도 있다. 현재 거의 모든 수술은 배를 직접 절개하지 않고 가늘고 유연한 기구인 복강경을 이용해 이루어진다. 보다 상세한 정보를 얻고 싶다면 www.realage.com을 방문해보라.

한 가지 확실히 알아두어야 할 것은 이러한 수술은 혜택이 큰 만큼 위험부담도 크다는 사실이다. 따라서 수술에 앞서 준비를 철저히 해야 한다. 더불어 수술 후에는 적절한 식이요법과 행동습관으로 생활방식을 바꿔야 한다. 만약 수술 전후에 의사의 지시를 충실히 따른다면 수술을 통해 외모만 향상되는 것이 아니라 건강 또한 놀라울 정도로 좋아질 것이다.

한편, 당신은 다이어트에서의 성공을 다른 방향에서 재정의할 필요가 있다. 성공은 날씬한 정도에 의해 결정되는 것이 아니다. 과체중의 50퍼센트를 감량하고 그 상태를 유지하는 것이야말로 진정한 성공이라고 할 수 있다. 이러한 관점에서 첫해 수술 성공률은 90퍼센트 이상이지만, 5년이 지나면 55~70퍼센트로 감소한다.

당신이 알아둬야 할 또 다른 사실은 체중감량 수술은 되돌릴 수 없는 영구적인 수술로 남은 일생동안 건강을 유지하기 위해 반드시 지켜야 할 일이 있다는 점이다. 매일 종합비타민제와 비타민B12를 섭취하고 물을 많이 마셔야 한다. 또한 술과 탄산음료, 카페인, 산성식품은 자제하고 식사하는 동안에 물을 마시면 안 된다.

수술에 쉽게 적응하는 환자가 있는 반면 적응하는 데 힘들어하는 환자도 있다는 사실도 알아둘 필요가 있다.

위 밴드삽입술 Gastric Banding : 섭취량 제한

이것은 벨트 같은 밴드로 위의 상단을 감아 조이게 하는 수술이다. 벨트가 조여지면 위가 모래시계 모양으로 수축된다. 그림 C.1. 그 결과 위 상단에 식도를 통해 들어온 음식물이 저장될 수 있는 작은 공간만 남게 된다.

밴드는 단 하나의 좁은 통로를 만들어내는데 이 좁은 통로 때문에 위장 내의 음식물 이동이 느려진다. 따라서 당신은 자신의 위로 더 이상 음식물을 집어넣을 수 없게 된다. 다시 말해 음식물이 벨트로 조여진 모래시계의 오목한 부분을 지나야 하기 때문에 당신은 상당히 오랫동안 포만감을 느끼게 되고 결과적으로 소량의 음식만 먹게 된다. 더욱이 먹는 속도가 느려지고 더 꼭꼭 씹게 된다.

이 방법은 음식섭취량을 제한함으로써 초과 칼로리를 섭취하거나 저장할 수 없게 만드는 효과가 있다. 특히 몸 상태에 따라 의사가 몸 바깥에서 밴드를 조이거나 느슨하게 조절할 수 있기 때문에 융통성 있는 수술이라고 할 수 있다. 밴드가 조여질수록 위는 더 팽창하고 모래시계의 오목한 부분의 구멍은 더욱 좁아진다.

이처럼 수술 후에 조절이 가능하기 때문에 위 밴드삽입술은 모든 체중감량 수술 중 가장 위험부담이 낮다. 다시 원상으로 돌릴 수 있다는 것도 장점이다. 단점이라면 위가 수축하기 때문에 음식의 크기를 당신의 새끼손가락 크기 정도로 줄여야 한다는 것이다. 이것은 시금치 같은 건강에 좋지만 부피가 큰 음식보다 건강에 좋지 않지만 크기가 작은 정크푸드를 더 즐기게 될 가능성이 커진다는 의미가 된다.

십이지장 치환술 Duodenal Switch : 영양소 흡수불량

자가용을 타고 어디를 가든 당신은 일반로와 우회로를 이용해 목적지에 갈 수 있다. 일반로를 이용할 경우, 당신은 도심을 관통해 원하는 곳에 멈출 수 있지만 500미터를 가는 동안 서른다섯 번이나 신호등에 걸릴 것이다. 하지만 도심 외곽의 우회로를 이용할 경우 신호등에 걸릴 확률이

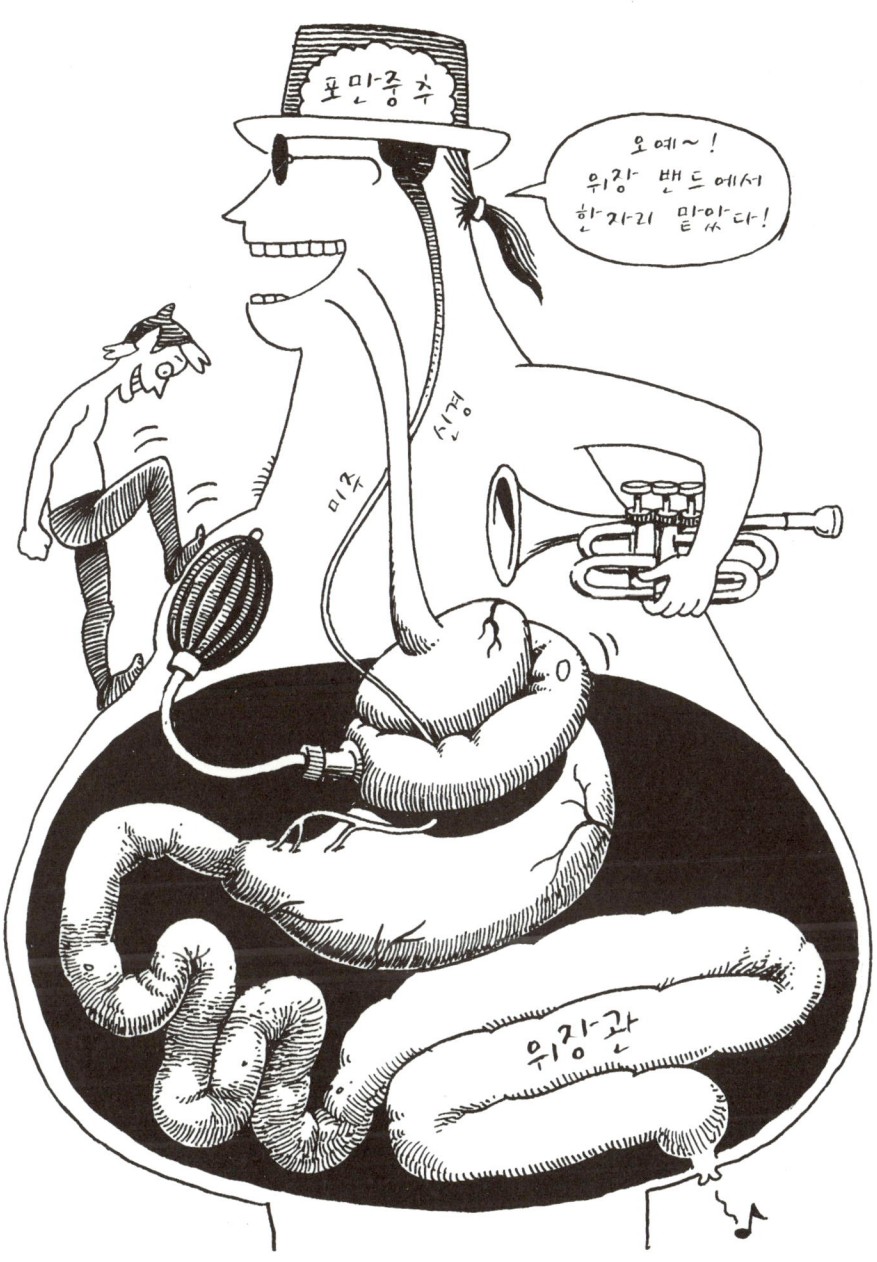

[그림 C.1] 위 밴드의 도움
위 밴드삽입술은 위를 팽창식 내부 튜브로 감싸 위가 수용할 수 있는 음식량을 제한하는 수술이다.

현저히 낮아지며 달팽이보다 더 느리게 움직이는 자동차 행렬에 합류하지 않고도 어디든 갈 수 있다.

십이지장 치환술은 이런 우회로와 작동원리가 비슷하다. 이 수술은 위장관의 주요도로를 절단함으로써 음식물이 지방 저장을 위한 신호등마다 멈추지 않은 채 출구 램프가 있는 톨게이트까지 갈 수 있게 만드는 것이다. 다시 말해 십이지장 치환술 그림 C.2은 소장의 일부를 절단한 다음 다시 이어붙임으로써 음식물이 장을 통과하는 시간을 단축시키기 때문에 섭취한 음식물의 모든 영양분이 흡수되는 것을 막는다. 장에서 음식물이 이동하는 통로의 약 80퍼센트에 해당하는 600~100센티미터 부위를 절단하게 된다.

또한 이 수술은 담즙 같은 소화액의 흐름과 음식물의 흐름을 분리시켜 섭취한 칼로리가 흡수되지 않도록 만든다. 장의 끝부분에서 이 두 길이 다시 연결되기 때문에 당신이 큰 볼일을 보기 전에 음식물과 지방액은 마가리타처럼 섞이게 된다. 두 길이 분리돼 있는 동안 혈액에 흡수되는 지방의 양은 줄어들고 궁극적으로 복부에 저장되는 지방의 양도 줄어든다. 이 수술은 초과된 칼로리를 흡수하지 못하면 저장도 불가능하다는 기본적인 생리적 원리를 이용한 것이다.

위 밴드삽입술 같이 섭취량을 제한하는 방법은 더 작은 연료탱크를 갖는 것과 비슷하다. 만약 당신이 연료탱크를 원래 크기에서 10분의 1로 줄인다면 당신 차는 그만큼 많은 연료를 채울 수 없게 된다. 반면 십이지장 치환술은 연료탱크가 새는 것과 비슷하다. 탱크가 새기 때문에 당신이 아무리 많은 연료를 채울지라도 탱크는 그 연료를 모두 보유할 수 없게 된다. 즉, 십이지장 치환술을 받은 몸은 지방으로 저장되는 여분의 칼로리를 보유할 수 없는 것이다. 칼로리가 끊임없이 몸에서 새어나가기 때문이다.

십이지장 치환술은 모든 체중감량 수술 중 가장 효과적인 수술로 환자

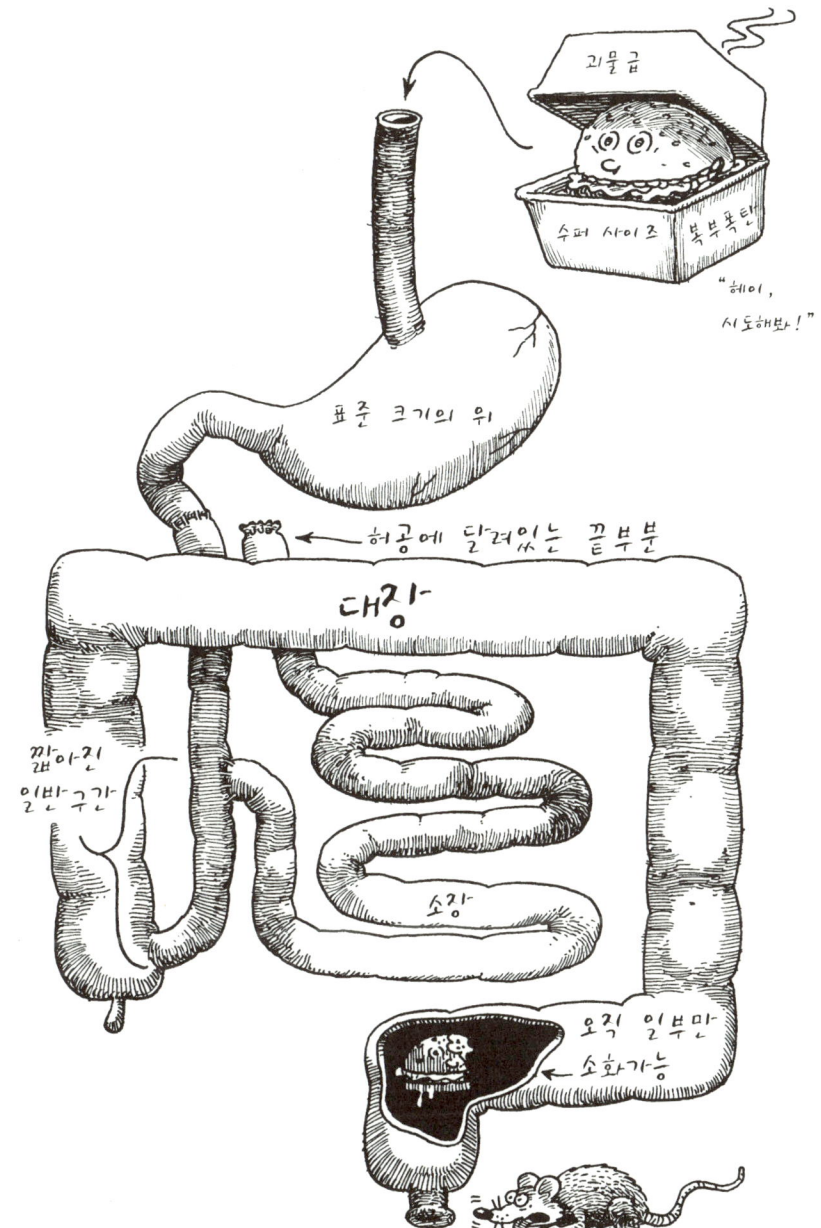

[그림 C.2] 길을 바꿔라

흡수 불량은 위가 끝나고 십이지장이 시작되는 부분에서 소장을 분리해 대부분의 소장을 건너뛰게 하고 소장 끝 부분에 연결한 결과 일어난다. 즉, 음식물이 흡수될 수 있는 소장의 면적이 극히 적어지는 것이다. 결과적으로 흡수되지 않은 상당량의 음식물이 대장을 혹사시키면서 설사를 일으키게 된다.

는 적절량의 음식물을 섭취하게 된다. 그러나 섭취한 영양분을 몸이 소화시키지 못하기 때문에 남은 일생동안 다양한 보충제를 섭취해야 한다 더 자세한 정보는 www.realage.com을 참고할 것. 더구나 이 수술 방법은 매우 혁신적이며 모든 비만 수술 중 합병증 발병 위험이 가장 높다.

위 우회술 Gastric Bypass: 칼로리 제한

훌륭한 파트너나 행복한 결혼생활, 과일을 얹은 오트밀과 마찬가지로 위 우회술은 두 요소의 장점을 하나로 합친 결과물이다. 즉, 위 우회술은 위 밴드삽입술과 십이지장 치환술의 가장 좋은 점을 결합한 수술로 체중감량 수술을 원하는 많은 사람에게 적절한 대안이 되고 있다. 위 우회술에서 의사는 위의 일부를 묶어 음식물을 받아들이는 계란 크기 정도의 작은 위주머니를 만든다 그림 C.3. 이것이 칼로리를 제한하는 부분인데 병이 나지 않고는 한번에 많은 음식을 먹을 수 없게 된다. 위의 나머지 부분은 소장 첫 부분과 연결되어 있지만 음식물이 장의 이 부분을 통과하지 못하기 때문에 흡수가 전혀 일어나지 않는다. 하지만 약간의 음식물 흡수를 허용하기 위해 장 아랫부분을 위 상단과 연결시킨다. 그 결과 작은 위주머니에 들어간 음식물은 소장의 중간 부분을 통과하게 되는데 이곳은 대장에서 약 200센티미터 떨어져 있는 지점이다.

결국 음식물은 소장의 3분의 1 정도를 건너뛰는 꼴이지만 십이지장 치환술처럼 완전히 건너뛰는 것은 아니다. 흡수 불량 원리를 이용한 것이 바로 이 부분이다. 음식 소화에 중요한 역할을 담당하는 부분이 제거되어 초과 칼로리의 상당량이 흡수되지 않을 뿐 아니라 포만감을 유도하는 호르몬 반응에도 변화가 일어난다.

그렇다면 의사들은 체중감량을 위한 이런 엄청난 수술을 어떻게 고안해냈을까? 그들은 위궤양 치료제가 개발되기 이전에 시행했던 궤양에 걸린 사람들의 위를 절제하는 수술에서 위 우회술에 대한 힌트를 얻었다. 마치 특수 부대원처럼 그들은 문제 지역에 직접 손을 넣고 문제의 원인을 간단히 제거해버린 것이다.

그들은 음식물이 위를 건너뛰고 장으로 곧장 흡수되자, 궤양 수술을 받은 환자들이 여러 가지 이상 증상을 보이며 음식을 양껏 먹지 못한다는 사실을 발견했다. 이는 장의 민감한 흡수 부분에 흐르는 혈액으로 영양분이 지나치게 빨리 흡수되었기 때문이다. 이 병은 덤핑증후군dumping syndrome이라는 이름을 얻게 되었는데 이 증후군에 걸린 환자는 구역질, 메스꺼움, 발한 등의 증세를 보인다. 나아가 의사들은 당분이 높은 음식을 먹으면 덤핑증후군이 심해지기 때문에 소화에 문제가 없던 환자들이 보다 적은 양의 건강에 좋은 음식을 먹는다는 사실을 알게 되었다.

이 모든 사실을 종합한 결과, 의사들은 음식물이 위를 그냥 통과하는 수술을 통해 식욕을 억제시킬 수 있다는 결론을 내렸다.

음식물이 소장의 일부를 건너뛰면 고혈당과 고혈압을 완화시키는 화학적인 변화가 일어나 거의 즉각적으로 신진대사 문제가 해결된다. 이를 통해 매우 빠르게 체중감량이 일어나지만 첫 주에만 2~4킬로그램이 감량된다 그만큼 일반적인 위 밴드삽입술보다 합병증 발병 위험도 높다.

위 전기자극술Gastric Pacing: 미래의 수술법?

우리는 하루 종일 음식으로부터 많은 유혹을 받는다. 먹음직스런 피자 광고와 패밀리레스토랑 30퍼센트 할인쿠폰, 냉장고 앞을 지나칠 때마다

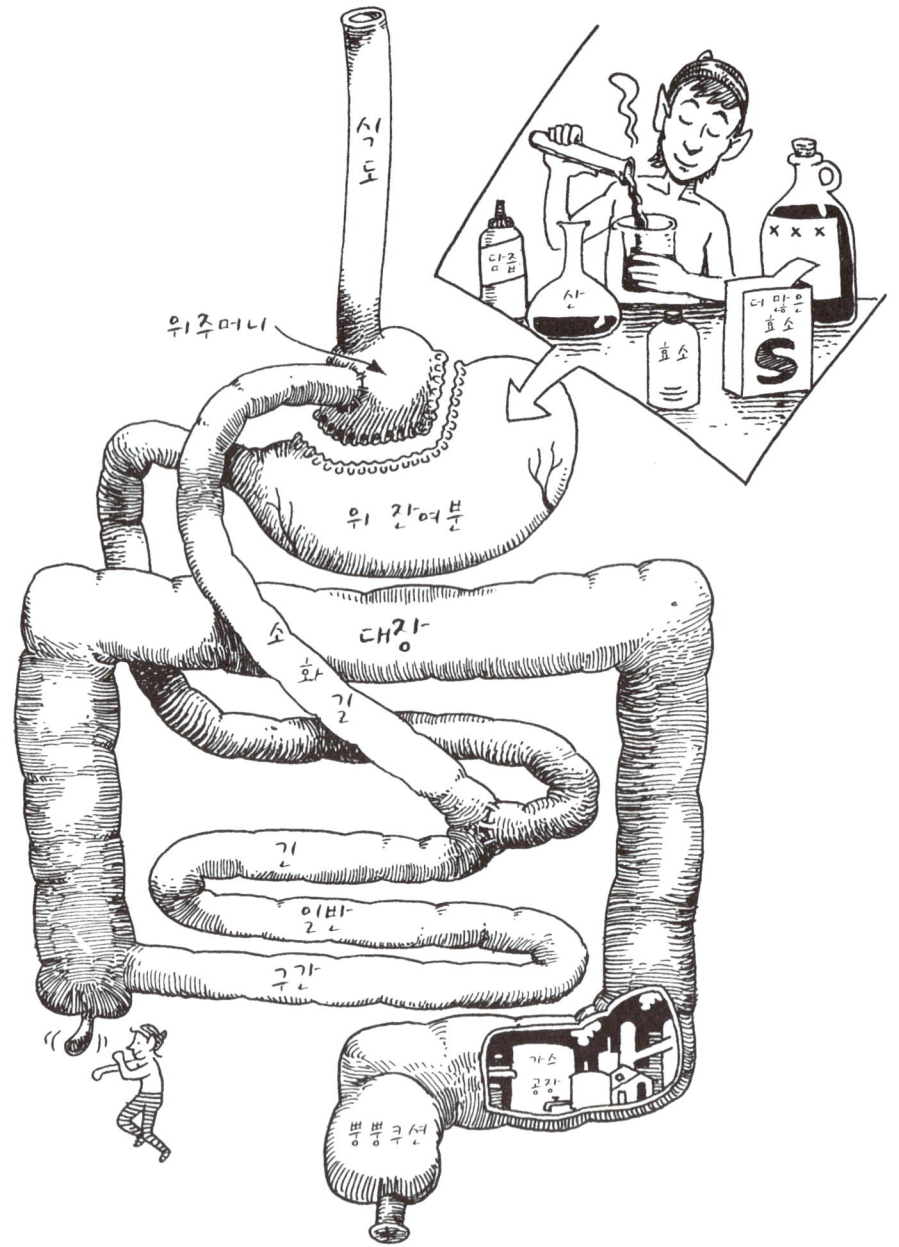

[그림 C.3] 우회로를 이용하라

위 우회술은 위를 작게 만들고 소장의 일부를 절단하는 절충적인 방법이다. 하지만 더욱 심하게 흡수 불량 상태를 만드는 십이지장 치환술보다 소장에 더 긴 '일반통로'를 남겨둔다.

떠오르는 아이스크림 때문에 우리는 하루에 열두 번도 더 흔들린다.

하지만 미래의 체중감량 수술은 포만감 유지에 도움이 되는 신호를 보내는 메시지 전달 시스템을 구축하는 방식으로 이루어질 것이다. 이 수술도 위 우회술과 마찬가지로 의사들이 궤양을 치료하다가 개발하게 된 방법이다. 의사들은 미주신경을 절단하자 뇌가 더 이상 위를 자극해 위산을 만들지 못한다는 것과 장 수축이 느려진다는 사실을 발견하게 되었다. 즉, 미주신경을 혼란시키면 장에게 활동하지 말라는 메시지가 전달되는데 그 메시지를 통제할 수 있다면 포만감도 통제할 수 있다는 사실을 알게 된 것이다.

이러한 시술을 위해 과학자들은 위의 미주신경 근처에 장착할 수 있는 위 조절장치 gastric peacemaker를 개발했다. 이 조절장치는 CCK 활동을 모방해 뇌에 당신이 항상 배부르다는 신호를 보내게 되는데, 이로 인해 당신은 훨씬 더 적은 양을 먹어도 금방 포만감을 느끼게 된다. 다시 말해 조절장치가 밥 반 공기를 먹어도 명절 음식을 먹은 것처럼 배부르다는 신호를 뇌로 보내기 때문에 그만큼 적은 칼로리를 섭취하게 되는 것이다.

현재 이 시술에 대한 임상실험이 진행 중이지만 확실한 것은 위 조절장치가 중개자 역할을 톡톡히 해낼 수 있다는 사실이다. 즉, 실패한 다이어트로 인해 절망적일 정도로 비만이지만 위 밴드삽입술이나 위 우회술의 위험을 감수할 만큼 고도비만은 아닌 사람들에게 적절한 대안이 될 수 있다는 얘기다. 더욱이 위 조절장치는 필요에 따라 전압량을 높이거나 낮추면서 적절한 신호를 보내도록 조절할 수 있다.

아직 그 이유는 밝혀지지 않았지만 초기 연구에 따르면 위 전기자극술은 위 밴드삽입술 만큼 효과적이지는 않다. 그러나 이 시술은 어떠한 내부 장기도 직접 조작하지 않는다는 점에서 다른 수술보다 덜 공격적인 수술이라고 할 수 있으며 조절장치가 내시경을 통해 장착되기 때문에 배를 절개할 필요도 없다. 무엇보다 중요한 것은 이 시술의 결과물이 모든 종류의 비만 문제를 해결하기 위해 앞으로 개발될 신기술과 혼합기술의 밑거름이 될 것이라는 사실이다.

> **YOU 유익한 지침**

자신에게 물어라

우리는 다리가 부러지거나 무릎 인대가 늘어났을 때 혹은 소매치기를 잡을 때 목발을 이용하는 것에 전혀 반대하지 않는다. 마찬가지로 당신의 비만이 심각한 상황이라면 체중감량 수술에 반대할 이유가 전혀 없다.
체중감량 수술은 효과적이고 신속하며 뚱뚱한 몸을 날렵한 몸으로 바꿔줄 수 있다. 그러나 위험부담이 존재하고 합병증이 생길 가능성이 있으며 장기간의 생활방식 변화가 뒤따라야 한다.
체중감량 수술은 옷장에 민소매의 착 달라붙는 옷을 걸어놓는 자신감 이상의 것을 안겨준다. 나아가 이 수술은 당신의 생명을 구할 수도 있다. 하지만 당신이 반드시 알아두어야 할 것은 이 수술이 모든 사람에게 해당되는 것은 아니며, 자신의 한계를 시험하는 매우 힘든 수술이라는 사실이다. 그러므로 수술을 받기 위해 다양한 선택사항을 알아볼 때는 위험부담은 낮추고 성공률은 높일 수 있는 시술 방법을 찾아야 한다. 수술을 결심한 당신이 가장 먼저 해야 할 일은 다음의 두 가지 질문을 자기 자신에게 하는 것이다.

첫째, 나는 체중감량 수술을 받아야 할까

다음 세 가지 조건 중 어느 하나에 해당된다면 당신은 수술 받을 자격을 갖춘 셈이다.

* 정상체중으로부터 50킬로그램 이상 초과될 때
* 체질량지수가 40 이상일 때 <small>우리나라는 35 이상일 때</small>
* 체질량지수가 35 이상이면서 <small>우리나라는 30 이상</small> 고혈압, 당뇨병, 관절염, 수면무호흡증, 이상지질혈증 <small>고콜레스테롤혈증, 중성지방과다 등</small> 등의 비만관련 질병이 있을 때

무엇보다 성공적인 수술을 위해서는 운동과 다이어트를 통해 생활방식을 완전히 바꿔야 한다. 그렇지 않으면 수술 결과가 절대 성공적일 수 없다. 또한 탈모나 덤핑증후군, 설사, 구토 등의 잠재적인 부작용에 대해서도 사전에 확실히 알아둘 필요가 있다.

둘째, 누구에게 수술을 믿고 맡길 것인가?

당신은 치과 의사가 종양을 제거하고 정형외과 의사가 심장이식 수술을 하며 비뇨기과 의사가 코 성형수술을 하는 것을 원치는 않을 것이다. 비만 수술에도 같은 원리가 적용된다. 즉, 당신은 비만 수술을 받기 위해 비만전문가를 찾아가야 한다.

가장 좋은 것은 복강경을 이용해 수술하는 의사를 찾는 것이다. 복강경 수술이란 의사가 배꼽 아래를 약간 절개한 다음 튜브를 이용해 수술하는 것을 의미한다 <small>마치 젓가락으로 수술하는 것처럼 보인다</small>. 이러한 수술을 받으면 고통이 덜하고 회복이 빠른 장점이 있지만, 간혹 복강경 수술이 불가능해 기존의 수술 방식에 의존해야 하는 경우도 있다.

당신은 한 해에 적어도 150회 이상 수술을 집도하는 병원을 찾아야 한다. 그런 병원은 그렇지 않은 병원보다 합병증 발병 위험이 훨씬 낮기 때문이

다. 집도의가 누구든 수술 전에는 합병증을 최소화하고, 수술 후에는 성공률이 높아지도록 당신을 적극 도와주는 지원팀 영양사나 정신과 의사 등이 있는지 반드시 확인하라.

당신은 언제든 수술 전의 식습관으로 돌아갈 수 있으며 결과적으로 수술을 완전히 망쳐 놓을 수도 있다. 이 지원팀은 수술 후에 폭식하지 않도록 당신을 도와줄 뿐 아니라 당신이 새로운 식습관과 새 몸에 적응하는 동안 의지할 수 있는 다양한 수단과 방법을 마련해줄 것이다. 또한 당신은 미국비만외과협회 American Society for Bariatric Surgery, ASBS로부터 인증 받은 병원을 선택해야 한다.

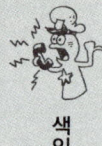

색인

ㄱ

가르시니아 372
간 113
간경화 115
간식 249, 323, 330
갈색지방 60
감미료 143
감정 17, 55, 217
갑상선자극호르몬 186, 193
계피 179, 277
고혈압 151, 46
과당 35, 40
과민증 109
관절염 65, 166
그렐린 35, 40, 69
그물막 37, 112, 136
근력운동 41, 200
글루코파지 373
글루텐 108
글리코겐 97

ㄴ

내분비계 185
노르에피네프린 124, 217, 367
녹차 139, 277
니코틴 368, 376

ㄷ

다낭성난소증후군 41, 190, 373
다이어트식품 142
단백질 85

단식 52
당뇨병 163
대식세포 110
대장 19, 96
덤핑증후군 405
도미노효과 161
도파민 218, 367
동기 31, 264
동맥염증 167

ㄹ

렙틴 35, 40, 47, 67
리모나반트 362
리코펜 126

ㅁ

마그네슘 179
마리화나 66
마황 120, 368
만성스트레스 134
메조테라피 378
메트포민 194, 373
멜라토닌 226
명상 179, 225, 254

ㅂ

베타차단제 366
보충제 321
복강경수술 410
복근 208
복부지방절제술 381
부신 186

부프로피온　367
불법약물　362
불수의근　201
불임　396
비만　18, 46, 148
비만세포　110
비타민　125, 372

ㅅ

사근　293, 382
사카린 테스트　102
산화질소　218, 244
섬유질　85, 96
섭식장애　56
성형수술　359
세로토닌　125, 218, 265, 368
섹스　26, 77, 192
셀룰라이트　382
소장　112, 115
수면무호흡증　168
수명　189, 206, 397
수치심　236
스테로이드　188
스트레스　40, 124, 134
시메티딘　374
시상하부　61, 230
식도　85, 197
식욕부진　65
식품의약청(FDA)　120
신경계　91
신장　158, 179

신진대사　54, 166
심장마비　147, 177
심장병　107, 120, 158
십이지장　91, 402
십이지장전환술　41

ㅇ

아디포넥틴　149, 189
아미노산　87, 218
아스피린　279
아카보스　373
안면거상술　382
알코올　82
암　111
암페타민　66
액상과당　73
에스트로겐　69
염증　88
오메가3지방산　52, 138, 173, 224
오메가6지방산　173
옥시토신　244
올레스트라　125
요가　273
요요현상　21, 41, 237
우울증　204
웰부트린　267, 375
위　69
위밴드삽입술　400
위전기자극술　407
유두체　231
유연성　159. 278

유연성운동 283
음식알레르기 109
인공색소 141
인슐린 97

ㅈ

자몽오일 126, 280
자존감 233
잔탁 374
저지방다이어트 85
저항운동 200
제니칼 371
죄의식 242
중독 31
지방산 46
지방흡입술 41, 384
진화 22

ㅊ

체중감량수술 393
체중감량약물 217
체질량지수(BMI) 364

ㅋ

카나비노이드차단제 362
카페인 151, 368
칼륨 193
칼슘 120, 193
캡사이신 101
케르세틴 140
코엔자임Q10 203, 280
코카인 66

코티솔 125, 186, 193
콜라겐 382
콜레스테롤 158
크롬 178

ㅌ

테스토스테론 186, 191
토피라메이트 371
통곡물 77
트랜스지방 173
튼살 379, 384

ㅍ

펜펜 368
포도당 87
포만감 52
포화지방산/불포화지방산 172
피하지방 149

ㅎ

항산화제 143
항우울제 41, 367
해마 232
허기 60
혈당 93, 163
혈압 154, 176
호르몬 149, 185
호호바열매 280
황제다이어트 48
회맹판 96
후디아 372
흡연 376

기타

5-HTP 280
ATP 199
CART 62, 71
CCK 41, 91, 101, 371
CRH 186
DNA 111
GABA 218, 370
HDL 174, 177
LDL 177
MSG 166
NF-카파B 130
NPY 62, 69
PPAR 130
Z-트림 131

함께 읽으면 좋은 김영사의 책

내 몸의 주인은 바로 나!
100세까지 녹슬지 않는 몸을 만드는 나만의 맞춤형 인체매뉴얼

내몸사용설명서

마이클 로이젠·메멧 오즈 지음 | 유태우 옮김 | 368쪽 | 13,000원

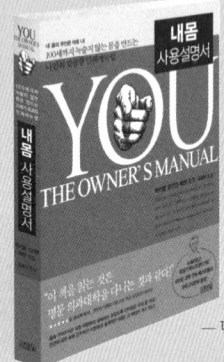

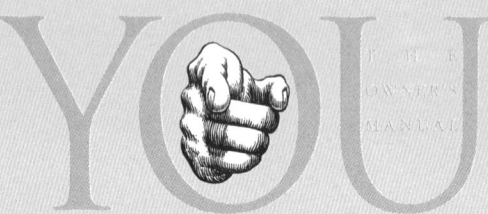

"이 책을 읽는 것은 명문 의과대학을 다니는 것과 같다!"
— 딘 오니쉬 박사(클린턴 대통령 의료고문, 미국 심장의학 권위자)

★★★ 뉴욕타임스 최장기 베스트셀러 1위! 아마존 37주 연속 베스트셀러!
미국 200만부 돌파! ★★★

**기계 하나에도 사용설명서가 있는데
평생 쓸 우리 몸에는 왜 사용설명서가 없는가?**

9년 연속 미국 최고 명의로 선정된 내과의사! 몸과 영혼을 동시에 치료하는 외과교수! 의학 분야의 세계적 권위자가 제시하는 방대하고 체계적인 우리 몸 지식! 복잡한 장기의 모양과 기능, 상호작용에서 질병과 노화의 원인, 예방법까지! 쉽고 재미있는 인체여행을 통해 우리 몸의 숨겨진 비밀이 드러난다! 80컷의 재치 넘치는 일러스트와 친절하고 자세한 안내로 완성된 소름끼치는 인체지도! 의과대학에서도 가르쳐주지 않는 인간의 몸에 대한 모든 것!

★★★★이 책은 아직까지 다 밝혀지지 않은 우리 몸의 신비한 구조를 마치 현미경을 통해 들여다보듯 속속들이 알게 해주며, 그 몸을 잘 관리하여 120세까지 건강하게 살 수 있도록 도와준다! _ 랜스 암스트롱(말기 고환암을 기적적으로 극복한 후 투르 드 프랑스 7관왕 수상)